JN303134

リハビリテーション診療必携

第3版

渡辺英夫 編著

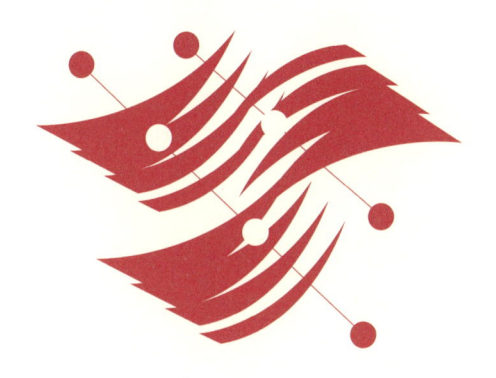

医歯薬出版株式会社

This book was originally published in Japanese under the title of :

RIHABIRITÊSHON SINRYÔ HIKKEI
(Manual for Rehabilitation Diagnosis and Treatment)

Editor :
WATANABE, Hideo
  Professor Emeritus
  Saga Medical School

© 1990 1st ed.
© 2003 3rd ed.

ISHIYAKU PUBLISHERS, INC.
  7-10, Honkomagome 1 chome, Bunkyo-ku,
  Tokyo 113-8612, Japan

第3版の序

　本書の1981年の初版と1988年の第2版はB5サイズの版であったが，1990年縮刷版に変更し，よりハンディーとなり多くのリハビリテーション関係者にポケットに入れて愛用して頂いてきた．1997年に縮刷版としての第2版を出版し，さらに今回は2色刷として第3版を6年ぶりに出版することになった．

　最近，リハビリテーション医学の専門職種(医師，PT，OT，ST，看護師，PO，介護職など)が増加し，養成校の数も増え，本書の利用者が一層増加することが予測されるので，この機会に本書の図，表を再検討し，より有用なものとしたいと考えた．実は増刷のたびに，内容をup-to-dateにするため新しい項目に少しずつ入れ替えてきていたが，今回はとくに義肢，装具，歩行補助具の図について一部削除，入れ替えを行い，自助具の図を新しく加えたりした．また最近，摂食・嚥下障害のリハビリテーションが増加してきているので，これに関する基本的項目を新しく加えた．さらに公的機関などによって新しく採用された表や言葉に変更したものもある．もちろんリハビリテーションの基本的内容は変化することはないが，欠落部を可及的に少なくし，進歩した部分を取り入れ，多くのリハビリテーション専門職に役立つ内容にしたいと心がけたつもりである．多くの方に利用して頂ければ幸いである．

平成15年2月

渡　辺　英　夫

第2版の序（平成9年4月）

　本書は1981年に上梓し，リハビリテーション（以下リハ）専門医をめざす人々をはじめ，理学療法士，作業療法士，その他リハ分野に携わる多くの方々に利用していただいた．1988年に第2版を出版したが，その時はリハ医学の進歩に合わせて52項目を新しく追加し，38項目の変更を行った．さらに1990年には，読者のニーズに応えるためハンディー化を図り縮刷版として出発した．

　その後10年近くの月日が経ち，リハ医学会の会員数も8,600名に増え，リハ専門講座やリハ診療科をもつ大学や病院が増加した．また理学療法士，作業療法士の数も飛躍的に増加した．本年8月には京都で国際リハビリテーション医学会第8回世界大会が開催されることになった．さらに特筆すべきこととして1996年にリハ科が厚生省より診療標榜科として正式に承認された．このようなリハの発展に伴って，学問としてもリハ医学に多くの新しい必要な知識が加わってきた．本書も up-to-date なものとするために数年前より改訂すべく準備をしていたが，ようやくできあがり嬉しく思っている．結局今回は大幅な内容の変更になった．その主な点を挙げると以下の如くになる．

1．リハ関連学会や厚生省の疾患ごとの研究班で新しく決定された評価法や診断基準を収録した．
2．最近のリハ医学の分野でより重要と思われる疾患を追加した．
3．肢体不自由者の各種施策や最近脚光を浴びている地域リハに関係ある資料を加えた．
4．第6章に各疾患のリハの実際における問題点を書き加えた．
5．図表をより新しい資料と入れ替えたり，部分的に変更したり，補装具などでは図に各部の名称を書き込んだりした．

　このように，今回の改訂版は内容を一新したともいえるものであり，リハ医学を専攻する人々の役に立つ診療必携となったのではないかと自負している．

＊

縮刷版発行にあたって（平成2年6月）

　本書の原著「リハビリテーション診療必携」は，昭和57年第1版，昭和63年第2版と，多くの方々の支持を得ながら版を重ねてきた．当初の目的は，リハビリテーション診療に最低限必要な知識を整理し，日頃より座右において，必要に応じていつでも気軽に開けて見られるようなハンディーで，しかも包括的な本を目指すことにあったが，原著第2版でその目的をほぼ達成したとひそかに自負したものである．

　しかしこの間，多くの読者より，原著の判型（B5版）が大きく，ハンディーさに欠け，持ち運びが大変である旨のご指摘をいただいている．

　本書は，それらの読者のご要望に応えるため，よりハンディーなものにと縮刷を試みたものである．日常診療の必携書として，今後ともご活用いただければ幸いである．

原著第2版の序 （昭和63年11月）

　昭和57年に第1版がでてすでに6年経過した．この間本書は多くの方にご活用いただいたようで，ありがたく思っている．日本リハビリテーション医学会の専門医試験を受けるのに利用したとか，学生の講義に使用したなどと言ってくださる方も少なくなかった．また中国で翻訳本が出ていたと教えて下さった方もある．

　しかしこの6年間にリハビリテーション医学は着実に進歩して，必要な新しい知識も増加してきた．また最近になって学会や国などで公的に取り決められた事柄もある．これらを追加して，内容を up-to-date にする必要があると考え，今回改訂に踏み切った．改訂にあたっては，全体の頁数をあまり変えない方針で内容を再検討し，削除できるもの，変更するもの，新しく入れたいものを繰り返し検討した．最初は最小限の改訂にとどめたいと考えていたが，リハビリテーション専門医にとって必要な項目は絶対に入れたいと考えながら種々検討するうちに，入れたい項目が次々と現われ，結局52もの新しい項目を追加することになった．さらに，変更が大幅になったものが38項目にもおよんだので，結果的には大幅な改訂になってしまった．しかし出来上がってみると，第1版に比べ内容のバランスがよくなり，いっそう見やすくなったのではないかとひそかに自負している．

　本書は特徴として，対象をリハビリテーション医学の知識をある程度有している医師やリハビリテーション・チームのスタッフとし，図・表による構成を主としてきたが，今回の改訂でより徹底されたと思っている．ご高覧の上，ご批判いただきたい．

　終わりに臨み，貴重な図・表の引用を快くご承諾いただいた各先生やそれぞれの出版社に，紙上をかりて心より厚く御礼申し上げる．

　なお今回の改訂版の出版に並々ならぬご尽力をいただいた医歯薬出版株式会社に心から感謝の意を表する．

＊

原著初版の序 （昭和56年9月）

　日本リハビリテーション医学会の会員が2,000名近くにもなり，昨年はリハビリテーション医学専門医制度が発足し，つづいて本年からは専門医や認定医が次々と誕生することになったのは，わが国のリハビリテーション医学の発展にとってまことに喜ばしいことである．それはリハビリテーション医学への社会的な認識とニードの増加によるものはもちろん，リハビリテーション医学の教育，研究，診療がわが国でも十分地についてきていることを示すものと考えられる．

　リハビリテーション医学のこのような発展に伴って，この分野の専門書もつぎつぎと発刊されてきており，義肢装具，理学療法，作業療法，言語療法，心理療法，リハビリテーション・ナーシングなどの書物まで加えると，机上の本棚がいっぱいになる程もあり，うれしい悲鳴である．ただ日頃より座右に置いて必要に応じいつでも気軽に開けて見れるようなハンディーな，しかも包括的なリハビリテーション医学の本はまだ少ないようである．

　実は私個人としては以前よりリハビリテーション診療に最低限必要な知識を少しずつ整理して1冊のノートを作っており，さらに有用と考える図・表はコピーしてクリアホルダーに入れていつも身近に置いて重宝しているが，これらはリハビリテーションの診療だけでなく，カンファレンスや

ベッドサイドでの学生講義などにたいへん役立つものである.

今回,これらの資料を基として,さらに優れた図・表を追加し,体裁を整えたのが本書である.最初3年前にこの作業を開始した頃は図・表の重要なものをまんべんなく入れるつもりでやっていたが,量が増え過ぎハンディーな本というわけにはいかなくなりそうになったので,残念ながら約半分の量に減らさざるを得なくなった.

本書はほとんど図・表で構成されているので,最初から通読する種類のものではなく,リハビリテーション医学の知識をある程度有する医師やリハビリテーション・チームのスタッフが,必要に際して開けて見るというような使い方がいちばん適しているのではないかと考えている.転載した図・表についてはそれぞれの個所に当該文献を書いているので,さらに詳細に調べたいときにはその原著を読んでいただきたい.

本書の各章の紙数配分にばらつきがあり,読者は章によって内容が少な過ぎると感じられることもあるかもしれないが,それはリハビリテーション専門医師およびチームスタッフにとって重要だと思われるものを私の独断で選択したことによるもので,お許しいただきたい.本書がリハビリテーション診療に携わる方々にとっていくらかでも役に立てば幸いである.

最後に本書の図・表の転載について深いご理解とご援助を賜った諸先生方およびそれぞれの出版社に深甚の謝意を表し,その主な成書を列記させていただくとともに,せっかく転載の許可をいただきながら紙数の都合でやむなく掲載を断念せざるを得なかった図・表について,諸先生方に心からお詫び申し上げる.

上田 敏:目でみるリハビリテーション医学.東大出版会,1971.

和才嘉昭・嶋田智明:測定と評価.リハビリテーション医学全書第5巻,医歯薬出版,1975.

上田 敏:目でみる脳卒中リハビリテーション.武田薬品,1979.

上田 敏:片麻痺の評価.武田薬品,1978.

三島博信:脳卒中片麻痺とリハビリテーション.医学書院,1975.

田崎義昭・斎藤佳雄:ベッドサイドの神経の診かた.南山堂,1974.

服部一郎・他:リハビリテーション技術全書.医学書院,1974.

福井圀彦:老人のリハビリテーション.医学書院,1975.

市岡正道:生理学撮要.南江堂,1969.

科学技術庁計画局監修:加藤一郎〔編〕:リハビリテーションと技術開発.医歯薬出版,1973.

高橋 勇:二分脊椎.リハビリテーション医学全書第15巻,医歯薬出版,1974.

森崎直木〔編〕:整形外科学および外傷学.文光堂,1975.

七川歓次・吉野良平:リウマチと神経痛.藤沢薬品,1972.

吉利 和:内科診断学.金芳堂,1970.

上田 敏〔編〕:各種神経筋疾患.リハビリテーション医学全書第20巻,医歯薬出版,1975.

阿部正和・他〔編〕:新臨床内科学.医学書院,1974.

上田 敏・伊藤直栄:老人のリハビリテーション.八重州リハビリ株式会社,1970.

澤村誠志:切断と義肢.リハビリテーション医学全書第18巻,医歯薬出版,1973.

荻島秀男:装具・自助具・車椅子.リハビリテーション医学全書第6巻,医歯薬出版,1971.

武智秀夫・明石 謙:装具.医学書院,1974.

目　　次

第1章　リハビリテーション医学総論

1　リハビリテーションの定義 …………………………………………………………………… *3*
  1　National Council on Rehabilitation による定義　*3*
  2　WHO による定義　*3*
  3　Howard A. Rusk による定義　*3*
  4　厚生省の「体の不自由な人びとの福祉」による定義　*3*
  5　「国連・障害者に関する世界行動計画」による定義　*3*
  6　WHO による医学体系の分類　*3*

2　リハビリテーションの組織 …………………………………………………………………… *4*
  　リハビリテーションのチーム構成員　*4*

3　リハビリテーションの4つの側面 …………………………………………………………… *4*

4　リハビリテーション医学の歴史 ……………………………………………………………… *5*
  1　米国　*5*
  2　日本　*5*

第2章　機能障害の評価

1　障害のレベルと基本的アプローチ …………………………………………………………… *9*
  1　WHO による新国際障害分類　*9*
  2　障害者の QOL 構成項目　*9*

2　初期評価の項目 ………………………………………………………………………………… *10*

3　関節可動域（ROM）テスト …………………………………………………………………… *11*
  1　関節可動域の表示ならびに測定法　*11*
  2　健康人の関節可動域値　*20*

4　徒手筋力テスト（MMT）……………………………………………………………………… *28*
  1　徒手筋力テストの判定基準例　*28*
  2　MMT, ROM テスト記載用簡略図　*29*

5 日常生活動作等評価法 … 30
1 機能的自立度評価法（FIM） *30*
2 Barthel index の判定基準 *31*

6 片麻痺機能テスト … 32
1 ブルンストローム回復 stage *32*
2 片麻痺機能評価表（12段階回復グレード法） *33*
3 片麻痺下肢基本動作レベル *42*
4 片麻痺上肢能力テスト *43*

7 運動発達テスト … 44
1 正常児の発達過程 *44*
2 Vojta による脳性麻痺児診断チャート *46*

8 言語テスト … 48
1 言語中枢とその関連中枢 *48*
2 失語症の分類 *48*
3 失語症テストの項目および内容 *48*

9 失行・失認テスト … 49
失行症・失認症の症状と診断過程 *49*

10 協調性テスト … 50
1 協調性テスト（上肢） *50*
2 協調性障害テスト *51*

11 歩容分析 … 52
1 歩行の定義，歩行分析，歩行の特徴 *52*
2 歩行の種類と分類 *53*
3 正常歩行と下肢関節の変化 *54*
4 平地歩行時の主な筋の働き *54*

12 心理テスト … 55
1 心理評価法 *55*
2 改訂 長谷川式簡易知能評価スケール *55*

13 関節機能評価 … 56
1 股関節機能判定基準 *56*
2 変形性膝関節症膝治療成績判定基準 *57*

目　次　ix

 3　リウマチ膝治療成績判定基準　*59*
 4　半月損傷治療成績判定基準　*60*
 5　膝靱帯損傷治療成績判定基準　*61*
 6　足部疾患治療成績判定基準　*62*
 7　肩関節疾患治療成績判定基準　*64*
 8　肘機能評価法　*65*

第3章　臨床検査

1　電気診断学 …………………………………………………………………………… *70*
 1　筋電図　*70*
 2　運動神経および知覚神経伝導速度　*72*
 3　強さ・時間曲線（Weissの曲線）　*73*
 4　電気刺激による筋応答　*73*

2　肺機能検査 …………………………………………………………………………… *74*
 1　肺気量とその分画　*74*
 2　肺気量分画の定義　*74*
 3　呼吸器疾患と肺機能検査所見　*75*

3　心臓血管機能検査 …………………………………………………………………… *76*
 1　心機能評価のための運動負荷試験　*76*
 2　WHOの本態性高血圧分類　*77*
 3　日本人血圧値の平均（上腕測定）　*77*

4　膀胱機能検査 ………………………………………………………………………… *78*
 神経因性膀胱　*78*

第4章　リハビリテーション基礎学

1　四肢・体幹の変形 …………………………………………………………………… *81*
 1　上肢の変形と名称　*81*
 2　下肢の変形と名称　*81*
 3　体幹の変形　*82*

2　末梢神経とその支配 ………………………………………………………………… *83*
 1　末梢神経と支配筋　*83*
 2　皮膚知覚神経の分布図　*89*

3　中枢神経とその機能 …… 90
1　大脳皮質の機能局在　*90*
2　脳神経障害と症状　*90*

4　脊髄と神経伝導路 …… 91
1　脊髄　*91*
2　脊髄神経路　*91*
3　触覚および圧覚神経伝導路　*92*
4　痛覚および温度覚神経伝導路　*92*
5　固有感覚・立体覚神経伝導路　*92*
6　錐体路　*92*
7　錐体路障害と錐体外路障害の鑑別　*93*
8　痙性麻痺と弛緩性麻痺の鑑別診断　*93*

5　神経生理学 …… 94
1　反射中枢（表在反射と深部反射）　*94*
2　α運動系とγ運動系　*95*
3　基本的共同運動パターン　*96*
4　連合反応　*96*
5　姿勢反射　*96*

6　運動学 …… 97
1　筋の作用　*97*
2　肩甲骨の運動に関与する筋　*105*
3　肩関節の運動に関与する筋　*105*
4　肘関節・前腕・手関節に関与する筋　*106*
5　下肢の関節運動に関与する筋　*107*
6　右足関節における筋の位置と働きの関係　*108*
7　距骨下関節軸と距腿関節軸　*108*
8　足縦アーチに関与する筋　*109*
9　肘関節部におけるテコの原理　*109*
10　左手関節切断面における筋の位置　*110*

第5章　リハビリテーション治療学

1　リハビリテーション処方箋 …… 113
著者らが用いている処方箋　*113*

2　理学療法 …… 114

1　物理療法の種類　*114*
　　　2　運動療法の種類　*115*

3　作業療法 ………………………………………………………………………*116*
　　　1　作業療法の種類　*116*
　　　2　作業療法の種目と器具・用具　*117*

4　主な機能障害に対するリハビリテーション・アプローチ …………………*118*

第6章　各疾患のリハビリテーション

1　脳血管障害 ……………………………………………………………………*121*
　　　1　片麻痺のフローチャート　*121*
　　　2　脳血管障害の分類III（NINDS, NIH, 1990）　*122*
　　　3　脳血管障害の分類と診断基準　*122*
　　　4　脳卒中リハビリテーションにおける諸問題　*125*
　　　5　片麻痺の体幹・下肢治療プログラム　*126*
　　　6　失行症・失認症患者のリハビリテーションの原則　*127*
　　　7　失行・失認と合併しやすい症状および推定される脳障害部位　*127*

2　外傷性脳損傷 …………………………………………………………………*128*
　　　1　外傷性脳損傷の分類　*128*
　　　2　Glasgow Coma Scale (GCS)　*128*
　　　3　Glasgow Outcome Scale (GOS)　*128*
　　　4　意識障害レベルの分類　*129*
　　　5　外傷性脳損傷のリハビリテーションにおける問題点　*129*

3　脳性麻痺 ………………………………………………………………………*130*
　　　1　脳性麻痺のフローチャート　*130*
　　　2　脳性麻痺の定義　*131*
　　　3　アメリカ脳性麻痺学会による脳性麻痺の分類　*131*
　　　4　脳性麻痺の早期診断　*132*
　　　5　脳性麻痺の基本障害　*133*
　　　6　脳性麻痺のリハビリテーションにおける問題点　*133*

4　運動失調症 ……………………………………………………………………*134*
　　　1　運動失調症の鑑別　*134*
　　　2　運動失調の鑑別診断の進め方　*134*

5 脊髄小脳変性症 ……………………………………………………………………………… 135
1 脊髄小脳変性症の診断基準 *135*
2 脊髄小脳変性症の重症度分類 *136*
3 脊髄小脳変性症のリハビリテーションにおける問題点 *136*

6 多発性硬化症 ………………………………………………………………………………… 137
1 診断基準 *137*
2 多発性硬化症のリハビリテーションにおける問題点 *137*

7 パーキンソン病 ……………………………………………………………………………… 138
1 概念 *138*
2 疫学的事項 *138*
3 診断のポイント *138*
4 重症度分類 *139*
5 パーキンソン病のリハビリテーションにおける問題点 *139*

8 対麻痺と四肢麻痺 …………………………………………………………………………… 140
1 対麻痺および四肢麻痺のフローチャート *140*
2 ASIA 機能障害尺度 *141*
3 フランケル尺度 *141*
4 脊髄損傷の神経学的分類（ASIA 基準） *142*
5 脊髄損傷レベルと ADL 機能, 筋支配との関係 *144*
6 頸髄損傷レベルと運動機能 *146*
7 脊髄障害の高位と生じやすい変形（対麻痺） *147*
8 対麻痺および四肢麻痺の基本障害 *148*
9 頸髄損傷四肢麻痺治療プログラム *148*
10 四肢麻痺の作業療法プログラム *149*
11 脊髄損傷の合併症 *150*

9 神経・筋疾患 ………………………………………………………………………………… 151
1 神経・筋疾患の分類 *151*
2 神経原性筋萎縮と筋原性筋萎縮の鑑別 *151*
3 筋萎縮性側索硬化症の診断の手引き *152*
4 筋萎縮性側索硬化症のリハビリテーションにおける問題点 *152*

10 末梢神経損傷 ………………………………………………………………………………… 153
1 末梢神経疾患の分類 *153*
2 末梢神経損傷の分類と鑑別 *153*
3 末梢神経損傷のリハビリテーションにおける問題点 *153*

  4 絞扼性神経症 *154*

11 頸椎症 ··· *158*
  1 頸部神経根障害と高位診断 *158*
  2 頸椎症性脊髄症の分類 *158*
  3 頸椎症のリハビリテーションにおける問題点 *158*

12 腰痛 ··· *159*
  1 腰痛の分類 *159*
  2 腰部神経根障害と高位診断 *159*
  3 腰痛のリハビリテーション *160*
  4 腰痛疾患治療成績判定基準 *162*

13 筋疾患 ··· *164*
  1 筋疾患の分類 *164*
  2 筋疾患のリハビリテーションにおける問題点 *164*

14 進行性筋ジストロフィー症 ··· *165*
  1 進行性筋ジストロフィー症のフローチャート *165*
  2 筋ジストロフィー症の機能障害度—厚生省研究班—(新分類) *166*
  3 筋ジストロフィー症の ADL 評価 *166*

15 重症筋無力症 ·· *167*
  診断基準 *167*

16 皮膚筋炎および多発性筋炎 ··· *168*
  多発性筋炎，皮膚筋炎診断の手引き *168*

17 関節リウマチ ··· *169*
  1 関節リウマチの診断基準 *169*
  2 早期関節リウマチの診断基準 *169*
  3 関節リウマチの病期の分類 *170*
  4 関節リウマチの機能障害度の分類 *170*
  5 ランスバリー活動性指数の算定 *171*
  6 関節リウマチの問題点とリハビリテーション *172*

18 慢性肺疾患 ··· *173*
  1 慢性閉塞性肺疾患の鑑別の要点 *173*
  2 肺気腫の機能的診断基準 *173*

  3 呼吸補助装置 *174*
  4 肺疾患に対する体位排痰法 *175*
  5 呼吸訓練法 *176*
  6 慢性閉塞性肺疾患の問題点とリハビリテーション *177*

19 急性心疾患 …………………………………………………………………………………… *178*
  急性心筋梗塞のリハビリテーションプログラム（合併症のない例） *178*

20 慢性心疾患 …………………………………………………………………………………… *179*
  1 ニューヨーク心臓協会による分類 *179*
  2 運動療法実施のための基準 *179*
  3 日常活動におけるエネルギー消費 *180*
  4 エネルギー消費量 *180*
  5 心臓リハビリテーションの効果 *180*

21 廃用症候群（生活不活発病） ………………………………………………………………… *181*
  長期臥床により生じやすい廃用症候群 *181*

22 肩手症候群 …………………………………………………………………………………… *181*
  肩手症候群の臨床経過 *181*

23 五十肩（肩関節周囲炎） …………………………………………………………………… *182*
  1 五十肩の治療 *182*
  2 治療体操における運動の種類 *182*
  3 治療体操の実際 *182*

第7章 切断と補装具

1 切断 …………………………………………………………………………………………… *185*
  1 切断部位の選択 *185*
  2 切断のフローチャート *185*

2 義手 …………………………………………………………………………………………… *186*
  1 義手のいろいろ *186*
  2 Hook のいろいろと Hand *186*
  3 上肢切断部位と義手 *187*
  4 前腕義手と名称 *187*
  5 前腕義手検査表 *188*
  6 上腕義手と名称（複式コントロール方式） *189*

7　肩義手（基本的ハーネス）　*189*
　　8　上腕・肩離断義手の検査表　*190*
　　9　義手処方箋（新規・再交付・修理）　*191*

3　義足 ··· *192*
　　1　義足のいろいろ　*192*
　　2　下腿切断術直後義肢装着法　*201*
　　3　下肢切断部位と義足　*201*
　　4　下腿義足適合判定表　*202*
　　5　下腿義足の歩行分析　*203*
　　6　大腿義足適合判定表　*204*
　　7　大腿義足装着者の異常歩行とその原因　*207*
　　8　義足処方箋（新規・再交付・修理）　*209*
　　9　断端弾性包帯法　*210*

4　上肢装具 ··· *211*
　　1　上肢装具のいろいろ　*211*
　　2　特殊な上肢装具　*214*
　　3　主な上肢障害と適応装具　*215*

5　下肢装具 ··· *216*
　　1　下肢装具の名称と構成　*216*
　　2　継手の種類　*216*
　　3　主な下肢装具と継手位置　*217*
　　4　プラスチック短下肢装具のデザイン　*218*
　　5　膝装具　*219*
　　6　靴　*221*
　　7　主な下肢障害と適応装具　*222*
　　8　下肢装具のチェックアウト　*223*

6　体幹装具 ··· *224*
　　1　腰仙椎装具　*224*
　　2　胸腰仙椎装具　*225*
　　3　頸椎装具　*227*
　　4　側彎症装具　*228*
　　5　主な脊椎疾患と装具処方例　*229*

7　装具処方箋 ·· *230*
　　1　上肢装具処方箋（新規・再交付・修理）　*230*

  2 下肢装具処方箋（新規・再交付・修理） *231*

  3 体幹装具処方箋（新規・再交付・修理） *232*

 8 車いす ·· *233*

  1 標準車いすの名称 *233*

  2 車いす検査の着眼点 *233*

  3 車いす部品とその特徴 *234*

  4 種々の障害に対する車いす処方例 *235*

  5 手動車いす処方箋（新規・再交付・修理） *236*

  6 電動車いす処方箋（新規・再交付・修理） *237*

  7 座位保持装置処方箋（新規・再交付・修理） *238*

 9 歩行補助具 ·· *239*

  1 クラッチのいろいろ *239*

  2 杖のいろいろ *239*

  3 歩行器のいろいろ *240*

 10 自助具 ·· *241*

付図表

 1 嚥下障害 ·· *244*

  1 嚥下に関わる口腔・咽頭の解剖図 *244* / 2 摂食・嚥下の時期分類 *244* /
  3 嚥下障害の病態と障害部 *244* / 4 嚥下食による段階的摂食嚥下訓練
  244 / 5 嚥下機能検査 *245* / 6 嚥下障害のリハビリテーション *245* /
  7 種々の栄養法 *245*

 2 身体障害者障害程度等級表 ·· *246*

 3 脳原性運動機能障害の等級判定 ·· *252*

  1 上肢機能障害 *252* / 2 移動機能障害 *252* / 3 脳原性運動機能障害
  用テスト *253*

 4 身体障害者診断書・意見書（肢体不自由用） ·· *254*

  1 総括表 *254* / 2 肢体不自由の状況および所見 *255*

 5 補装具・日常生活用具の支給体系 ·· *257*

 6 障害等級別各施策一覧表（肢体不自由） ·· *258*

 7 労災補償保険障害等級早見表 ·· *260*

 8 運動器不安定症 ·· *264*

 9 介護保険による要介護度（平成18年4月改訂） ····································· *266*

 10 認知症老人の日常生活自立度（認知症度）判定基準（厚生省，1993） ······ *267*

 11 メタボリックシンドロームの診断基準 ··· *267*

第1章 リハビリテーション医学総論

1 ― リハビリテーションの定義
2 ― リハビリテーションの組織
3 ― リハビリテーションの4つの側面
4 ― リハビリテーション医学の歴史

WHO (2001)：リハビリテーション医療は，疾病，障害，加齢によって損なわれる生活機能の改善等を目的とする理学療法，作業療法，言語聴覚療法により構成され，実用的な日常生活における諸活動の自立性の向上を通して，最高のQOLを得ることを目的として行われるものである．

　リハビリテーション rehabilitation の日本語訳については，全人間的復権，機能回復訓練，社会復帰，更生，障害克服，療育などといわれているが，どれもピッタリしない感じがある．ラテン語の rehabilitare という言葉は，以前より「権利，資格，身分の回復」(re-再び，habilis-人間にふさわしい，tare～の状態にする) という意味で用いられており，中世ヨーロッパでは「破門や有罪宣告のとり消し」という宗教的な意味で使われていたようである．

　医学的リハビリテーションとリハビリテーション医学とは混同されやすいが，医学的リハビリテーション medical rehabilitation は，総合的な障害者のリハビリテーションの医学的側面であり，学問や技術としての内容からの規定ではない．これに対してリハビリテーション医学　rehabilitation medicine は，明確な内容をもった学問や技術の体系であり，運動障害と高次脳機能障害を主な対象として，障害の本態と治療法とを研究する医学の一つの専門分野である．

　リハビリテーションの定義は，著書によってさまざまであり，統一されていない．本書でも一つだけに決め難かったので，代表的なのを6つ挙げてみたが，ニュアンスが少しずつ異なっている．読者が適当と思われるのを選んでもらいたい．

　WHO (世界保健機関) による医学の体系については4つに分ける場合と3つに分ける場合とがあるようである．4つに分ける場合は，第1の医学：保健医学，第2の医学：予防医学，第3の医学：治療医学，第4の医学：リハビリテーション医学であり，3つに分ける場合は保健医学が削除されている．

　リハビリテーション医学と治療医学との違いは明確に区別し難いと思うが，学生講義などでは，リハビリテーション医学におけるチーム・アプローチの重要性，特殊性を強調している．リハビリテーション・チームの構成員については，4頁の図がわかりやすい．現在のわが国では十分な数の職種を揃えているところはまだ少なく，医師と理学療法士と看護師だけという病院や施設も少なくないのではないかと思う．しかし将来は作業療法士，言語聴覚士，医療ソーシャルワーカーなどのコ・メディカルスタッフが各施設に確実に増加すると考えられる．

　リハビリテーション医学の領域の分類として一般に，医学的リハビリテーション，教育的リハビリテーション，職業(的)リハビリテーション，社会(的)リハビリテーションの4つの分野に分けるが，さらに心理的リハビリテーション，スポーツやレクリエーションによるリハビリテーションなども加えることもある．これらは別々に行われるものではなく，お互いに緊密に協力し合って機能すべきものである．

1 - リハビリテーションの定義

1 - National Council on Rehabilitation による定義 (1941)

リハビリテーション医学とは,「身体に障害を有するものに,その残存機能を最大限に発揮することにより,身体的・心理的・社会的・職業的・経済的能力を回復させることである」.

2 - WHO による定義 (1969)

リハビリテーションとは,「医学的,社会的,教育的,職業的手段を組み合わせ,かつ相互に調整して,訓練あるいは再訓練することによって,障害者の機能的能力を可能な最高レベルに達せしめること」である.

3 - Howard A. Rusk による定義

身体的に障害があるか,慢性病であるか,あるいは病気の回復期にあるものを,可能な限りよい条件で生活させるためにデザインされたプログラムである.

4 - 厚生省の「体の不自由な人びとの福祉」による定義

心身の障害をもっている人を医学的・社会的・職業的・経済的・教育的に,できるだけ早く,できるだけ十分に回復させる方法であり,体の不自由な人のかくれた能力や残された能力をリハビリテーションによって十分にとりもどして,一般の健康人との間のハンディキャップを減少させることである.

5 -「国連・障害者に関する世界行動計画」による定義 (1982)

リハビリテーションとは,「身体的,精神的,かつまた社会的に最も適した機能水準の達成を可能とすることによって,各個人が自らの人生を変革していくための手段を提供していくことをめざし,かつ時間を限定したプロセス」である.

6 - 日本リハビリテーション病院・施設協会による定義

リハビリテーションとは,障害のある人が最良の心身の状況を獲得し,年齢や障害の程度に応じ,その地域に住む人々とあらゆる面で同水準の生活がなされることである.

7 - WHO による医学体系の分類

```
第1相医学――健康増進の医学(保健医学)
第2相医学――予防医学
第3相医学――治療医学
第4相医学――リハビリテーション医学
```

2 - リハビリテーションの組織 (チームとそのメンバー)

リハビリテーションのチーム構成員

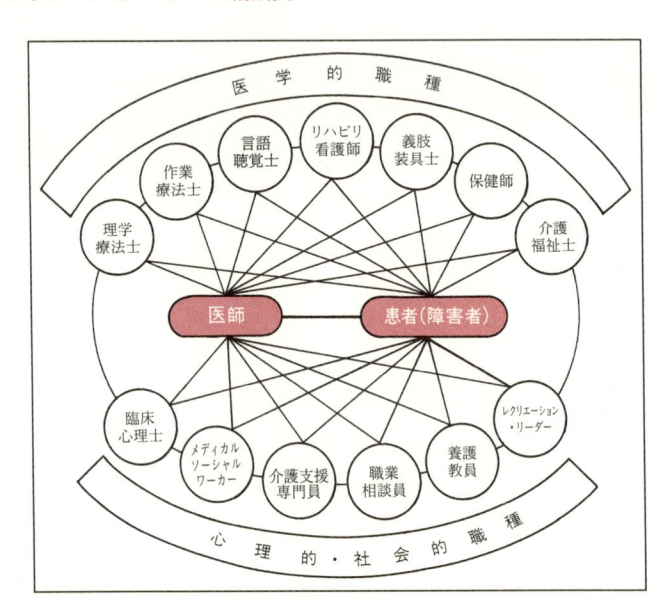

```
            医 学 的 職 種
        言語      リハビリ    義肢
    作業  聴覚士    看護師    装具士
    療法士                       保健師
  理学
  療法士                           介護
                                    福祉士

    ┌──────┐      ┌─────────┐
    │ 医師 │──────│ 患者(障害者) │
    └──────┘      └─────────┘

  臨床                          レクリエーション
  心理士                         ・リーダー
      メディカル          職業    養護
      ソーシャル  介護支援  相談員  教員
      ワーカー   専門員
            心 理 的・社 会 的 職 種
```

3 - リハビリテーションの4つの側面

1. 医学的リハビリテーション　medical rehabilitation
   医師，看護師，理学療法士，作業療法士，言語聴覚士，義肢装具士，保健師などが，身体障害者の種々の機能障害や能力障害を予防し改善するために行う治療
2. 教育的リハビリテーション　educational rehabilitation
   養護教員が主となり，養護学校，特殊学級，訪問学級などにおいて身体障害児の義務教育などを行う
3. 職業(的)リハビリテーション　vocational rehabilitation
   職業相談員，作業療法士，ソーシャルワーカー，臨床心理士などが障害者に対して職業相談，職業訓練，就職斡旋，就職後フォローアップなどを行う
4. 社会(的)リハビリテーション　social rehabilitation
   メディカルソーシャルワーカーが主となり，障害者の尊厳にふさわしい処遇を保障するために生活保障，生活環境の整備などを行う

4 – リハビリテーション医学の歴史

1 - 米 国

1910年代：リハビリテーションという言葉が障害について用いられはじめた

1917年：米陸軍軍医総監部の下に Harry E. Mok が Division of Physical Reconstruction and Rehabilitation を創立

1917年：ニューヨークに Institute for Crippled and Disabled が設立

1917年：米国作業療法士協会設立

1920年：米国理学療法士協会設立

1920年：米国物理医学会設立

1923年：American Congress of Physical Medicine and Rehabilitation 創立

1929年：Frank H. Krusen がフィラデルフィアにリハビリテーション医学講座開設．1975年で113校中61校（54％）にリハビリテーション講座ができ，このうちの48校は講座が完全独立している

1938年：American Academy of Physical Medicine and Rehabilitation 創立

1943年：George G. Deaver がニューヨークの Bellevue Hospital に New York University's Physical Medicine and Rehabilitation Service を設立

1947年：米国リハビリテーション専門医制（American Speciality Board of Physical Medicine）発足

1948年：Howard A. Rusk がニューヨーク大学に Institute of Rehabilitation Medicine 設立

1966年：American Congress of Physical Medicine and Rehabilitation が American Congress of Rehabilitation Medicine と改名

2 - 日 本

1920年代：高木憲次は肢体不自由児の「療育」の理念を提唱

1939年(昭14年)：クリュッペルハイム東星学園設立

1942年(昭17年)：整肢療護園設立

1963年(昭38年)：日本リハビリテーション医学会誕生，平成23年3月現在会員9,687名

1963年：わが国初の理学療法士・作業療法士の学校が国立療養所東京病院に開校．平成22年現在 PT 養成校241校，OT 172校

1964年(昭39年)：第1回日本リハ医学会総会が大阪で開催．平成23年に第48回目

1965年(昭40年)：理学療法士・作業療法士法が制定

1966年(昭41年)：第1回理学療法士・作業療法士国家試験施行．平成22年現在で理学療法士73,888名，作業療法士47,757名

1966年：日本理学療法士協会，日本作業療法士協会発足

1974年(昭49年)：獨協医大にわが国初の独立したリハ医学講座が開設，その後川崎医大，産業医大，東海大，藤田学園保健衛生大，鹿児島大，東京慈恵医大，兵庫医大，北海道大などが開設

1980年(昭55年)：リハビリテーション専門医制度が成立，平成23年3月現在専門医1,789名

1982年(昭57年)：国立身体障害者リハビリテーションセンター学院に義肢装具専門職員養成課程設立．平成22年現在養成校8校．

1987年(昭62年)：義肢装具士法が制定，平成22年現在義肢装具士3,566名

1987年：日本リハビリテーション医学会認定臨床医制度発足，平成23年3月現在3,923名

1998年：言語聴覚士法成立．平成22年現在で言語聴覚士15,675名

1998年：介護保険法成立，2000年4月より制度導入，平成18年改訂

第2章 機能障害の評価

1 — 障害のレベルと基本的アプローチ
2 — 初期評価の項目
3 — 関節可動域(ROM)テスト
4 — 徒手筋力テスト(MMT)
5 — 日常生活動作等評価法
6 — 片麻痺機能テスト
7 — 運動発達テスト
8 — 言語テスト
9 — 失行・失認テスト
10 — 協調性テスト
11 — 歩容分析
12 — 心理テスト
13 — 関節機能評価

リハビリテーション医学の内容は広範でしかも深い部分が少なくないが，他の治療医学の分野との大きな違いは機能障害の評価に重点を置いていることだといえる．したがってこの第2章は重要であり，頁数も十分費したつもりである．

　リハビリテーション医学における障害の概念は重要であり，機能障害・形態異常 impairment，能力障害 disability，社会的不利 handicap の3つのレベルを明確に区別して用いるべきである．これについては「リハビリテーション白書」第2版（医歯薬出版）を参照していただくとよいと考える．

　関節可動域の表示ならびに測定法については，従来いくつもの方法があったが，昭和49年に日本リハビリテーション医学会と日本整形外科学会が共同で決定したもので混乱が少なくなった．その後平成7年に改訂された．しかし実際上は問題点も少なくない．とくに正常可動域については年齢や性別による違いがとり上げられていない．われわれは正常人624名について四肢の主な関節について可動域を調査したことがあるので，参考として掲載した．年齢区分については統計的に有意な分け方をしている．さらに詳細な区分については日本整形外科雑誌の53巻3号，および総合リハビリテーション8巻1号に掲載されているので参照していただきたい．

　徒手筋力テストは判定基準の例を示すにとどめたが，実施にあたっては特殊なテスト法（腓腹筋，広背筋，腹直筋など）やテスト時の代償運動などを知っておく必要がある．

　片麻痺の機能テストについてはブルンストロームによる6段階法が一般に採用されているが，回復段階の判定には大まか過ぎるという難点がある．これに対し上田敏氏らの考案になる12段階回復グレード法はより細分されており，また合理的でもあり，大変優れたものと考える．本書ではその内容を掲載させていただいているので大いに利用していただきたいと考える．

　歩容分析は興味ある分野であるが，なかなかむずかしい．現在では種々の歩容解析の機器が作られており，それらを使っての研究発表があとをたたない．なかには千万円を超すような機械もあるが，基本は眼でみての異常歩容の分析だと考える．したがって本書では基本的なことがらを掲載するにとどめた．この中には後掲の運動学に属すべきものもあるが，評価のための必要知識として重要なものは本章に入れた．

　本章の最後に掲載している各関節の機能評価法は重要であるが，まだ不十分なものがあり，今後発展すべき分野だと考える．手の評価法については日本手の外科学会の機能評価委員会が平成6年に手の機能評価表を作成したので参照していただきたい．

1 - 障害のレベルと基本的アプローチ

1 - WHO による新国際障害分類
(2001年5月22日)

ICF (International Classification of Functioning, Disability and Health：生活機能・障害・健康の分類)

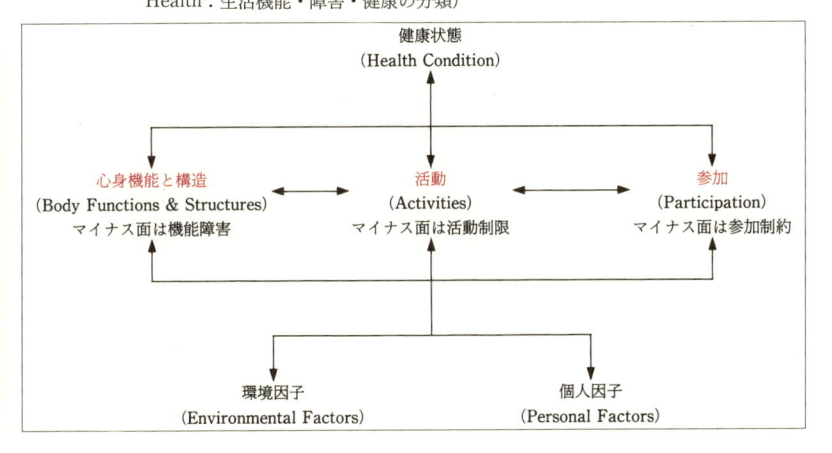

```
                         健康状態
                    (Health Condition)
                           │
         ┌─────────────────┼─────────────────┐
         ↓                 ↓                 ↓
   心身機能と構造          活動              参加
 (Body Functions      (Activities)    (Participation)
   & Structures)
 マイナス面は機能障害  マイナス面は活動制限  マイナス面は参加制約
         │                 │                 │
         └─────────┬───────┴─────────┬───────┘
                   ↓                 ↓
                環境因子           個人因子
         (Environmental Factors) (Personal Factors)
```

2 - 障害者の QOL 構成項目

QOL (Quality of life, 生活の質, 人生の質, 命のかがやき)

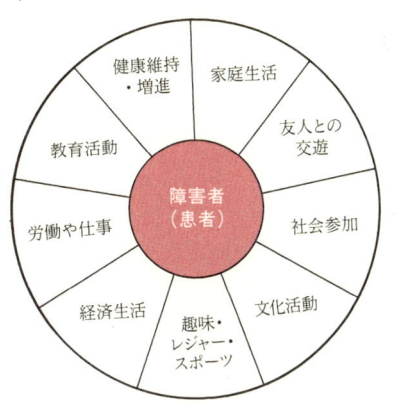

障害者(患者)を中心に：健康維持・増進、家庭生活、友人との交遊、社会参加、文化活動、趣味・レジャー・スポーツ、経済生活、労働や仕事、教育活動

A．客観的 QOL
  1．生物レベル（生命の質）
  2．個人レベル（生活の質）
  3．社会レベル（人生の質）
B．主観的 QOL
  幸福感, 生きがい, 満足感

2 - 初期評価の項目　　initial evaluation

1. 形　　態
   (1) 身長，体重，胸囲，座高，四肢長，四肢周径
   (2) 姿勢……側彎，前彎異常，後彎異常
   (3) 四肢変形，関節変形

2. 生理機能
   (1) 感覚
       表在感覚……触覚，痛覚，温冷覚
       深部感覚……振動覚，位置覚
       複合感覚……2点識別覚，立体覚
   (2) 高次脳機能
       言語機能（失語，構音障害），失認，失行，失算，失書，失読，記憶障害，注意障害，遂行機能障害，社会的行動障害
   (3) 視野……半盲
   (4) 心臓，循環，呼吸
       肺機能……呼吸数，肺活量，1秒率，1回換気量
       心臓・血管機能……脈拍数，血圧，心電図
   (5) 腎臓，膀胱機能
       膀胱容量，残尿，膀胱内圧

3. 運動機能
   (1) 関節可動域（ROM）……他動的ROM，自動的ROM，筋短縮
   (2) 筋力……徒手筋力テスト（MMT），粗大筋力
   (3) 運動機能テスト……Brunnstrom，上田の12段階グレード，運動年齢テスト
   (4) 筋の耐久性
   (5) 協調性……協調度，失調，不随運動（振戦，アテトーゼなど）
   (6) 日常生活動作（ADL）……実用性，スピード，安全性，効率
   (7) 歩行……歩容

4. その他
   (1) 疼痛……部位，種類，性質
   (2) 心理状態
   (3) 社会的背景……家族，教育，職業，経済
   (4) 生活の質（QOL）

3 - 関節可動域(ROM : range of motion)テスト

1 - 関節可動域の表示ならびに測定法

(平成7年4月改訂)

◆関節可動域表示ならびに測定法の原則
 1．関節可動域表示ならびに測定法の目的
 日本整形外科学会と日本リハビリテーション医学会が制定する関節可動域表示ならびに測定法は整形外科医，リハビリテーション医ばかりでなく，医療，福祉，行政その他の関連職種の人々をも含めて，関節可動域を共通の基盤で理解するためのものである．従って，実用的で分かりやすいことが重要であり，高い精度が要求される計測，特殊な臨床評価，詳細な研究のためにはそれぞれの目的に応じた測定方法を検討する必要がある．

 2．基本肢位
 Neutral Zero Method を採用しているので，Neutral Zero Starting Position が基本肢位であり，概ね解剖学的肢位と一致する．ただし，肩関節水平屈曲・伸展については肩関節外転90°の肢位，肩関節外旋・内旋については肩関節外転0°で肘関節90°屈曲位，前腕の回外・回内については手掌面が矢状面にある肢位，股関節外旋・内旋については股関節屈曲90°で膝関節屈曲90°の肢位をそれぞれ基本肢位とする．

 3．関節の運動
 1）関節の運動は直交する3平面，すなわち前額面，矢状面，水平面を基本面とする運動である．ただし，肩関節の外旋・内旋，前腕の回外・回内，股関節の外旋・内旋，頸部と胸腰部の回旋は，基本肢位の軸を中心とした回旋運動である．また，足部の内がえし・外がえし，母指の対立は複合した運動である．

 2）関節可動域測定とその表示で使用する関節運動とその名称を以下に示す．なお，下記の基本的名称以外によく用いられている用語があれば（ ）内に併記する．

 (1) 屈曲と伸展
 多くは矢状面の運動で，基本肢位にある隣接する2つの部位が近づく動きが屈曲，遠ざかる動きが伸展である．ただし，肩関節，頸部・体幹に関しては，前方への動きが屈曲，後方への動きが伸展である．また，手関節，手指，足関節，足指に関しては，手掌または足底への動きが屈曲，手背または足背への動きが伸展である．

 (2) 外転と内転
 多くは前額面の運動で，体幹や手指の軸から遠ざかる動きが外転，近づく動きが内転である．

 (3) 外旋と内旋
 肩関節および股関節に関しては，上腕軸または大腿軸を中心として外方へ回旋する動きが外旋，内方へ回旋する動きが内旋である．

 (4) 回外と回内
 前腕に関しては，前腕軸を中心にして外方に回旋する動き（手掌が上を向く動き）が回外，内方に回旋する動き（手掌が下を向く動き）が回内である．

(5) 水平屈曲と水平伸展

水平面の運動で,肩関節を90°外転して前方への動きが水平屈曲,後方への動きが水平伸展である.

(6) 挙上と引き下げ（下制）

肩甲帯の前額面の運動で,上方への動きが挙上,下方への動きが引き下げ（下制）である.

(7) 右側屈・左側屈

頸部,体幹の前額面の運動で,右方向への動きが右側屈,左方向への動きが左側屈である.

(8) 右回旋と左回旋

頸部と胸腰部に関しては右方に回旋する動きが右回旋,左方に回旋する動きが左回旋である.

(9) 橈屈と尺屈

手関節の手掌面の運動で,橈側への動きが橈屈,尺側への動きが尺屈である.

(10) 母指の橈側外転と尺側内転

母指の手掌面の運動で,母指の基本軸から遠ざかる動き（橈側への動き）が橈側外転,母指の基本軸に近づく動き（尺側への動き）が尺側内転である.

(11) 掌側外転と掌側内転

母指の手掌面に垂直な平面の運動で,母指の基本軸から遠ざかる動き（手掌方向への動き）が掌側外転基本軸に近づく動き（背側方向への動き）が掌側内転である.

(12) 対立

母指の対立は,外転,屈曲,回旋の3要素が複合した運動であり,母指で小指の先端または基部を触れる動きである.

(13) 中指の橈側外転と尺側外転

中指の手掌面の運動で,中指の基本軸から橈側へ遠ざかる動きが橈側外転,尺側へ遠ざかる動きが尺側外転である.

(14) 外がえしと内がえし

足部の運動で,足底が外方を向く動き（足部の回内,外転,背屈の複合した運動）が外がえし,足底が内方を向く動き（足部の回外,内転,底屈の複合した運動）が内がえしである.

足部長軸を中心とする回旋運動は回外,回内と呼ぶべきであるが,実際は,単独の回旋運動は生じ得ないので複合した運動として外がえし,内がえしとした.また,外反,内反という用語も用いるが,これらは足部の変形を意味しており,関節可動域測定時に関節運動の名称としては使用しない.

4. 関節可動域の測定方法

1) 関節可動域は,他動運動でも自動運動でも測定できるが,原則として他動運動による測定値を表記する.自動運動による測定値を用いる場合は,その旨明記する〔5の

2）の(1)参照〕．
　2）角度計は十分な長さの柄がついているものを使用し，通常は5°刻みで測定する．
　3）基本軸，移動軸は，四肢や体幹において外見上かかりやすい部位を選んで設定されており，運動学上のものとは必ずしも一致しない．また，手指および足指では角度計のあてやすさを考慮して，原則として背側に角度計をあてる．
　4）基本軸と移動軸の交点を角度計の中心に合わせる．また，関節の運動に応じて，角度計の中心を移動させてもよい．必要に応じて移動軸を平行移動させてもよい．
　5）多関節が関与する場合，原則としてその影響を除いた肢位で測定する．例えば，股関節屈曲の測定では，膝関節を屈曲しハムストリングをゆるめた肢位で行う．
　6）肢位は「測定肢位および注意点」の記載に従うが，記載のないものは肢位を限定しない．変形，拘縮などで所定の肢位がとれない場合は，測定肢位が分かるように明記すれば異なる肢位を用いてもよい〔5の2）の(2)参照〕．
　7）筋や腱の短縮を評価する目的で多関節筋を緊張させた肢位で関節可動域を測定する場合は，測定方法が分かるように明記すれば多関節筋を緊張させた肢位を用いてもよい〔5の2）の(3)参照〕．

5．測定値の表示
　1）関節可動域の測定値は，基本肢位を0°として表示する．例えば，股関節の可動域が屈曲位20°から70°であるならば，この表現は以下の2通りとなる．
(1) 股関節の関節可動域は屈曲20°から70°（または屈曲20°〜70°）
(2) 股関節の関節可動域は屈曲は70°，伸展は−20°
　2）関節可動域の測定に際し，症例によって異なる測定法を用いる場合や，その他関節可動域に影響を与える特記すべき事項がある場合は，測定値とともにその旨併記する．
(1) 自動運動を用いて測定する場合は，その測定値を（　）で囲んで表示するか，「自動」または「active」などと明記する．
(2) 異なる肢位を用いて測定する場合は，「背臥位」「座位」などと具体的に肢位を明記する．
(3) 多関節筋を緊張させた肢位を用いて測定する場合は，その測定値を〈　〉で囲んで表示するが，「膝伸展位」などと具体的に明記する．
(4) 疼痛などが測定値に影響を与える場合は，「痛み」「pain」などと明記する．

6．参考可動域
　関節可動域は年齢，性，肢位，個体による変動が大きいので，正常値は定めず参考可動域として記載した．関節可動域の異常を判定する場合は，健側上下肢の関節可動域，参考可動域，（附）関節可動域の参考値一覧表，年齢，性，測定肢位，測定方法などを十分考慮して判定する必要がある．

上肢測定

部位名	運動方向	参考可動域角度	基本軸	移動軸	測定肢位および注意点	参考図
肩甲帯 shoulder girdle	屈曲 flexion	20	両側の肩峰を結ぶ線	頭頂と肩峰を結ぶ線		
	伸展 extension	20				
	挙上 elevation	20	両側の肩峰を結ぶ線	肩峰と胸骨上縁を結ぶ線	背面から測定する	
	引き下げ（下制） depression	10				
肩 shoulder（肩甲帯の動きを含む）	屈曲（前方挙上） forward flexion	180	肩峰を通る床への垂直線（立位または座位）	上腕骨	前腕は中間位とする．体幹が動かないように固定する．脊柱が前後屈しないように注意する．	
	伸展（後方挙上） backward extension	50				
	外転（側方挙上） abduction	180	肩峰を通る床への垂直線（立位または座位）	上腕骨	体幹の側屈が起こらないように90°以上になったら前腕を回外することを原則とする．⇨［Ⅵ．その他の検査法］参照	
	内転 adduction	0				
	外旋 external rotation	60	肘を通る前額面への垂直線	尺骨	上腕を体幹に接して，肘関節を前方90°に屈曲した肢位で行う．前腕は中間位とする．⇨［Ⅵ．その他の検査法］参照	
	内旋 internal rotation	80				
	水平屈曲 horizontal flexion（horizontal adduction）	135	肩峰を通る矢状面への垂直線	上腕骨	肩関節を90°外転位とする．	
	水平伸展 horizontal extension（horizontal abduction）	30				
肘 elbow	屈曲 flexion	145	上腕骨	橈骨	前腕は回外位とする．	
	伸展 extension	5				

部位名	運動方向	参考可動域角度	基本軸	移動軸	測定肢位および注意点	参考図
前腕 forearm	回内 pronation	90	上腕骨	手指を伸展した手掌面	肩の回旋が入らないように肘を90°に屈曲する．	
	回外 supination	90				
手 wrist	屈曲(掌屈) flexion (palmar-flexion)	90	橈骨	第2中手骨	前腕は中間位とする．	
	伸展(背屈) extension (dorsiflexion)	70				
	橈屈 radial deviation	25	前腕の中央線	第3中手骨	前腕を回内位で行う．	
	尺屈 ulnar deviation	55				

手指測定

部位名	運動方向	参考可動域角度	基本軸	移動軸	測定肢位および注意点	参考図
母指 thumb	橈側外転 radial abduction	60	示指(橈骨の延長上)	母指	運動は手掌面とする．以下の手指の運動は，原則として手指の背側に角度計をあてる．	
	尺側内転 ulnar adduction	0				
	掌側外転 palmar abduction	90			運動は手掌面に直角な面とする．	
	掌側内転 palmar adduction	0				
	屈曲(MCP) flexion	60	第1中手骨	第1基節骨		
	伸展(MCP) extension	10				
	屈曲(IP) flexion	80	第1基節骨	第1末節骨		
	伸展(IP) extension	10				

部位名	運動方向	参考可動域角度	基本軸	移動軸	測定肢位および注意点	参考図
指 fingers	屈曲(MCP) flexion	90	第2-5中手骨	第2-5基節骨	⇒ [VI.その他の検査法] 参照	
	伸展(MCP) extension	45				
	屈曲(PIP) flexion	100	第2-5基節骨	第2-5中節骨		
	伸展(PIP) extension	0				
	屈曲(DIP) flexion	80	第2-5中節骨	第2-5末節骨		
	伸展(DIP) extension	0			DIPは10°の過伸展をとりうる.	
	外転 abduction		第3中手骨延長線	第2, 4, 5指軸	中指の運動は橈側外転, 尺側外転とする. ⇒ [VI.その他の検査法] 参照	
	内転 adduction					

下肢測定

部位名	運動方向	参考可動域角度	基本軸	移動軸	測定肢位および注意点	参考図
股 hip	屈曲 flexion	125	体幹と平行な線	大腿骨(大転子と大腿骨外顆の中心を結ぶ線)	骨盤と脊柱を十分に固定する. 屈曲は背臥位, 膝屈曲位で行う. 伸展は腹臥位, 膝伸展位で行う.	
	伸展 extension	15				
	外転 abduction	45	両側の上前腸骨棘を結ぶ線への垂直線	大腿中央線(上前腸骨棘より膝蓋骨中心を結ぶ線)	背臥位で骨盤を固定する. 下肢は外旋しないようにする. 内転の場合は, 反対側の下肢を屈曲挙上してその下を通して内転させる.	
	内転 adduction	20				
	外旋 external rotation	45	膝蓋骨より下ろした垂直線	下腿中央線(膝蓋骨中心より足関節内外果中央を結ぶ線)	背臥位で, 股関節と膝関節を90°屈曲位にして行う. 骨盤の代償を少なくする.	
	内旋 internal rotation	45				

第2章 機能障害の評価

部位名	運動方向	参考可動域角度	基本軸	移動軸	測定肢位および注意点	参考図
膝 knee	屈曲 flexion	130	大腿骨	腓骨（腓骨頭と外果を結ぶ線）	屈曲は股関節の屈曲位で行う．	
	伸展 extension	0				
足 ankle	屈曲（底屈） flexion (plantar flexion)	45	腓骨への垂直線	第5中足骨	膝関節を屈曲位で行う．	
	伸展（背屈） extension (dorsiflexion)	20				
足部 foot	外がえし eversion	20	下腿軸への垂直線	足底面	膝関節を屈曲位で行う．	
	内がえし inversion	30				
	外転 abduction	10	第1，第2中足骨の間の中央線	同左	足底で足の外縁または内縁で行うこともある．	
	内転 adduction	20				
母指（趾） great toe	屈曲（MTP） flexion	35	第1中足骨	第1基節骨		
	伸展（MTP） extension	60				
	屈曲（IP） flexion	60	第1基節骨	第1末節骨		
	伸展（IP） extension	0				
足指 toes	屈曲（MTP） flexion	35	第2-5中足骨	第2-5基節骨		
	伸展（MTP） extension	40				
	屈曲（PIP） flexion	35	第2-5基節骨	第2-5中節骨		
	伸展（PIP） extension	0				
	屈曲（DIP） flexion	50	第2-5中節骨	第2-5末節骨		
	伸展（DIP） extension	0				

体幹測定

部位名	運動方向		参考可動域角度	基本軸	移動軸	測定肢位および注意点	参考図
頸部 cervical spines	屈曲(前屈) flexion		60	肩峰を通る床への垂直線	外耳孔と頭頂を結ぶ線	頭部体幹の側面で行う. 原則として腰かけ座位とする.	
	伸展(後屈) extension		50				
	回旋 rotation	左回旋	60	両側の肩峰を結ぶ線への垂直線	鼻梁と後頭結節を結ぶ線	腰かけ座位で行う.	
		右回旋	60				
	側屈 lateral bending	左側屈	50	第7頸椎棘突起と第1仙椎の棘突起を結ぶ線	頭頂と第7頸椎棘突起を結ぶ線	体幹の背面で行う. 腰かけ座位とする.	
		右側屈	50				
胸腰部 thoracic and lumbar spines	屈曲(前屈) flexion		45	仙骨後面	第1胸椎棘突起と第5腰椎棘突起を結ぶ線	体幹側面より行う. 立位, 腰かけ座位または側臥位で行う. 股関節の運動が入らないように行う. ⇨ [VI.その他の検査法] 参照	
	伸展(後屈) extension		30				
	回旋 rotation	左回旋	40	両側の後上腸骨棘を結ぶ線	両側の肩峰を結ぶ線	座位で骨盤を固定して行う.	
		右回旋	40				
	側屈 lateral bending	左側屈	50	ヤコビー(Jacoby)線の中点にたてた垂直線	第1胸椎棘突起と第5腰椎棘突起を結ぶ線	体幹の背面で行う. 腰かけ座位または立位で行う.	
		右側屈	50				

その他の検査法

部位名	運動方向	参考可動域角度	基本軸	移動軸	測定肢位および注意点	参考図
肩 shoulder (肩甲骨の動きを含む)	外旋 external rotation	90	肘を通る前額面への垂直線	尺骨	前腕は中間位とする．肩関節は90°外転し，かつ肘関節は90°屈曲した肢位で行う．	
	内旋 internal rotation	70				
	内転 adduction	75	肩峰を通る床への垂直線	上腕骨	20°または45°肩関節屈曲位で行う．立位で行う．	
母指 thumb	対立 opposition				母指先端と小指基部（または先端）との距離(cm)で表示する．	
指 fingers	外転 abduction		第3中手骨延長線	2, 4, 5指軸	中指先端と2, 4, 5指先端との距離(cm)で表示する．	
	内転 adduction					
	屈曲 flexion				指尖と近位手掌皮線(proximal palmar crease)または遠位手掌皮線(distal palmar crease)との距離(cm)で表示する．	
胸腰部 thoracic and lumbar spines	屈曲 flexion				最大屈曲は，指先と床との間の距離(cm)で表示する．	

顎関節計測

顎関節 temporo-mandibular joint	開口位で上顎の正中線で上歯と下歯の先端との間の距離(cm)で表示する．左右偏位(lateral deviation)は上顎の正中線を軸として下歯列の動きの距離を左右ともcmで表示する．参考値は上下第1切歯列対向縁線間の距離5.0 cm，左右偏位は1.0 cmである．

2 - 健康人の関節可動域値（渡辺英夫ら）

1 新生児（生後1週間以内）

			男性 測定数	男性 平均値	男性 信頼区間	女性 測定数	女性 平均値	女性 信頼区間	合計 測定数	合計 平均値	合計 信頼区間	t検定
肩関節	屈	曲	32	171	2.4	30	173	2.6	62	172	1.7	
	伸	展	32	86	2.7	30	87	2.9	62	87	1.9	
	外	転	32	181	1.9	30	181	3.0	62	181	1.7	
	内	転	32	0	0	30	0	0	62	0	0	
	外	旋	32	130	6.3	30	139	7.7	62	134	5.0	
	内	旋	32	87	1.6	30	88	1.9	62	87	1.2	
	水平屈曲		32	118	6.3	30	120	3.8	62	119	2.9	
	水平伸展		32	79	4.9	30	83	4.0	62	81	3.3	
肘関節	屈	曲	32	157	1.4	30	158	1.6	62	158	1.1	
	伸	展	32	−15	2.0	30	−12	1.8	62	−14	1.3	★
前腕	回	内	32	90	2.7	30	91	3.8	62	91	2.3	
	回	外	32	87	1.7	30	84	2.3	62	85	1.4	★
手関節	背	屈	32	84	2.5	30	82	2.7	62	83	1.8	
	掌	屈	32	96	2.6	30	96	1.9	62	96	1.6	
	橈	屈	40	36	3.3	40	38	3.6	80	37	2.4	
	尺	屈	40	57	3.9	40	57	5.0	80	57	3.1	
股関節	屈	曲	32	120	0	30	120	0	62	120	0	
	伸	展	32	−26	2.8	30	−25	2.9	62	−25	2.2	
	外	転	32	46	3.5	30	49	3.9	62	48	2.5	
	内	転	32	0	3.4	30	1	2.2	62	0	2.0	
	外	旋	26	77	4.4	30	76	2.8	56	77	2.6	
	内	旋	26	19	2.6	30	22	3.0	56	21	2.1	
	外旋(屈曲位)		32	89	3.0	30	90	2.3	62	89	1.9	
	内旋(屈曲位)		32	53	4.5	30	53	6.2	62	53	3.6	
膝関節	屈	曲	32	159	1.1	30	160	0.4	62	159	0.6	
	伸	展	32	−17	3.1	30	−16	3.2	62	−16	2.2	
足関節	背	屈	30	54	3.2	30	55	2.7	60	54	1.6	
	底	屈	30	44	5.0	30	43	5.1	60	43	3.5	

2 12カ月未満（新生児を除く）

			男性 測定数	男性 平均値	男性 信頼区間	女性 測定数	女性 平均値	女性 信頼区間	合計 測定数	合計 平均値	合計 信頼区間	t検定
肩関節	屈	曲	79	176	1.9	77	174	2.1	156	175	1.4	
	伸	展	79	81	2.7	73	82	2.9	152	82	1.9	
	外	転	78	179	1.8	77	177	2.0	155	178	1.3	
	内	転	78	0	0	77	0	0	155	0	0	
	外	旋	79	123	4.1	77	124	3.4	156	123	2.6	
	内	旋	79	77	3.1	77	78	4.0	156	77	2.5	
	水平屈曲		77	124	3.3	73	127	3.3	150	125	2.3	
	水平伸展		75	81	2.7	73	81	2.9	148	81	1.9	
肘関節	屈	曲	77	149	2.1	77	149	1.2	154	149	1.2	
	伸	展	77	−2	1.3	77	−2	1.6	154	−2	1.0	
前腕	回	内	74	92	1.8	75	91	1.7	149	92	1.2	
	回	外	74	83	2.2	75	82	2.2	149	83	1.6	
手関節	背	屈	77	85	1.7	77	85	2.0	154	85	1.3	
	掌	屈	77	88	1.7	75	90	1.3	152	89	1.1	
	橈	屈	40	28	2.2	40	28	2.0	80	28	1.5	
	尺	屈	40	54	4.4	40	51	3.4	80	52	2.7	
股関節	屈	曲	83	137	2.4	78	138	1.9	161	137	1.5	
	伸	展	83	−7	2.5	78	−4	3.4	161	−5	2.1	
	外	転	83	54	2.2	76	56	3.1	159	55	1.8	
	内	転	75	19	2.1	74	19	2.4	149	19	1.6	
	外	旋	68	70	4.2	68	71	4.4	136	71	3.0	
	内	旋	68	32	4.8	68	35	4.0	136	33	3.0	
	外旋(屈曲位)		83	79	3.2	78	83	3.3	161	81	2.2	
	内旋(屈曲位)		83	54	3.8	78	59	4.6	161	56	2.9	
膝関節	屈	曲	83	151	2.3	76	150	2.0	159	151	1.5	
	伸	展	83	−7	1.7	78	−5	1.9	161	−6	1.2	
足関節	背	屈	63	51	2.1	76	51	1.6	139	51	1.3	
	底	屈	63	58	1.5	74	60	1.3	137	59	1.0	★

表1〜5について
① 測定法は学会法（前掲）に準じた
② 信頼区間は95%信頼度
③ t検定は男女差が★ P<0.05，★★ P<0.01 で有意差あり
④ 年齢区分は分散分析の結果すべてP<0.01で有意差あり
⑤ 測定は渡辺英夫，尾方克己，笠原とし子，天野敏夫による
　統計処理は桜井忠義氏の御指導による

③ 1歳から15歳未満

		男性			女性			合計			t検定
		測定数	平均値	信頼区間	測定数	平均値	信頼区間	測定数	平均値	信頼区間	
肩関節	屈曲	313	179	0.6	286	181	0.7	581	180	0.5	★★
	伸展	310	85	1.0	265	88	1.1	575	86	0.8	★★
	外転	313	188	0.9	268	189	0.9	581	188	0.6	
	内転	313	0	0	268	0	0	581	0	0	
	外旋	310	113	1.8	268	115	1.7	578	114	1.2	
	内旋	313	87	1.7	268	88	1.8	581	87	1.2	
	水平屈曲	308	146	0.7	255	146	1.0	563	146	0.6	
	水平伸展	310	85	1.6	256	87	1.4	566	86	1.1	
肘関節	屈曲	314	151	0.7	270	152	0.6	584	151	0.4	★
	伸展	311	7	0.6	270	8	0.7	581	7	0.4	★
前腕	回内	310	91	0.7	266	92	0.7	576	92	0.5	★
	回外	311	92	0.8	266	93	0.8	577	93	0.6	
手関節	背屈	316	89	0.7	268	89	0.7	584	89	0.5	
	掌屈	317	92	0.7	268	93	0.9	585	92	0.6	
	橈屈	278	26	1.1	288	26	1.0	566	26	0.7	
	尺屈	278	45	1.0	288	45	1.1	566	45	0.7	
股関節	屈曲	303	142	0.9	262	144	1.1	565	143	0.7	★★
	伸展	298	23	0.8	262	23	1.0	560	23	0.7	
	外転	303	60	0.9	262	65	1.1	565	62	0.7	★★
	内転	293	30	0.6	256	31	0.8	549	31	0.5	
	外旋	295	52	2.3	260	66	2.3	555	48	1.7	★★
	内旋	295	53	1.9	262	65	1.8	557	59	1.4	★★
	外旋(屈曲位)	302	68	1.4	262	70	1.7	564	69	1.1	
	内旋(屈曲位)	301	54	2.0	262	66	2.1	563	60	1.5	★★
膝関節	屈曲	313	156	0.6	267	157	0.6	580	156	0.4	★
	伸展	313	4	0.6	267	4	0.6	580	4	0.4	
足関節	背屈	303	38	1.0	258	38	1.1	561	38	0.7	
	底屈	304	62	0.5	257	63	0.5	561	62	0.3	★★

④ 15歳から60歳未満

		男性			女性			合計			t検定
		測定数	平均値	信頼区間	測定数	平均値	信頼区間	測定数	平均値	信頼区間	
肩関節	屈曲	152	175	1.1	141	177	1.3	293	176	0.9	★
	伸展	152	67	1.9	141	75	1.6	293	71	1.3	★★
	外転	152	187	1.3	141	188	1.3	293	187	0.9	
	内転	152	0	0	141	0	0	293	0	0	
	外旋	152	105	1.9	141	108	2.1	293	107	1.4	★
	内旋	152	81	1.5	141	86	1.5	293	84	1.1	★★
	水平屈曲	152	135	1.8	142	133	1.7	294	134	1.2	
	水平伸展	152	62	2.9	142	71	2.6	294	67	2.0	★★
肘関節	屈曲	152	146	1.0	142	147	0.9	294	147	0.7	
	伸展	152	5	0.7	142	8	1.0	294	6	0.6	★★
前腕	回内	152	86	1.0	142	87	1.2	294	86	0.8	
	回外	152	93	0.8	142	97	1.1	294	95	0.7	★★
手関節	背屈	152	80	1.4	141	81	1.7	293	80	1.2	
	掌屈	152	89	1.2	141	92	1.4	293	90	0.9	★★
	橈屈	198	20	0.9	200	20	0.8	398	20	0.6	
	尺屈	198	39	1.2	200	39	1.1	398	39	0.8	
股関節	屈曲	152	131	1.2	142	133	1.2	294	132	0.9	★
	伸展	152	15	1.0	142	16	1.2	294	15	0.8	
	外転	152	46	0.9	142	48	1.5	294	47	0.9	★
	内転	152	22	1.2	142	23	1.0	294	22	0.8	
	外旋	152	48	2.3	142	42	2.1	294	45	1.6	★★
	内旋	152	38	2.3	142	48	2.4	294	40	1.9	★★
	内旋(屈曲位)	152	59	1.9	142	53	2.3	294	56	1.5	★★
	外旋(屈曲位)	152	27	1.5	142	48	2.3	294	37	1.8	★★
膝関節	屈曲	152	152	1.3	142	154	1.2	294	153	0.9	★
	伸展	152	0	0.3	142	1	0.4	294	1	0.3	★★
足関節	背屈	152	26	0.8	142	27	0.7	294	26	0.5	
	底屈	152	58	0.7	142	59	0.1	294	58	0.5	★

5 60歳から80歳未満

		男性			女性			合計			t検定
		測定数	平均値	信頼区間	測定数	平均値	信頼区間	測定数	平均値	信頼区間	
肩関節	屈曲	68	161	2.8	70	162	2.7	138	161	1.9	
	伸展	68	64	2.6	70	73	2.9	138	69	2.0	★★
	外転	68	170	3.7	68	174	3.3	136	172	2.4	
	内転	68	0	0	68	0	0	136	0	0	
	外旋	56	85	4.0	48	97	2.9	1.4	91	2.8	★★
	内旋	56	67	4.5	44	69	5.2	100	68	3.4	
	水平屈曲	64	128	2.2	67	132	2.6	131	130	1.7	★
	水平伸展	66	50	7.8	65	66	5.8	131	58	5.0	★★
肘関節	屈曲	67	138	3.7	70	145	2.2	137	141	2.2	★★
	伸展	67	−7	2.5	70	−3	1.9	137	−5	1.6	★
前腕	回内	66	87	2.2	68	87	1.6	134	87	1.4	
	回外	66	88	1.5	69	91	1.2	134	89	1.0	★★
手関節	背屈	66	74	3.0	69	74	3.2	135	74	2.2	
	掌屈	66	72	2.6	69	72	2.9	135	72	1.9	
	橈屈	122	15	1.1	122	18	1.1	244	17	0.8	★★
	尺屈	122	34	1.9	122	33	1.9	244	34	1.3	
股関節	屈曲	68	128	2.3	63	128	2.3	131	128	1.6	
	伸展	68	9	2.0	68	13	3.0	136	11	1.8	★
	外転	66	37	1.4	66	34	1.6	132	35	1.1	★★
	内転	54	22	2.4	66	22	1.3	120	22	1.2	
	外旋	60	56	4.0	61	48	4.3	121	52	3.0	★★
	内旋	60	20	3.8	62	31	3.5	122	26	2.8	★★
	外旋(屈曲位)	60	57	4.2	60	49	4.0	120	53	2.9	★★
	内旋(屈曲位)	60	22	3.1	60	35	2.6	120	28	2.3	★★
膝関節	屈曲	68	152	2.5	70	158	2.1	138	155	1.7	★★
	伸展	68	−1	0.8	70	−2	1.1	138	−2	0.7	
足関節	背屈	68	20	1.4	70	21	1.5	138	21	1.7	
	底屈	68	51	1.1	70	53	10	138	52	0.7	★★

(渡辺英夫ほか:健康日本人における四肢関節可動域について——年齢による変化——.日整会誌,53:1〜17, 1979.)

(岡部とし子ほか:各年代における健康人の関節可動域について——性別による変化——. 総合リハ, 8:41〜56, 1980.)

6 肩関節屈曲

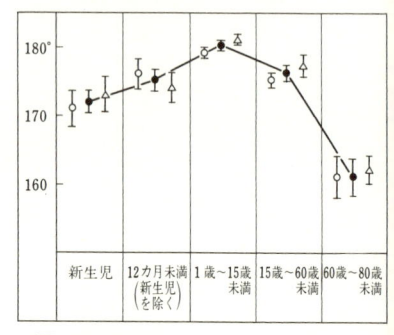

男 男女 女
平均

○— ●— △— {95%信頼区間}

(グラフ:新生児、12カ月未満(新生児を除く)、1歳〜15歳未満、15歳〜60歳未満、60歳〜80歳未満)

7 肩関節伸展

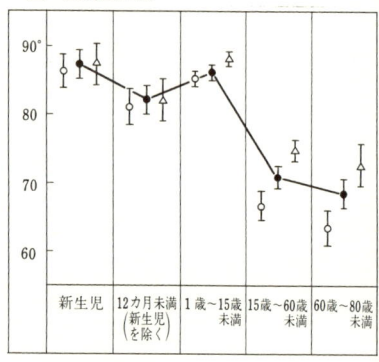

8 肩関節外転

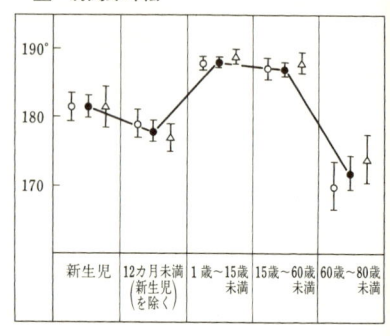

第2章 機能障害の評価 23

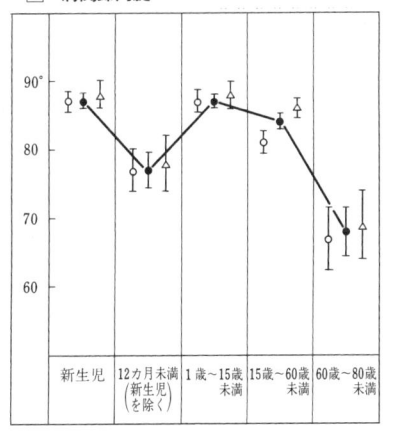

9 肩関節外旋

10 肩関節内旋

11 肩関節水平屈曲

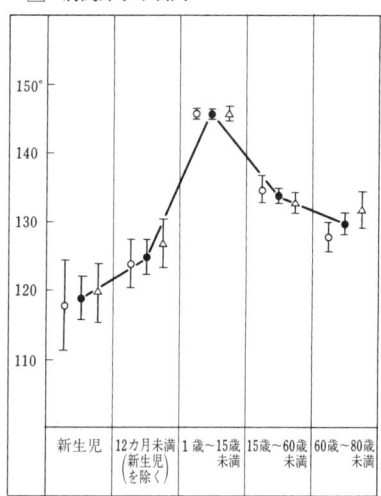

12 肩関節水平伸展

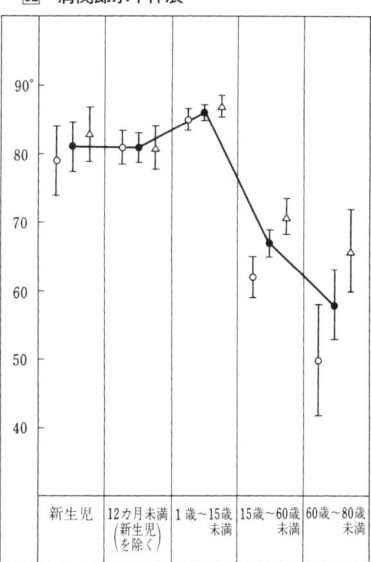

13 肘関節屈曲

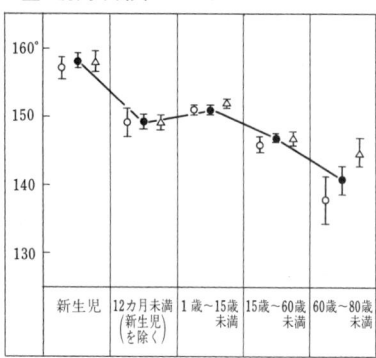

14 肘関節伸展

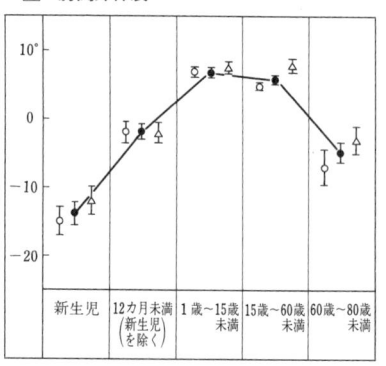

15 前腕回内

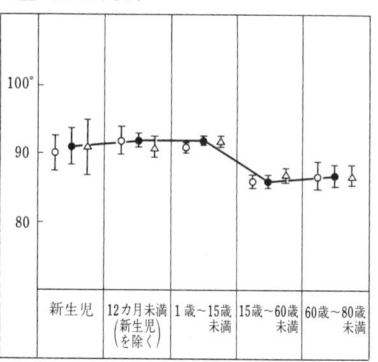

16 前腕回外

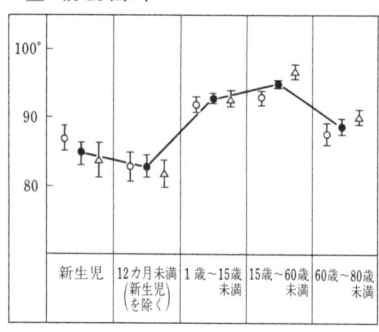

17 手関節背屈

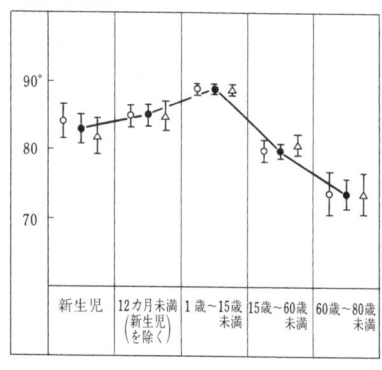

18 手関節掌屈

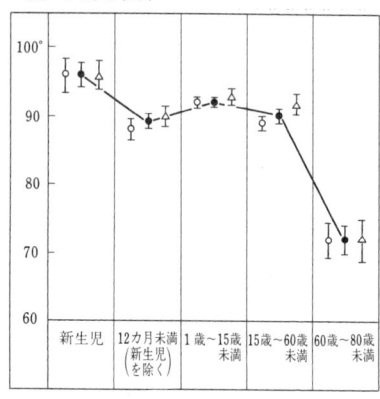

第2章 機能障害の評価 25

19 手関節橈屈

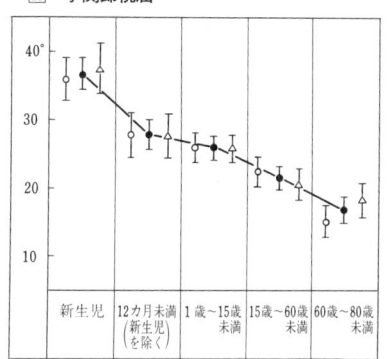

20 手関節尺屈

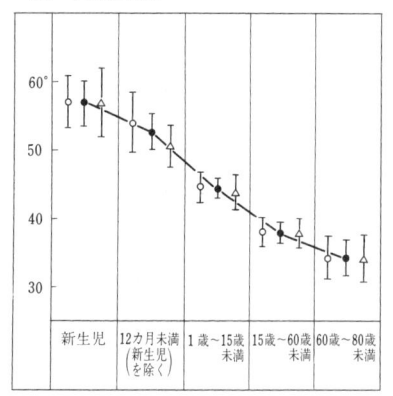

21 股関節屈曲

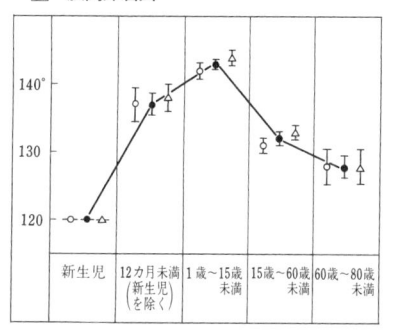

22 股関節伸展

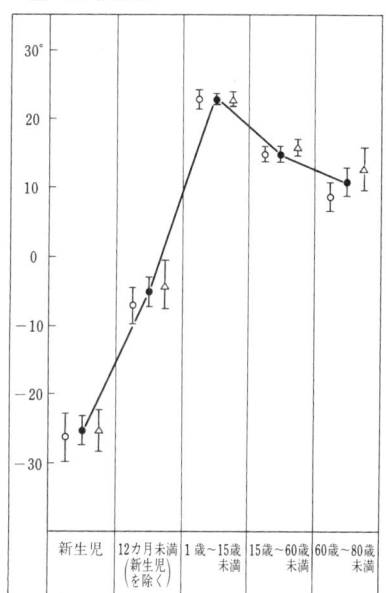

23 股関節外転

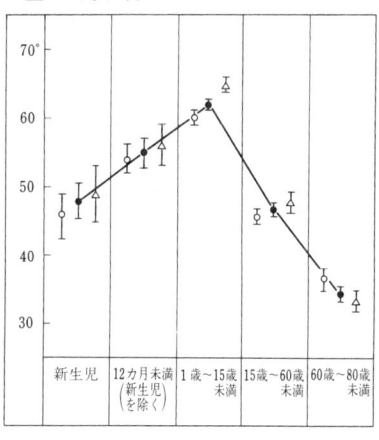

24 股関節内転

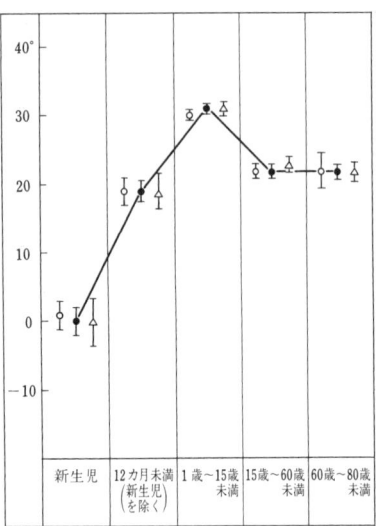

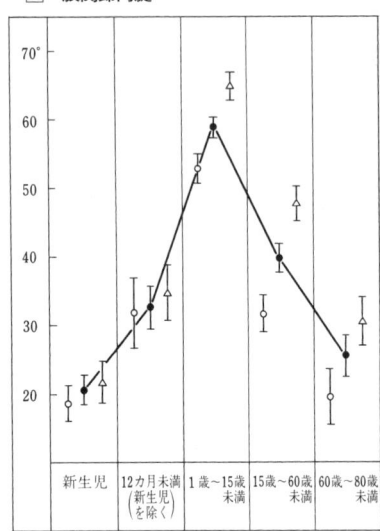

25 股関節外旋

26 股関節内旋

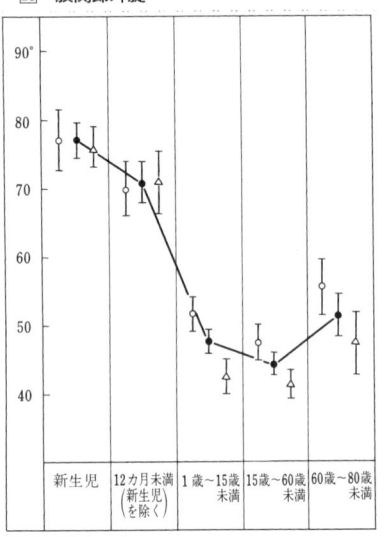

27 股関節外旋（屈曲位）

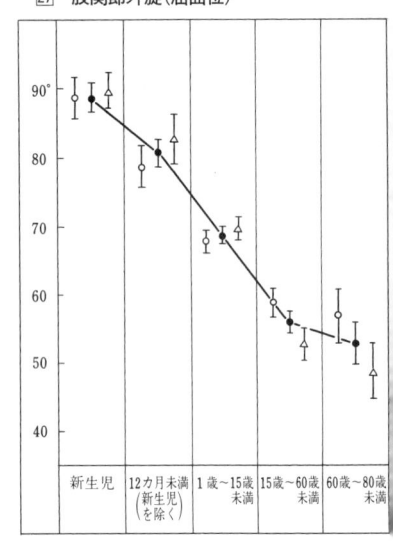

第 2 章 機能障害の評価　27

28　股関節内旋（屈曲位）

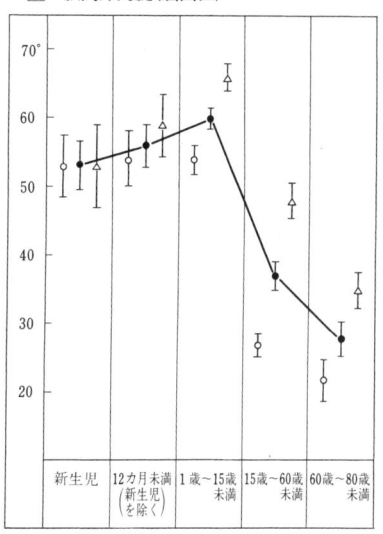

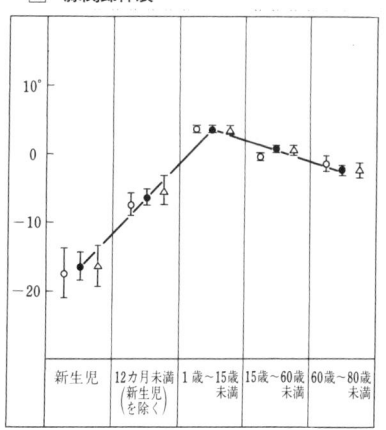

30　膝関節屈曲

29　膝関節伸展

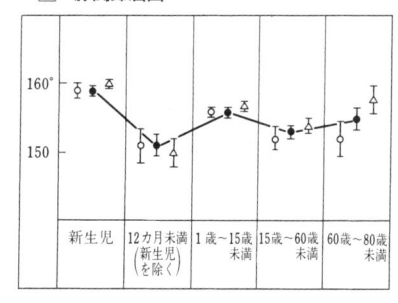

31　足関節背屈

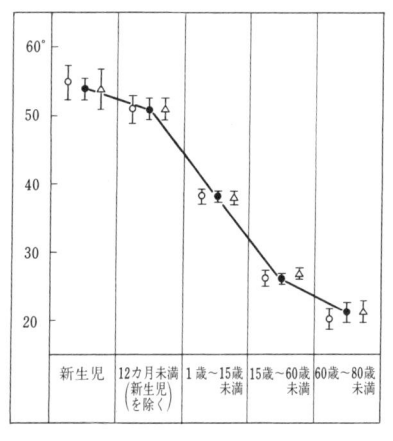

32　足関節底屈

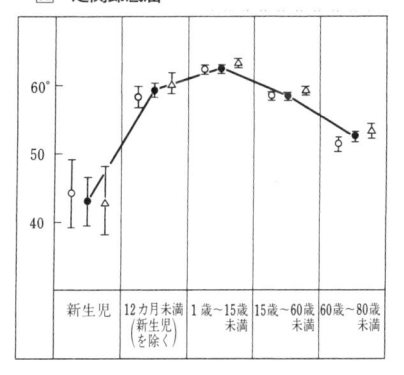

4 - 徒手筋力テスト（MMT）　　manual muscle testing

1 - 徒手筋力テストの判定基準例

段階	ニューヨーク大学リハ医学研究所（resident のテキストより）	Brunnstrom-Dennen 法（Daniels の著書より）	東大リハ部（上田敏：目でみるリハ医学，東大出版会，1971．より）
5(N)	最大の抵抗に抗する	年齢・性・体格よりして正常の運動筋力	正常
5⁻	最大よりやや少ない抵抗に抗する	ほぼ正常筋力で正常可動域	
4⁺	中等度よりほぼ最大の抵抗に抗する	4 とほぼ同じ．ただし抵抗の程度が大きい	4 と 5 の中間
4(G)	中等度の抵抗に抗する	重力と中等度の抵抗に抗する．10回しても疲れない	ある程度の抵抗を加えてもなお重力に抗して正常可動域一杯に動く
4⁻	軽度より中等度の抵抗に抗する	重力と軽度の抵抗に抗する．5回は少なくともできる	3 と 4 の中間（強い抵抗に抗しうる．3⁺ と 4⁻ は抵抗の程度でわける）
3⁺	軽度の抵抗に抗する	重力に抗して50%以上の可動域10回しても疲れない	
3(F)	重力に抗して全可動域動く	重力に抗して50%の可動域．5回は少なくともできる	抵抗を加えなければ重力に抗して正常可動域一杯に動く
3⁻	重力に抗してほぼ全可動域動く	重力に抗してわずかの可動域．しかし数回で疲れる	重力に抗して正常可動域の50%以上動く
2⁺	重力に抗して可動域の1/2動く	重力を除けばわずかの抵抗に抗して50%以上の可動域．5回は少なくともできる	重力に抗して正常可動域の50%未満動く
2⁺st.	重力に抗して可動域の1/3動く		
2(P)	重力を除けば全可動域動く	重力を除き摩擦を減少すれば50%の可動域．5回は少なくともできる	重力を除けば正常可動域一杯に動く
2⁻	重力を除けば可動域の一部分動く	重力を除き摩擦などを最小にすればわずかの角度動く	重力を除いた肢位で正常可動域の50%以上動く
1⁺	強い筋収縮を触れる		重力を除いた肢位で正常可動域の50%未満動く
1(T)	筋収縮はあるが関節の動きはない	筋線維の収縮，動きを触れる	
0(Z)	関節の動きも筋収縮もない	筋収縮全然なし	筋の収縮がまったく認められない

（渡辺英夫：徒手筋力テストの諸問題．総合リハ，3：619，1975．）

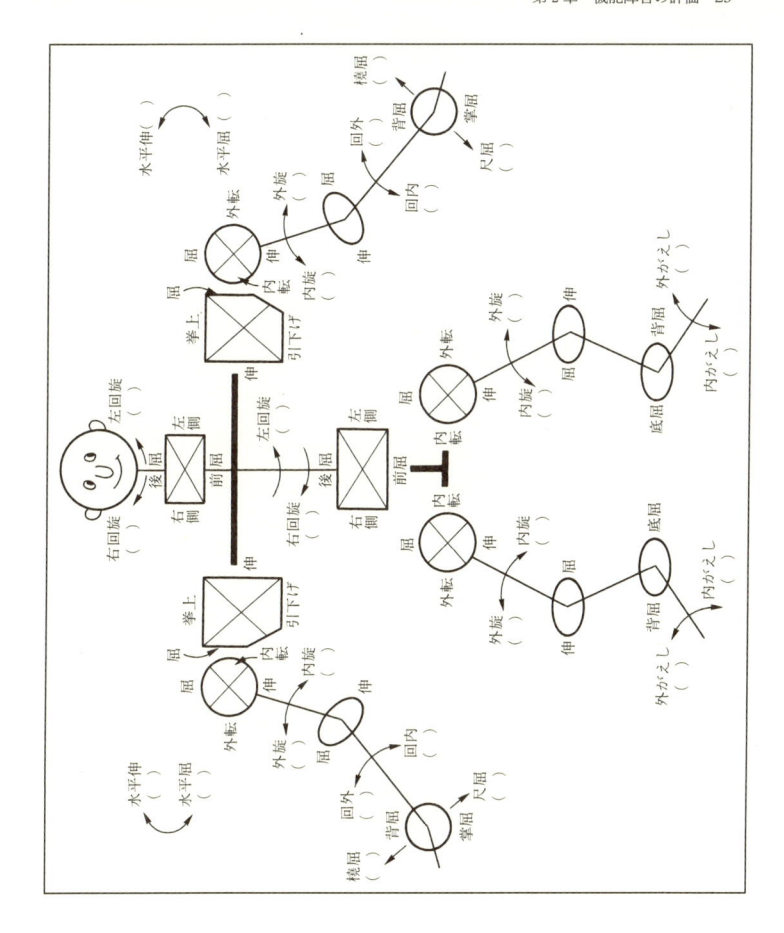

2 - MMT, ROM テスト記載用簡略図（渡辺英夫）

5 - 日常生活動作(活動)(ADL：activities of daily living)等評価法

1 - 機能的自立度評価法（FIM）

Functional Independence Measure

レベル（採点基準）		
	7：完全自立(時間,安全性を含めて)	介助者不要
	6：修正自立(補助具使用)	
	部分介助	介助者あり
	5：監視または準備(助言必要)	
	4：最小介助(患者自身で75%以上)	
	3：中等度介助(50%以上)	
	完全介助	
	2：最大介助(25%以上50%未満)	
	1：全介助(25%未満)	

	入院時	退院時
セルフケア		
A．食事　　スプーンなど 箸	□□	□□
B．整容	□	□
C．清拭	□	□
D．更衣(上半身)	□	□
E．更衣(下半身)	□	□
F．トイレ動作	□	□
排泄コントロール		
G．排尿コントロール	□	□
H．排便コントロール	□	□
移　乗		
I．ベッド，椅子，車いす	□	□
J．トイレ	□	□
K．浴槽，シャワー　浴槽 シャワー	□□	□□
移　動		
L．歩行，車いす　歩行 車椅子	□□	□□
M．階段	□	□
コミュニケーション		
N．理解　聴覚 視覚	□□	□□
O．表出　音声 非音声	□□	□□
社会的認知		
P．社会的交流	□	□
Q．問題解決	□	□
R．記憶	□	□
合　計		
注意：空欄は残さないこと，リスクのために検査不能の場合はレベル1とする．		

(千野直一，1991)

最高点は18項目×7＝126点
最低点は18点

　ADLとは，一人の人間が独立して生活するために行う基本的な，しかも各人ともに共通に毎日繰り返される一連の身体的動作群をいう．

2 – Barthel index の判定基準

1. 食事
   - 10：自立．自助具などの装着可．標準的時間内に食べ終える
   - 5：部分介助（たとえばおかずを切って細かくしてもらう）
   - 0：全介助
2. 車いす〜ベッドへの移乗
   - 15：自立．ブレーキ・フットレストの操作も含む（歩行自立も含む）
   - 10：軽度の部分介助または監視を要する
   - 5：座ることは可能であるが，ほぼ全介助
   - 0：全介助または不可能
3. 整容
   - 5：自立（洗面，整髪，歯磨き，髭剃り）
   - 0：部分介助または全介助
4. トイレ動作
   - 10：自立．衣服の操作，後始末を含む．ポータブル便器などを使用している場合はその洗浄も含む
   - 5：部分介助．体を支える，衣服・後始末に介助を要する
   - 0：全介助または不可能
5. 入浴
   - 5：自立
   - 0：部分介助または全介助
6. 歩行
   - 15：45 m以上の歩行．補装具（車いす・歩行器は除く）の使用の有無は問わない
   - 10：45 m以上の介助歩行．歩行器使用を含む
   - 5：歩行不能の場合，車いすにて45 m以上の操作可能
   - 0：上記以外
7. 階段昇降
   - 10：自立．手すりなどの使用の有無は問わない
   - 5：介助または監視を要する
   - 0：不能
8. 着替え
   - 10：自立．靴，ファスナー，装具の着脱を含む
   - 5：部分介助．標準的な時間内，半分以上は自分で行える
   - 0：上記以外
9. 排便コントロール
   - 10：失禁なし．浣腸，座薬の取り扱いも可能
   - 5：ときに失禁あり．浣腸，座薬の取り扱いに介助を要する者も含む
   - 0：上記以外
10. 排尿コントロール
    - 10：失禁なし．採尿器の取り扱いも可能
    - 5：ときに失禁あり．採尿器の取り扱いに介助を要する者も含む
    - 0：上記以外

最高点が100点，最低点0点

6 - 片麻痺機能テスト

1 - ブルンストローム(Brunnström)回復 stage

1 上肢 (肩, 肘)

stage I	随意運動なし(弛緩期)
stage II	基本的共同運動またはその要素の最初の出現. 痙縮の発現期
stage III	基本的共同運動またはその要素を随意的に起こしうる. 痙縮は強くなり, 最強となる
stage IV	痙縮は減少し始め, 基本的共同運動から逸脱した運動が出現する ①手を腰の後ろに動かせる ②上肢を前方水平位に挙げられる(肘は伸展位で) ③肘90°屈曲位で, 前腕の回内・回外ができる
stage V	基本的共同運動から独立した運動がほとんど可能. 痙縮はさらに減少する ①上肢を横水平位まで挙げられる(肘伸展, 前腕回内位で) ②上肢を屈曲して頭上まで挙げられる(肘伸展位で) ③肘伸展位での前腕の回内・回外ができる.
stage VI	分離運動が自由に可能である. 協調運動がほとんど正常にできる. 痙縮はほとんど消失する

2 手 指

stage I	弛緩性
stage II	指屈曲が随意的にわずかに可能か, またはほとんど不可能な状態
stage III	指の集団屈曲が可能. 鉤形にぎりをするが, 離すことはできない 指伸展は随意的にはできないが, 反射による伸展は可能なこともある
stage IV	横つまみが可能で, 母指の動きにより離すことも可能. 指伸展はなかば随意的に, わずかに可能
stage V	対向つまみ palmar prehension ができる. 円筒にぎり, 球にぎりなどが可能(ぎこちないが, ある程度実用性がある) 指の集団伸展が可能(しかしその範囲はまちまちである)
stage VI	すべてのつまみ方が可能となり, 上手にできる. 随意的な指伸展が全可動域にわたって可能. 指の分離運動も可能である. しかし健側より多少拙劣

3 下 肢

stage I	随意運動なし(弛緩期)
stage II	下肢の共同運動が随意的にわずかに可能
stage III	明らかな関節運動を伴う屈筋共同運動が可能
stage IV	座位で足を床上に滑らせながら, 膝屈曲90°以上可能 座位でかかとを床につけたまま, 足関節の背屈が可能
stage V	立位で股関節を伸展したまま, 膝関節の屈曲が可能 立位で患側足部を少し前方に出し, 膝関節を伸展したまま, 足関節の背屈が可能
stage VI	立位で股関節の外転が, 骨盤挙上による外転角度以上に可能 座位で内側, 外側のハムストリングの交互収縮により, 下腿の内旋・外旋が可能(足関節の内がえし・外がえしを伴う)

2 - 片麻痺機能評価表（12段階回復グレード法，上田敏）

① 上　　肢

テストNo.	姿勢	テストの種類	出発肢位・テスト動作	判　定			検査日（月／日）				
							/	/	/	/	/
1	背臥位	伸筋パターン	連合反応（大胸筋）	**出発肢位**：患側の手先を耳に近い位置におく（屈筋共同運動パターンの形） **テスト動作**：健側の肘を曲げた位置から，徒手抵抗に抗して肘を伸ばさせる．その時，患側の大胸筋に収縮が起こるかどうか触知する	連合反応	不十分（無）					
						十分（有）					
2			随意収縮（大胸筋）	**出発肢位**：1と同じ **テスト動作**：「患側の手を反対側の腰の辺に伸ばしなさい」と指示し，大胸筋の収縮を触知する	随意収縮（大胸筋の触知）	不十分（無）					
						十分（有）					
3			共同運動（随意運動）	**出発肢位**：1と同じ **テスト動作**：2と同じ動作で手先がどこまで動くかをみる（伸筋共同運動）	随意運動	不可能					
						不十分 耳～乳頭					
						可能 乳頭～臍より下					
						十分 完全伸展					
4		屈筋パターン	共同運動（随意運動）	**出発肢位**：手先が健側の腰のところにくるようにおく（肘最大伸展位，前腕回内位にする――伸筋共同運動パターン） **テスト動作**：「患側の手を耳まで持っていく」ように指示し，手先がどこまであがるかをみる	随意運動	不可能					
						不十分 0～臍					
						可能 臍～乳頭					
						十分 乳頭以上 耳の高さ					
5	座位	座位で手を背中の後へ		手を背中の後へまわす 手が背中の中心線の近くの脊柱から，5cm以内に達するかどうかをみる． 1動作で行うこと．体幹を大きく動かさないこと		不可能					
						不十分 体側まで					
						体側を越えるが不十分					
						十分 背471より5cm以内					
6		腕を前方水平位に挙上		腕を前方水平位にあげる （肘は20°以上は曲がらないように気をつける．肩関節での水平内外転は±10°以内に保つ）		不可能					
						不十分 5°～25°					
						30°～55°					
						十分 60°～85°					
						90°					

テストNo.	姿勢	テストの種類	出発肢位・テスト動作		判定		検査日(月/日)				
7		肘屈曲位で前腕の回内	肘を曲げ前腕の回内（掌を下に向けること）を行う。肘を体側にぴったりとつけ，離さないこと（つかない場合は失格） 肘屈曲は90°±10°の範囲に保つ		不十分	肘が体側につかない					
						体側につくが前腕回外位					
						前腕中間位保持可能					
						回内 5°～45°可能					
					十分	回内 50°～85°					
						回内 90°					
8		肘伸展位で腕を横水平位に開く	肘伸展位のまま腕を横水平に開く。上肢は真横から20°以上前方に出ないようにし，肘は20°以上は曲がらないように気をつける			不可能					
					不十分	5°～25°					
						30°～55°					
					十分	60°～85°					
						90°					
9	座位	腕を前方上方に挙上	バンザイをする。肘は20°以上曲がらないようにし，前方からできる限り上にあげる。上肢は横に30°以上開かないようにする		不十分	0°～85°					
						90°～125°					
						130°～155°					
					十分	160°～175°					
						180°					
10		肘伸展位で回外	肘伸展位で前方にあげて，前腕を回外する（掌を上に向ける） 肘は20°以上曲げず，肩関節は60°以上前方挙上するようにする		不十分	前方挙上位をとれない					
						とれるが前腕回内中間位をとれる					
						回外 5°～45°					
					十分	回外 50°～85°					
						回外 90°					
11		手を肩から頭上に挙上するスピードテスト①	手先を肩につけ真上に挙上する。これをできるだけ早く10回繰り返すに要する時間をはかる。挙上の際に肘が20°以上曲がっていてはならず，肩関節は130°以上挙上すること 健側を先に測定すること 判定：患側の所要時間が健側の1.5倍以下を十分とする		所要時間	健側	秒	秒	秒	秒	秒
						患側	秒	秒	秒	秒	秒
					不十分	健側の2倍以上					
						健側の1.5～2倍					
					十分	健側の1.5倍以下					

● 上肢予備テスト ── テストNo.11が施行不可能の場合実施する

予備テスト	座位	腕を横水平位に挙上するスピードテスト②	肘伸展位のままで腕を横水平に開く。これをできるだけ早く10回繰り返すに要する時間をはかる。上肢は真横から20°以上前方に出ないようにし，肘は20°以上曲がらないようにする。60°以上の側方挙上を行うこと 判定：患側の所要時間が健側の1.5倍以下を十分とする		所要時間	健側	秒	秒	秒	秒	秒
						患側	秒	秒	秒	秒	秒
					不十分	健側の2倍以上					
						健側の1.5～2倍					
					十分	健側の1.5倍以下					

2 下　肢

テストNo.	姿勢	テストの種類	出発肢位・テスト動作	判　定		検査日(月／日)				
1	背臥位	レイミストの連合反応（内転）	健側の下肢を少し開いておき，徒手抵抗に抗してそれを閉じさせる．患側下肢の内転の動き，または内転筋群の収縮があるかどうかをみる	股内転の誘発（連合反応）	不十分(無)					
					十分(有)					
2		随意収縮	随意的に患側下肢を閉じ(内転)させ，内転筋群の収縮を触知する	随意収縮(股内転筋群の触知)	不十分(無)					
					十分(有)					
3		伸筋共同運動（随意運動）	**出発肢位**：膝を90°曲げ，自然に股外転，外旋した位置（膝が外方に開く）におく **テスト動作**：「患側の足を伸ばす」ように指示し随意的な動きの有無，膝がどこまで伸びるかをみる（膝屈曲角で）	随意運動(膝伸展)	不可能					
					不十分 90°～50°					
					45°～25°					
					可能 20°～5°					
					0°					
4		屈筋共同運動（随意運動）	**出発肢位**：股伸展位(0°～20°)（伸筋共同運動パターン） **テスト動作**：「患側の足を曲げる」ように指示し，随意的な動きの有無，程度をみる（股関節屈曲角で）	随意運動(股屈曲)	不可能					
					不十分 5°～40°					
					45°～85°					
					可能 90°					
5		股関節屈曲（下肢伸展挙上）	股伸展位のまま挙上させ，股関節の動く角度でみる．この間，膝関節は20°以上屈曲してはならない		不可能					
					不十分 5°～25°					
					十分 30°～45°					
					50°～					
6	座位	膝関節の屈曲	**出発肢位**：膝関節90°の座位． **テスト動作**：足を床の上ですべらして膝関節を100°以上に屈曲．股関節は60°～90°の屈曲位に保ち，足を床から離さずに行うこと		不可能（不十分）					
					可能（十分）					

テストNo.	姿勢	テストの種類	出発肢位・テスト動作	判定	検査日(月／日)				
7	座位	足関節の背屈	踵を床につけたままで足関節を背屈．5°以上の背屈を可能とする	不可能（不十分）					
				可能（十分）					
8	背臥位	足関節の背屈	股，膝伸展位のままで足関節の背屈動作	不可能					
				不十分 可能だが底屈域内					
				十分 背屈5°以上可能					
9	座位	膝伸展位で足関節背屈	足関節背屈動作の有無と程度をみる 股関節は60°～90°の屈曲位で膝は20°以上曲がらないようにして行う	不可能					
				不十分 可能だが底屈域内					
				十分 背屈5°以上可能					
10		股関節内旋	膝屈曲位で中間位からの股関節内旋動作の角度をみる 股関節60°～90°屈曲位で大腿部を水平にし，膝関節90°±10°を保って行う	不可能					
				不十分 内旋5°～15°					
				十分 内旋20°～					
11		スピードテスト① 股関節内旋	（テスト10の動作）膝屈曲位で，中間位から股関節内旋動作を10回行うに要する時間（内旋が20°以上できること．その他の条件はテスト10と同じ）健側を先に測定すること	所要時間 健側	秒	秒	秒	秒	秒
				患側	秒	秒	秒	秒	秒
				不十分 健側の2倍以上					
				健側の1.5～2倍					
				十分 健側の1.5倍以下					

第2章 機能障害の評価

●下肢予備テスト——拘縮のため5～11のテストが施行不可能な場合，次の予備テストを用いてもよい（どのテストのかわりに何を使ったかを下に記載すること）．

- テスト { 5が不能 □ / 6が不能 □ / 7が不能 □ } ——→テスト { 予備1を使用 □ / 予備2を使用 □ }　全体で3つ行う
- テスト { 8が不能 □ / 9が不能 □ / 10が不能 □ } ——→テスト { 予備3を使用 □ / 予備4を使用 □ / 予備5を使用 □ }　全体で3つ行う
- テスト11が不能 □ ——→テスト予備6を使用 □

テストNo.	姿勢	テストの種類	出発肢位・テスト動作	判　定	検査日（月／日） ／／／／／
予備1	背臥位	股関節の外転（膝伸展位で）	膝伸展位で患側下肢を外に開かせ，股関節の外転の程度をみる．踵を床から離さず，膝が最終的に20°以上は曲がらないこと	不可能／不十分 5°～15°／十分 20°～	
予備2	座位	膝伸展	**出発肢位**：腰かけ位で，膝屈曲90°位，股関節は90°～60°屈曲位を保つ **テスト動作**：「膝を伸ばす」ように指示し，膝関節伸展角度でみる	不可能／不十分 90°～65°／不十分 60°～35°／十分 30°～50°／0°	
予備3	立位	足関節の背屈	股・膝伸展位のままで足関節の背屈動作．股関節，膝関節が20°以上曲がってはならない（足の長径程度まで前に出してもよい）	不可能／不十分 可能だが底屈域内可能／十分 背屈5°以上可能	
予備4	立位	膝関節の屈曲	股関節伸展位のままで健側で立ち，患側の膝関節を屈曲．股関節は20°以上屈曲しないこと．体幹が前傾して結局股関節が屈曲することも多いので十分注意する	不可能／不十分 屈曲5°～40°／十分 屈曲45°以上可能	
予備5	立位	股関節の外転	健側で立ち，患側股関節を外転．股関節，膝関節は20°以上屈曲しないこと．外転角は骨盤に対する動きで測定し，骨盤の傾きにだまされないように気をつける（健側で立つので骨盤は必ず患側が上がる．その分を差引いて判定すること）	不可能／不十分 外転5°～15°／十分 外転20°以上可能	
予備6	立位	足先で床をたたくスピードテスト②	（テスト予備3の動作） 直立位で行う．踵を床につけたまま，足先で床を10回たたくに要する時間 （背屈が5°以上できること） **判定**：患側の所要時間が健側の1.5倍以下を十分とする	所要時間　健側　秒秒秒秒秒／患側　秒秒秒秒秒／不十分 健側の2倍以上／健側の1.5～2倍／十分 健側の1.5倍以下	

[1][2]〔上田敏：目でみる脳卒中リハビリテーション．東大出版会，1981，pp.18～19，および上田敏：片麻痺の評価，武田薬品，1978．〕

3 手指

テストNo.	テストの種類		出発肢位・テスト動作	判定		検査日(月/日) / / /
1	指の集団運動	集団屈曲	**出発肢位**：前腕中間位 手指伸展位(可能な限り) 手関節は中間位(背屈位1/4以下までを含む)〜掌屈位の範囲 注1：中間位がとりにくい場合は，テスト者が軽く支えてもよい テスト動作	0	出発肢位がとれない，または不能(出発肢位はとれる)	
				1	ROMの1/4未満	
				2	ROMの1/4〜3/4	
				3	ROMの3/4以上	
				出発点と終点との差で判定する ●健手ROMを基準(4/4)とする ●MP，IPの角度を足し合わせて判定する．すなわち，指末節の最終位置により判定することになる ●全指が揃わない場合は平均して判定する		
2		集団伸展	**出発肢位**：前腕中間位 手指屈曲位(可能な限り) 手関節は中間位(背屈位1/4以下までを含む)〜掌屈位の範囲 注1：前腕中間位がとりにくい場合は，テスト者が軽く支えてもよい テスト動作	0	出発肢位がとれない，または不能(出発肢位はとれる)	
				1	ROMの1/4未満	
				2	ROMの1/4〜3/4	
				3	ROMの3/4以上	
				出発点と終点との差で判定する ●健手ROMを基準(4/4)とする ●全指が揃わない場合は平均して判定する		
3	手関節の分離運動	手関節背屈	**出発肢位**：前腕中間位 手指屈曲位 注1：手指屈曲は3/4以上あればよく，肘を机の上につき，手部は机の面から少し浮かして行う テスト動作	不十分	ROMの3/4未満	
				十分	ROMの3/4以上	
				●テスト施行中の手関節橈尺屈はROMの1/4以内であればよい		
4	指の分離運動	四指屈曲位での示指伸展	**出発肢位**：前腕中間位 全指屈曲位(ROMの3/4以上) 手関節は中間位(背屈位1/4以下までを含む)〜掌屈位の範囲 注1：母指・Ⅲ〜Ⅴ指の屈曲は，3/4以上に自力で保っていることが条件．途中で3/4以下になる場合はならない範囲で判定する 注2：母指は屈曲していればその位置は問わない テスト動作	不十分	ROMの3/4未満	
				十分	ROMの3/4以上	

テストNo.	テストの種類		出発肢位・テスト動作	判　定		検査日(月/日)		
						/	/	/
5	指の分離運動	MP伸展でのIP屈曲〈背屈位〉	出発肢位：前腕中間位 手関節背屈（ROMの1/4以上） MP伸展（ROMの3/4以上） 注1：母指の位置は自由とし判定には含めない **テスト動作**	不十分	ROMの3/4未満			
				十　分	ROMの3/4以上			
				●背屈は全ROMの1/4以上をテスト動作中，自力で保っていることが条件．途中で1/4以下になる場合は，ならない範囲の角度で判定する ●全指が揃わない場合は平均して判定する				
6		四指屈曲位での示指伸展〈背屈位〉	出発肢位：前腕中間位 全指屈曲位（ROMの3/4以上） 手関節背屈（ROMの1/4以上） 注1：母指は屈曲していればその位置は問わない **テスト動作**	不十分	ROMの3/4未満			
				十　分	ROMの3/4以上			
				●背屈は全ROMの1/4以上をテスト動作中，自力で保っていることが条件．途中で1/4以下になる場合は，ならない範囲の角度で判定する ●母指・Ⅲ～Ⅴ指の屈曲は3/4以上に自力で保っていることが条件．途中で3/4以下になる場合は，ならない範囲の角度で判定する				
7		四指屈曲位での小指伸展〈背屈位〉	出発肢位：前腕中間位 全指屈曲位（ROMの3/4以上） 手関節背屈（ROMの1/4以上） 注1：母指は屈曲していればその位置は問わない **テスト動作**	不十分	ROMの3/4未満			
				十　分	ROMの3/4以上			
				●背屈は全ROMの1/4以上をテスト動作中，自力で保っていることが条件．途中で1/4以下になる場合は，ならない範囲の角度で判定する ●Ⅰ～Ⅳ指の屈曲は3/4以上に自力で保っていることが条件．途中で3/4以下になる場合は，ならない範囲の角度で判定する				
8	スピードテスト		鉛筆を机の上からⅠ，Ⅱ指の指腹つまみで5回（2～3cm程度）つまみあげて離す．5回で判定しにくい場合は，10回行わせて計測する（ストップウォッチで秒単位に少数点1ケタまで測定） 注1：まず健手で行わせて正しいやり方を教えてから患手で行わせる 注2：Ⅲ～Ⅴ指は3/4以上屈曲位に保つことを条件とする	所要時間	計測は10回分として計算し，小数点1ケタまで記載する	健側	秒	秒	秒
						患側	秒	秒	秒
				不十分	患側／健側の比が1.0を越えるまたは，患側の所要時間が8秒を越える			
				十　分	患側／健側の比が1.0以内で，かつ，患側の所要時間が8秒以内			
9	連合反応		健手に握力計を持たせ，最大限握らせた時に，患指の屈曲が起こるかどうかをみる 患手の位置は自由（膝の上，体側など）	不十分	なし			
				十　分	あり			

（上田敏ほか：片麻痺手指機能テストの標準化――12段階手指機能テストおよび5段階上肢能力テスト．リハ医学，**22**(3)：158～159，1985．および上田敏：片麻痺の評価．武田薬品，1987，pp.12～13）

4 上肢テストの総合判定

(該当するグレードに印をする)

総合判定 (グレード)	テスト No.	判　定	参　考 (Br. stage)	検査日 (月／日) ／　／　／
0	1 (連合反応)	不十分 (2, 3, 4 も不十分)	I	
1	1 (連合反応)	十分	II−1	
2	2 (随意収縮)	十分	II−2	
3	3, 4 (共同運動)	一方不可能・他方不十分	III−1	
4		両方ともに不十分または 一方不可能・他方十分	III−2	
5		一方十分・他方不十分	III−3	
6		両方ともに十分	III−4	
7	5, 6, 7 (Br. stage IV のテスト)	1つが十分	IV−1	
8		2つが十分	IV−2	
9	8, 9, 10 (Br. stage V のテスト)	1つが十分	V−1	
10		2つが十分	V−2	
11		3つが十分	V−3	
12	11 (または予備テスト) (スピードテスト)	Br. stage V のテストが3つとも十分 でかつスピードテストが十分	VI	

5 下肢テストの総合判定

(該当するグレードに印をする)

総合判定 (グレード)	テスト No.	判　定	参　考 (Br. stage)	検査日 (月／日) ／　／　／
0	1 (連合反応)	不十分 (2, 3, 4 も不十分)	I	
1	1 (連合反応)	十分	II−1	
2	2 (随意収縮)	十分	II−2	
3	3, 4 (共同運動)	一方不可能・他方不十分	III−1	
4		両方ともに不十分または 一方不可能・他方十分	III−2	
5		一方十分・他方不十分	III−3	
6		両方ともに十分	III−4	
7	5,6,7(または予備1,2) (Br. stage IV のテスト)	1つが十分	IV−1	
8		2つが十分	IV−2	
9	8, 9, 10 (または予備3,4,5) (Br. stage V のテスト)	1つが十分	V−1	
10		2つが十分	V−2	
11		3つが十分	V−3	
12	11(または予備6) (スピードテスト)	Br. stage V のテストが3つとも十分 でかつスピードテストが十分	VI	

第2章 機能障害の評価 41

6 手指テストの総合判定

(該当するグレードに印をする)

総合判定(グレード)	テスト No.	判 定		検査日(月/日) / / /
0	9 (連合反応)	不十分	全テスト不能	
1		十 分	連合反応のみ「あり」	
2	1 (集団屈曲)	0 不能	グレード2:テスト1,2のいずれかまたはともに1/4未満	
		1 ROM 1/4未満		
3		2 ROM 1/4〜3/4	グレード3:テスト1,2の一方が1/4〜3/4で,他方は不能〜1/4未満	
4		3 ROM 3/4以上	グレード4:テスト1,2がともに1/4〜3/4,または一方が3/4以上で他方が不能〜1/4未満	
5	2 (集団伸展)	0 不能		
		1 ROM 1/4未満	グレード5:テスト1,2の一方が3/4以上で,他方は1/4〜3/4	
6		2 ROM 1/4〜3/4	グレード6:テスト1,2がともに3/4以上	
		3 ROM 3/4以上		
7	3	十 分 不十分	1) グレード6にまで達していない場合には,グレード7以上に判定してはならない 2) No.3〜7のサブテストについて2つ連続して十分になった番号の大きいテストによりグレードを決定する.ただし,グレード7はグレード6に達していなければテスト3のみ十分でもよい	
8	4	十 分 不十分		
9	5	十 分 不十分		
10	6	十 分 不十分		
11	7	十 分 不十分		
12	8 スピードテスト	十 分 不十分	テスト3〜7がすべて十分の場合のみ実施する	

参考:グレード2〜6の判定基準を参考のため表で示す.

		集 団 伸 展			
		0	1	2	3
		不 能	1/4未満	1/4〜3/4	3/4以上
集団屈曲	0 不 能	0または1	2	3	4
	1 1/4未満	2	2	3	4
	2 1/4〜3/4	3	3	4	5
	3 3/4以上	4	4	5	6

4 5 6 (上田敏:片麻痺の評価. 武田薬品, 1987, p.7, 11, 14)

3 - 片麻痺下肢基本動作レベル

努力して最大限可能なレベルではなく，毎日実行しているレベルで判定する．

(該当するレベルに印をする)

基本動作 レベル	基本動作レベル判定基準			検査日 (月/日)		
	動　作			／	／	／
		規　定				
0	座位保持*	不能または要介助				
1		独立可能				
2	立位保持*	独立可能				
3-1	平行棒内歩行	可能	長下肢装具要			
3-2			短下肢装具要または装具不要			
4-1	つえ歩行	可能	長下肢装具要			
4-2			短下肢装具要			
4-3			装具不要			
5-1	つえなし歩行	可能	装具要			
5-2			装具不要			
6	階段昇降	手すりもつえも不要で可能				

* ものにつかまっても自力で保持できれば独立可能とする

(上田敏：片麻痺の評価．武田薬品，1987, p.15.)

4 - 片麻痺上肢能力テスト

1 テスト―実用性のあるなしで判定する．

テストNo.	テストの種類・テスト動作		判定	検査日 (月/日) / / /
1	封筒をハサミで切る時に固定することができる		不能	
	場面設定	封筒の位置はテーブルの上でも，切るところをテーブルの端からつき出させてもよい．しかし，とくに指示せず患者の自由にまかせる．患手は健手で持って，封筒の上に乗せてもよい．ハサミは健手で使う．ハサミはどんなものを用いてもよい	可能	
2	サイフからコインを出す		不能	
	場面設定	サイフを患手で持ち，空中に支え（テーブル面上ではなく），健手でコインを出す．ジッパーをあけてしめるのを含む	可能	
3	傘をさす		不能	
	場面設定	傘を空中で支える．肩にかついではいけない 10秒間以上まっすぐに支えていられること．立位でなく，座位のままでもよい	可能	
4	健側の爪切り		不能	
	場面設定	大きめの爪切り（10cm）で，特別の細工のないものを患手で持って行う	可能	
5	健側そで口のボタンどめ		不能	
	場面設定	のりのきいていないワイシャツを健肢に袖だけ通し，患手でそで口のボタンをかける．女性の患者の場合も，男性用ワイシャツを用いる	可能	

注：図では患側は左とし，■ を付けて示した．

● 以上のテスト結果を総合判定する
判定表（下表）の該当するレベルに印をする

2 総合判定

上肢能力レベル		規定の内容	検査日 (月/日) / / /
0	廃用手	5サブテストのうちいずれも不能	
1	補助手C	5サブテストのうち1つのみ可能	
2	補助手B	5サブテストのうち2つが可能	
3	補助手A	5サブテストのうち3つが可能	
4	実用手B	5サブテストのうち4つが可能	
5	実用手A	5サブテストのうちいずれも可能	

(上田敏ほか：片麻痺手指の評価の原理と実際――手指機能テストと上肢能力テストの標準化について．Therapeutic Research, 2：990, 1985 および上田敏：片麻痺の評価．武田薬品，1987．pp. 16．)

7 - 運動発達テスト motor development test

1 - 正常児の発達過程（DENVER II：デンバー発達判定法）

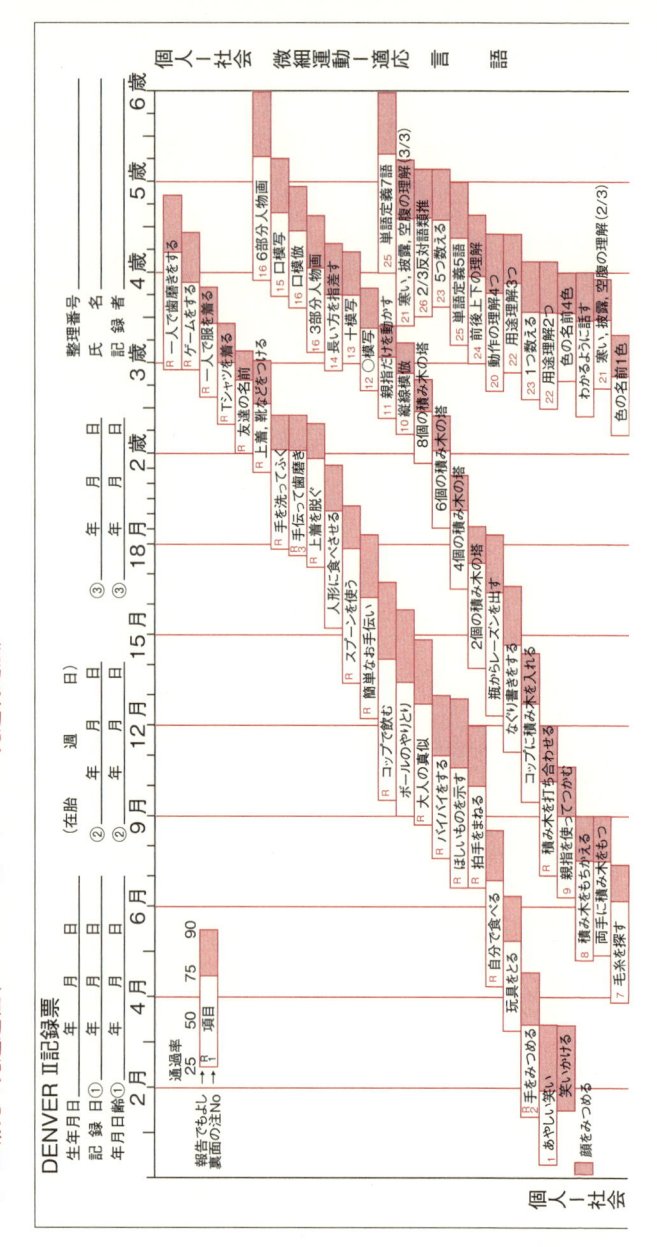

DENVER II記録票

生年月日　　年　月　日　（在胎　週　日）　整理番号
記録日①　　年　月　日　②　年　月　日　③　年　月　日　氏名
年月齢①　　年　月　日　②　年　月　日　③　年　月　日　記録者

通過率
25→ 50　75　90
↑項目

報告でもよし
裏面の注No

個人－社会

- 頭をみつめる
- あやしい笑い
- 笑いかける
- R 手をみつめる
- 玩具をとる
- 自分で食べる
- R ほしいものを示す
- バイバイをする
- 拍手をまねる
- 大人のまねし
- ボールのやりとり
- R コップで飲む
- 簡単なお手伝い
- 人形に食べさせる
- スプーンを使う
- R 上着を脱ぐ
- R 手伝って歯磨き
- R 手を洗ってふく
- R 友達の名前
- R Tシャツを着る
- R 一人で歯磨きをする
- R ゲームをする
- R 一人で服を着る

微細運動－適応

- 毛糸を探す
- 両手に積み木もつ
- 8 積み木をもちかえる
- 9 親指を使ってつかむ
- R 積み木を使ってつむ
- なぐり書きをする
- 瓶からレーズンを出す
- 2個の積み木の塔
- 4個の積み木の塔
- 6個の積み木の塔
- 8個の積み木の塔
- 11 親指だけを動かす
- 12 ○模写
- 縦線模倣
- 14 長い方を指差す
- 16 3部分人物画
- ○模写
- 16 6部分人物画
- 15 口模写

言語

- 色の名前1色
- 21 寒い、疲労、空腹の理解 (2/3)
- 22 わかるよに使う
- 色の名前4色
- 23 1つ数える
- 24 用途理解2つ
- 20 用途理解4つ
- 動作レーの理解
- 前後上下の理解
- 25 単語定義5語
- 26 2/3反対語類推
- 5つ数える
- 21 寒い、疲労、空腹の理解 (3/3)
- 単語定義7語

個人－社会 微細 運動－適応 言語

2月　4月　6月　9月　12月　15月　18月　2歳　3歳　4歳　5歳　6歳

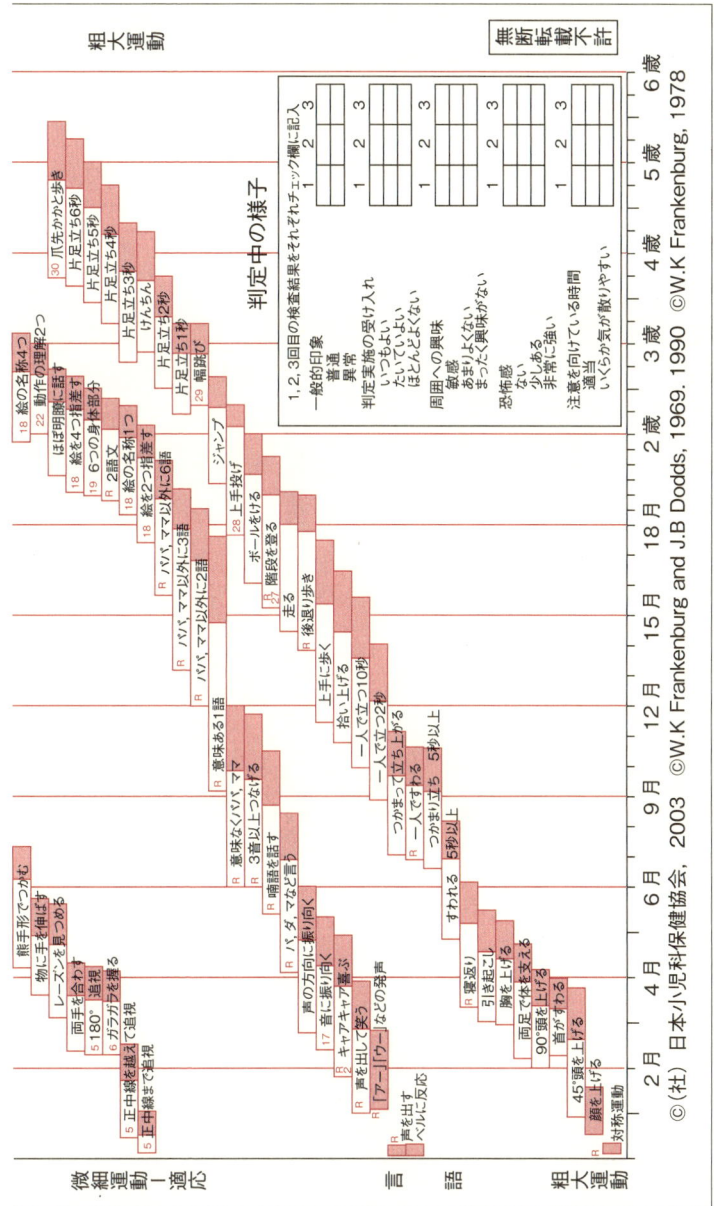

第2章 機能障害の評価　45

判定中の様子

1, 2, 3回目の検査結果をそれぞれチェック欄に記入

	1	2	3

一般的印象
　普通
　異常

	1	2	3

判定実施の受け入れ
　いつでもよい
　だいたいよい
　ほとんどよくない

	1	2	3

周囲への興味
　敏感
　あまりよくない
　まったく興味がない

	1	2	3

恐怖感
　ない
　少しある
　非常に強い

注意を向けている時間
　通常
　いくらか気が散りやすい

無断転載不許

粗大運動 / 微細運動—適応 / 言語 / 粗大運動

月齢・年齢軸: 2月　4月　6月　9月　12月　15月　18月　2歳　3歳　4歳　5歳　6歳

微細運動—適応:
- 対称運動
- 正中線まで追視
- 正中線越えて追視
- ガラガラを握る
- 両手を合わす
- 5 180°追視
- 6 ガラガラに注視
- レーズンを見つめる
- 物に手を伸ばす
- 熊手形でつかむ
- 絵を4つ指差す
- 17 絵を2つ指差す
- 18 絵を4つ指差す
- 18 絵6つ指差す
- 18 絵の名称1つ
- 19 6つの身体部分
- 22 動作の理解
- 18 絵の名称4つ

言語:
- R 声を出す
- ベルに反応
- R 声を出して笑う
- R 「アー」「ウー」などの発声
- R キャアキャア喜ぶ
- 音の方向に振り向く
- 声の方向に振り向く
- R ババ, ダダなどと言う
- R 意味なくパパ, ママ
- R 意味あるパパ, ママ
- R 3語以上つなげる
- R 喃語を話す
- R パパ, ママ以外に2語
- R パパ, ママ以外に3語
- R パパ, ママ以外に6語
- 2語文
- ほぼ明瞭に話す

粗大運動:
- R 頭を上げる
- 45°頭を上げる
- 90°頭を上げる
- 胸を上げる
- 引き起こし
- R 寝返り
- 両足で体を支える
- すわれる
- つかまり立ち5秒以上
- 一人で立ち5秒以上
- つかまって立ち上がる
- 一人で立つ10秒
- 拾い上げ
- 上手に歩く
- 後退り歩き
- 走る
- 階段を登る
- ボール投げ
- 27 上手投げ
- ジャンプ
- 幅跳び
- 片足立ち1秒
- 片足立ち2秒
- 片足立ち3秒
- 片足立ち4秒
- 片足立ち5秒
- 30 爪先かかと歩き
- 片足立ち6秒

(Frankenburg, 2003./Frankenburg WK原著, 日本小児保健協会編: Denver Ⅱ—デンバー発達判定法 第2版, 日本小児医事出版社, 2009., より許諾を得て引用)

© (社) 日本小児保健協会, 2003　©W.K Frankenburg and J.B Dodds, 1969, 1990　©W.K Frankenburg, 1978

2 - Vojta による脳性麻痺児診断チャート

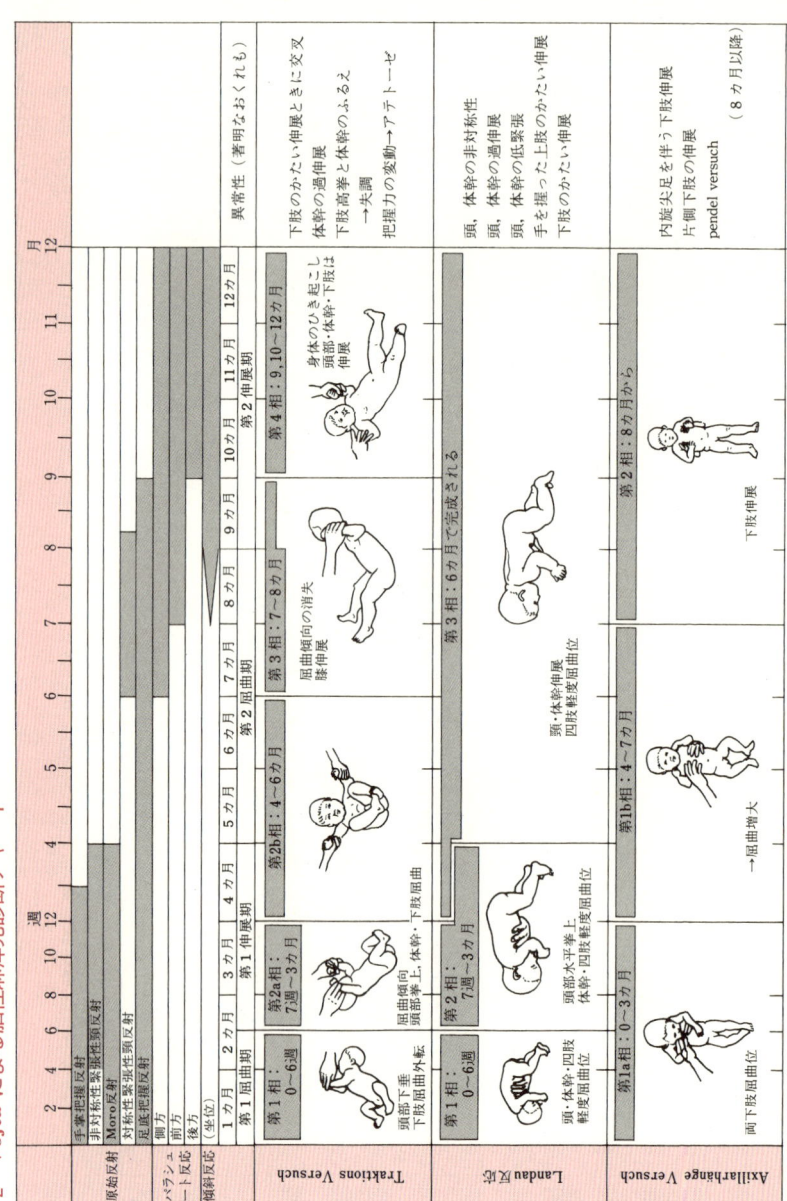

	2週	4週	6週	8週	10週	12週	2ヵ月	3ヵ月	4ヵ月	5ヵ月	6ヵ月	7ヵ月	8ヵ月	9ヵ月	10ヵ月	11ヵ月	12ヵ月	異常性（著明なおくれも）
原始反射	手掌把握反射 / 非対称性緊張性頚反射 / Moro反射 / 対称性緊張性頚反射 / 足底把握反射																	
パラシュート（坐位）	側方 / 前方 / 後方																	
傾斜反応																		
Traktions Versuch	第1屈曲期			第1伸展期			第2屈曲期			第3屈曲期			第4伸展期: 9,10〜12ヵ月					下肢のかたい過伸展 / 体幹と体幹の過伸展 / 下肢高挙・体幹・下肢のふるえ → 失調 / 把握力の変動→アテトーゼ
	第1相: 0〜6週 頭部下垂 下肢屈曲外転			第2相: 7週〜3ヵ月 屈曲傾向 頭部挙上，体幹外転			第2b相: 4〜6ヵ月			第3屈曲頭向の消失 屈曲頭向 膝度伸展			第4伸展期 身体のひき起し 頭部・体幹・下肢は伸展					
Landau反応	第1相: 0〜6週 頭・体幹・四肢 軽度屈曲位			第2相: 7週〜3ヵ月 頭部水平挙上 体幹・四肢軽度屈曲位						頚・体幹伸展 四肢軽度屈曲位			第3相: 6ヵ月で完成される					頭，体幹の非対称性 / 頭，体幹の過伸展 / 頭，体幹の低緊張 / 手を握った上肢の伸展 / 下肢のかたい伸展
Axillarhänge Versuch	両下肢屈曲位			第1a相: 0〜3ヵ月			第1b相: 4〜7ヵ月 →屈曲増大						第2相: 8ヵ月から 下肢伸展					内旋尖足を伴う下肢伸展 / 片側下肢伸展 (8ヵ月以降) / pendel versuch

第2章 機能障害の評価

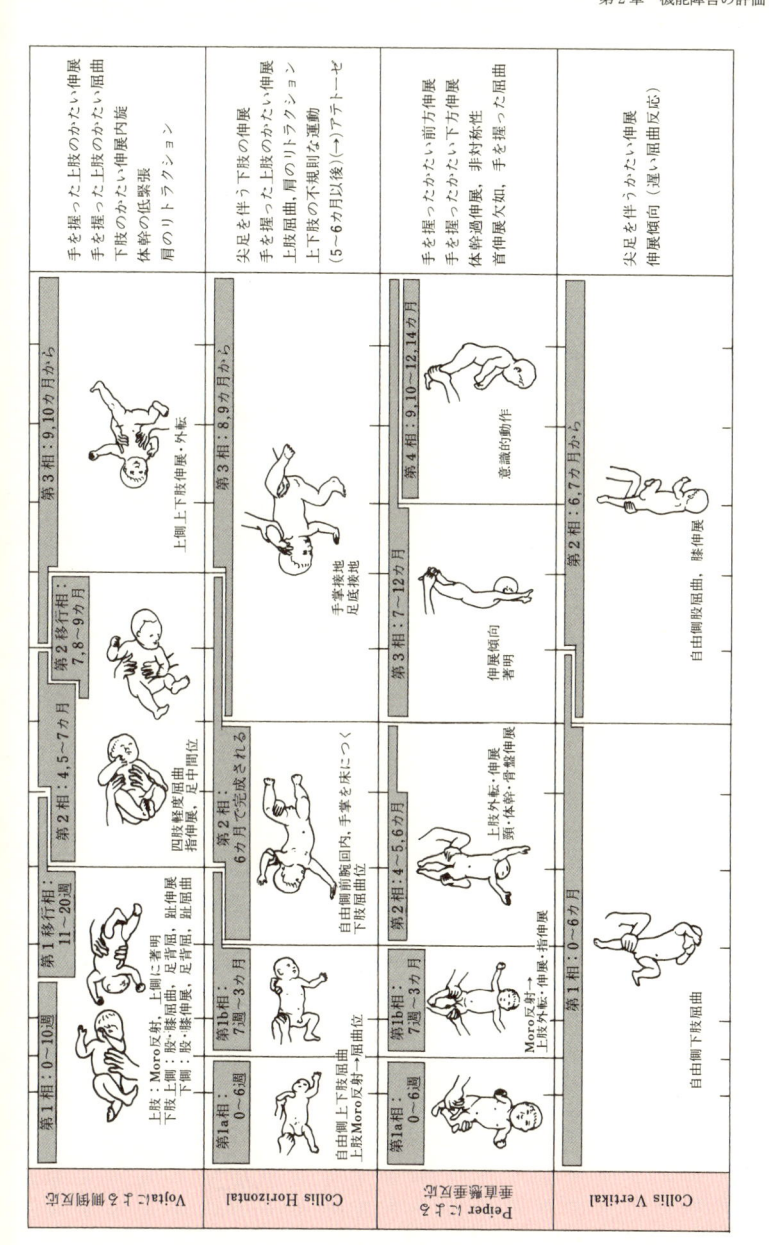

Vojtaの側臥位	第1a相：0～6週 自由側上下肢屈曲 上ަMoro反射→屈曲	第1b相：7週～3ヵ月 Moro反射→ 上肢外転・伸展・指伸展	第1移行相：11～20週 上肢：Moro反射、上側に著明 下側上肢：股屈曲、足背屈、趾伸展 下側：股伸展、足背屈、趾屈曲	第2相：4,5～7ヵ月 四肢軽度屈曲 指伸展、足中間位	第2移行相：7,8～9ヵ月	第3相：9,10ヵ月から 上側上下肢伸展・外転 手を握った上肢のかたい伸展 手を握った上肢のかたい屈曲内旋 下肢のかたい伸展 体幹の低緊張 肩のリトラクション
Collis Horizontal	第1a相：0～6週 自由側上腕腕回内 下肢屈曲位	第1b相：7週～3ヵ月		第2相：6ヵ月で完成される	第3相：7～12ヵ月 手掌接地 足底接地	第3相：8,9ヵ月から 尖足を伴う下肢の伸展 手を握った上肢のかたい伸展 上肢屈曲、肩のリトラクション 上下肢の不規則な運動 (5～6ヵ月以後)→アテトーゼ
Peiperに準じた垂直位				第2相：4～5,6ヵ月 上肢外転・伸展 頸・体幹・骨盤伸展 伸展傾向著明	第3相：7～12ヵ月 伸展傾向	第4相：9,10～12,14ヵ月 意識的動作 手を握ったかたい前方伸展 手を握ったかたい下方伸展 体幹過伸展、非対称性 首伸展欠如、手を握った伸展
Collis Vertikal	第1相：0～6ヵ月 自由側下肢屈曲				第2相：6,7ヵ月から 自由側股屈曲、膝伸展	尖足を伴うかたい伸展 伸展傾向（遅い屈曲反応）

8 - 言語テスト　speech test

1 - 言語中枢とその関連中枢

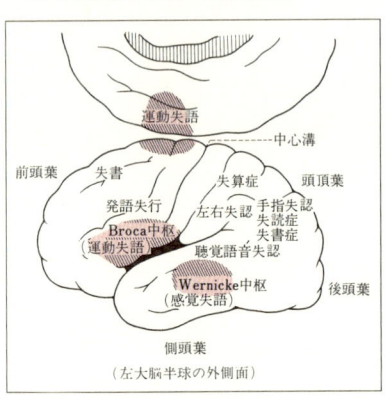

(Penfield, W. & Robert, L.: Speech and Brain Mechanisms, 1959. 一部改変)

2 - 失語症の分類

	自発言語	言語復唱	言語了解	文字了解	音読	自発書字	書き取り
1. Broca 失語	×	×	△	△	×	×	×
2. Wernicke 失語	語健忘 保　読 錯　語 錯文法	×	×	×	×	錯書	×
3. 全失語	×	×	×	×	×	×	×
4. 純粋運動失語	×	×	○	○	×	○	○
5. 純粋感覚失語	○	×	×	△	○	○	×
6. 伝導(中枢性)失語	錯　語	×	○	○	錯読	錯書	錯書
7. 健忘失語	語健忘	○	○	○	○	△	△
8. 超皮質性運動失語	×	○	○	○	○	△	△
9. 超皮質性感覚失語	錯　語	○	×	×	錯読	錯書	△

×障害　○正常　△軽度の障害

(田崎義昭・斉藤佳雄：ベッドサイドの神経の診かた．南山堂，1974，p.172.)

3 - 失語症テストの項目および内容

項　目		内　容
I. 聴く	認知(単語)	単語を聴いて適当な絵を指す
	短文理解	文を聴いて，適当な絵を指す
	口頭命令	指示を聴いてその通りに行動する
	認知(1音節)	1音を聴いて適当な文字を指す
II. 話す	呼称(名詞)	物の名前を言う
	復唱(単語)	単語を聴いて真似して言う
	動作説明	動作の名前を言う
	情景説明	まんがの筋を話す
	復唱(文)	文を聴いて真似て言う
	語の列挙	動物の名前をあげる
	音読(漢字，仮名)	単語を音読する
	音読(文)	文を音読する
	音読(1音節)	1音を音読する
III. 読む	認知(単語)	文字を見て，適当な絵を指す
	短文理解	文を読んで，適当な絵を指す
	書字命令	指示を読んでその通りに行動する
IV. 書く	書字(漢字，仮名)	物の名前を書く
	情景説明	まんがの筋を書く
	書き取り(1音節)	1音を聴いて書取る
	書き取り(漢字，仮名)	単語を聴いて書取る
	書き取り(文)	文を聴いて書きとる
V. 計算	計算(＋－×÷)	筆算をする

(長谷川恒雄・竹田契一：言語障害とその治療——語症のリハビリテーション．最新医学，29：132，1974.)

9 - 失行・失認テスト　　apraxia and agnosia test

失行症・失認症の症状と診断過程

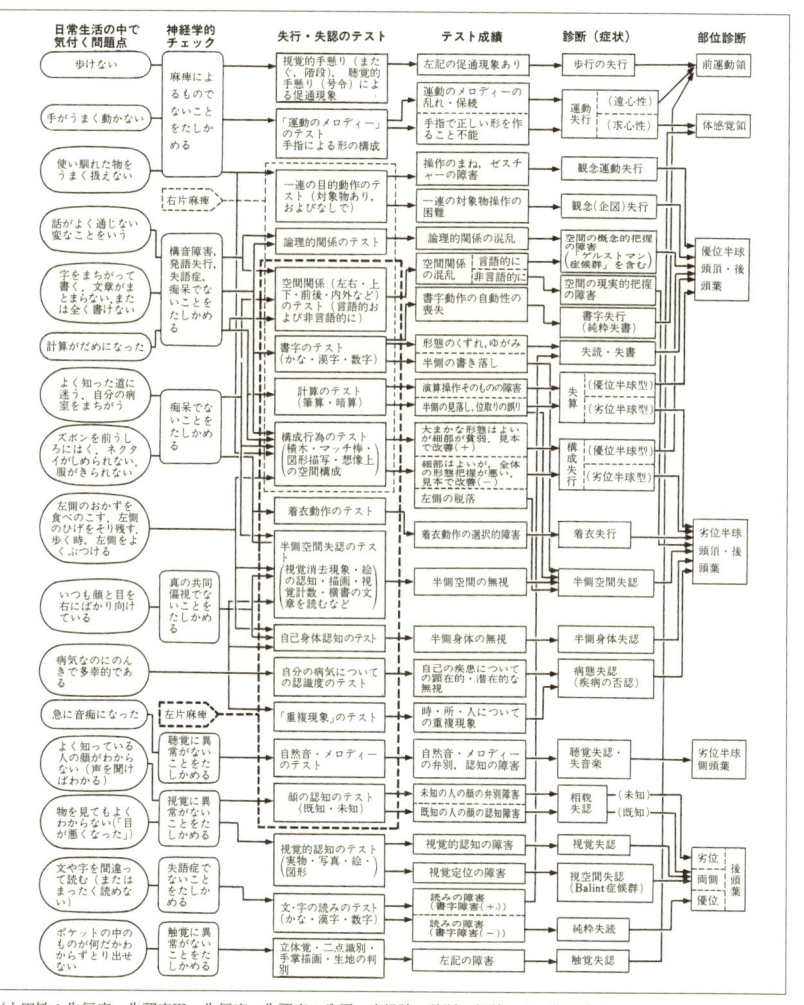

日常生活の中で気付く問題点	神経学的チェック	失行・失認のテスト	テスト成績	診断（症状）	部位診断
歩けない	麻痺によるものでないことをたしかめる	視覚的手懸り（またぐ，階段），聴覚的手懸り（号令）による促通現象	左記の促通現象あり	歩行の失行	前運動領
手がうまく動かない		「運動のメロディー」のテスト　手指による形の構成	運動のメロディーの乱れ・保続／手指で正しい形を作ること不能	運動失行（遠心性）（求心性）	体感覚領
使い馴れた物をうまく扱えない		一連の目的動作のテスト（対象物あり，およびなしで）	操作のまね，ゼスチャーの障害／一連の対象物操作の困難	観念運動失行／観念（企図）失行	
話がよく通じない／変なことをいう	右片麻痺／構音障害，発語失行，失語症，痴呆でないことをたしかめる	論理的関係のテスト／空間関係（左右・上下・前後・内外など）のテスト（言語的および非言語的に）	論理的関係の混乱／空間関係の混乱（言語的に／非言語的に）	空間の概念的把握の障害（「ゲルストマン（症候群）」を含む）／空間の現実的把握の障害	優位半球頭頂・後頭葉
字をまちがって書く，文章がまとまらないまたは全く書けない		書字のテスト（かな・漢字・数字）	書字動作の自動性の喪失／形態のくずれ，ゆがみ／半側の書き落し	書字失行（純粋失書）／失読・失書	
計算がだめになった		計算のテスト（筆算・暗算）	演算操作そのものの障害／半側の見落し，位取りの誤り	失算（優位半球型）（劣位半球型）	
よく知った道に迷う，自分の病室をまちがえる	痴呆でないことをたしかめる	構成行為のテスト（積木・マッチ棒・図形描写・想像上）の空間構成	大まかな形態はよいが細部が貧弱，見本で改善（+）／細部はよいが，全体の形態把握が悪い，見本で改善（−）	構成失行（優位半球型）（劣位半球型）	
ズボンを前うしろにはく，ネクタイがしめられない，服がきられない		着衣動作のテスト	着衣動作の選択的障害	着衣失行	劣位半球頭頂・後頭葉
左側のおかずを食べのこす，左側のひげをそり残す，歩く時，左側をよくぶつける		半側空間失認のテスト／視覚消去現象，検（査）認知・描画・視覚記数・横書の文章を読むなど	半側空間の無視	半側空間失認	
いつも顔と目を右にばかり向けている	真の共同偏視でないことをたしかめる	自己身体認知のテスト	半側身体の無視	半側身体失認	
病気なのにのんきで多幸的である		自分の病気についての認識度のテスト	自己の疾患についての顕在的・潜在的無視	病態失認（疾病の否認）	
急に音痴になった	左片麻痺	「重複現象」のテスト	時・所・人についての重複現象		
よく知っている人の顔がわからない（声を聞けばわかる）	聴覚に異常がないことをたしかめる	自然音・メロディーのテスト	自然音・メロディーの弁別，音楽の障害	聴覚失認・失音楽	劣位半球側頭葉
物を見てもよくわからない（「目が悪くなった」）	視覚に異常がないことをたしかめる	顔の認知のテスト（既知・未知）	未知の人の顔の弁別障害／既知の人の顔の認知障害	相貌失認（未知）（既知）	
文や字を間違って読む（またはまったく読めない）	失語症でないことをたしかめる	視覚的認知のテスト（実物・写真・絵・図形）／文・字の読みのテスト（かな・漢字・数字）	視覚的認知の障害／視覚定位の障害／読みの障害（書字障害+）／読みの障害（書字障害−）	視覚失認／視空間失認（Balint症候群）／失読／純粋失読	劣位後頭葉／両後頭葉／優位
ポケットの中のものが何だかわからずとり出せない	触覚に異常がないことをたしかめる	立体覚，二点識別，手掌描画・生地の判別	左記の障害	触覚失認	

（上田敏：失行症・失認症III—失行症・失認症の分類，症候論，診断，総論．理・作・療法，**13**：427, 1979.）

10- 協調性テスト　　coordination test

1- 協調性テスト（上肢）

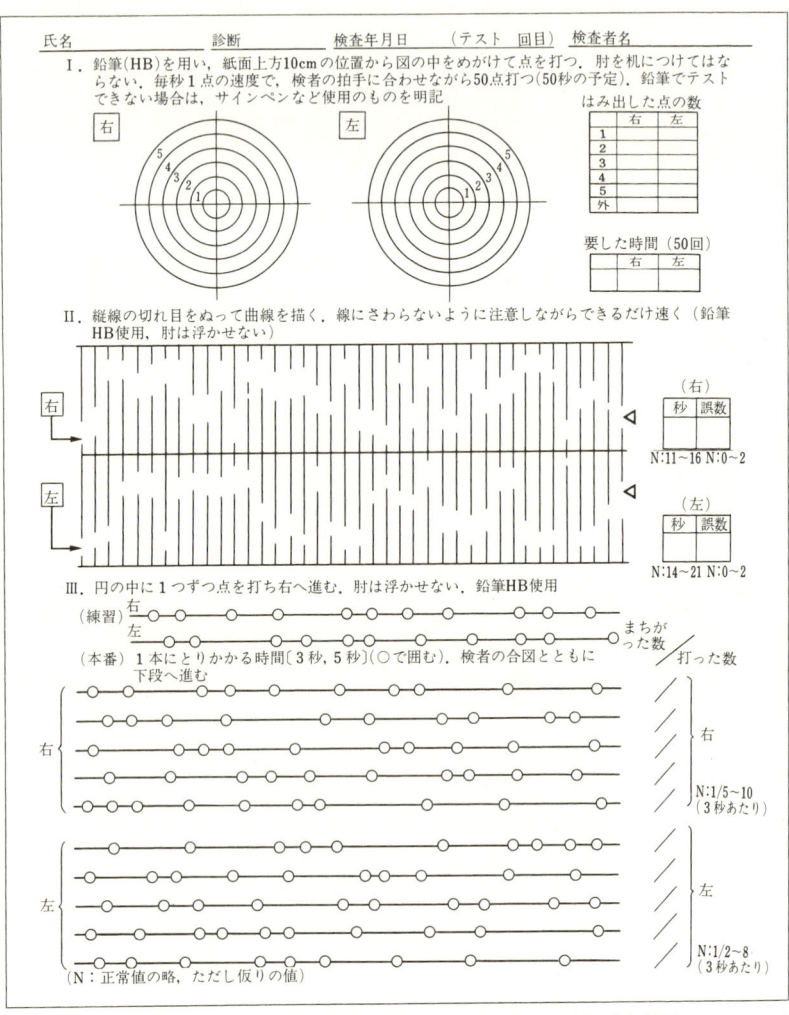

| 氏名 | 診断 | 検査年月日 | （テスト　回目） | 検査者名 |

I. 鉛筆（HB）を用い、紙面上方10cmの位置から図の中をめがけて点を打つ。肘を机につけてはならない。毎秒1点の速度で、検者の拍手に合わせながら50点打つ（50秒の予定）。鉛筆でテストできない場合は、サインペンなど使用のものを明記

右　　左

はみ出した点の数

	右	左
1		
2		
3		
4		
5		
外		

要した時間（50回）

右	左

II. 縦線の切れ目をぬって曲線を描く。線にさわらないように注意しながらできるだけ速く（鉛筆HB使用、肘は浮かせない）

右

左

（右）
秒	誤数

N:11～16　N:0～2

（左）
秒	誤数

N:14～21　N:0～2

III. 円の中に1つずつ点を打ち右へ進む。肘は浮かせない。鉛筆HB使用

（練習）右
　　　　左

（本番）1本にとりかかる時間〔3秒、5秒〕（○で囲む）。検者の合図とともに下段へ進む

まちがった数／打った数

右
N:1/5～10
（3秒あたり）

左
N:1/2～8
（3秒あたり）

（N：正常値の略、ただし仮りの値）

（上田敏：目でみるリハビリテーション医学．東大出版会，1971, p.32.）

2 - 協調性障害テスト

1. 単純な動作が一定時間内に連続してできる成就数，また一定回数するのに要する時間をテストする方法
   1) 上　肢
   ① 数取り器で30秒間に押せる数，また20押すのに要する時間
   ② 皿の中のラムネ玉を1分間につまめる数，また10個つまむのに要する時間
   ③ 穿孔板（協調性回復訓練）に1分間に立てうる棒の数，また10個立てるのに要する時間
   2) 下　肢
   ① 閉眼で両足そろえて立てる時間
   ② 開眼で片足で立てる時間
   ③ 開眼10m歩行時間（前進，後退，横歩き）
   ④ 閉眼5m歩行時間（前進，後退，横歩き）

2. 複雑な動作をさせて誤りの回数または成就数をみる方法．このとき，時間はそれほど厳格に要求しないが，ある速さでさせることは必要である
   1) 上　肢
   ① 複雑な図形の間隙をぬって鉛筆でたどる
   ② 複雑な（障害者にとって）動作を反復させて正確度をみる
   ③ 積木を高く重ね上げる
   2) 下　肢
   ① 50～100 cm 間隔にピンを立て，その間をぬってスラローム歩行をさせ倒れたピンの数をみる
   ② 幅 20 cm の歩行線を 5 m 開眼で歩かせて，足のはみ出した回数をみる．

（服部一郎ほか：リハビリテーション技術全書，第2版．医学書院，1984，p 52.）

11- 歩容分析　gait analysis

1- 歩行の定義, 歩行分析, 歩行の特徴

① 歩行の定義
歩行は「随意運動であり,重力に対して姿勢を保ちつつ左右の下肢が交互に運動を繰り返すことによって全身を移動させる動作である」.

② 歩行分析

歩行周期 gait cycle	一方の踵が接地してから次にふたたびその踵が接地するまで
1. 立脚期 stance phase	足と地面が接触を保っている時期
1) 踵接地 heel contact	踵が地面についたとき
2) 足底接地 foot flat	足底が地面についたとき
3) 立脚中期 mid stance	全体重が同側の足にかかった時期, 2) と 4) のあいだ
4) 踵離地 heel off	踵が地面を離れはじめたとき
5) 踏み切り push off	足が地面をけり離れる時期, 4) から 6) まで
6) 爪先離地 toe off	足指が地面を離れるとき
2. 遊脚期 swing phase	地面から足が離れている時期
1) 加速期 acceleration	下肢を前方に振り出すために加速される時期
2) 遊脚中期 mid swing	加速された下肢が体の直下を通り過ぎる時期
3) 減速期 deceleration	前方に振り出された下肢が減速される時期

③ 歩行分析の用語

両脚支持 double support	両足とも地面に接触している時期, 1歩行周期の15〜20%
走行 run	両足とも地面を離れている時期がある場合, すなわち両脚支持期は消失
ステップ step	右の踵が地面についてから左の踵が地面につくまで
歩調 (歩行率) cadence	1分間当たりステップ数, 通常成人の歩調は90〜110
歩幅 step length	右足と左足の1ステップにおける長さ
歩隔 step width	右足と左足の1ステップにおける幅, 成人男子で約 10 cm
重心 center of gravity	立位で身長を100%とすると, 地面から55%の高さにあるといわれ, それは正中でほぼ第2仙椎のすぐ前(約 2.5 cm)の位置にあるといわれている

④ 正常歩行の特徴

1. 重心の上下移動	約 5 cm のサインカーブを描く
2. 骨盤の側方移動	立脚側へ 2.5 cm ずつ, 合計 5 cm 動く
3. 骨盤の水平面での回旋	左右に4°ずつ合計8°回旋する
4. 骨盤の側方への傾斜	立脚中期から5°下がる
5. 下肢の軸回旋	遊脚期に25°内旋し, 立脚期に外旋して元に戻る
6. 膝関節の屈曲	踵接地後のショック吸収と重心を低く保つためと, 遊脚初期に足指を地面から浮かすために2度屈曲する
7. 足関節と足部の運動	踵接地より足指離床までに足関節軸が上下移動するが, それを滑らかにし, なるべく低く抑える. 同時に起こる膝関節の運動が深く関係している

2 - 歩行の種類と分類

1 歩行の種類

1. 正常歩行 normal gait
2. 亜正常歩行 borderline gait
    1) 生理的誇張
        ① 水兵歩行
        ② 行列歩行
        ③ 鷲鳥歩行（新兵歩行）
    2) 動的要素の減弱
        ① 非協調性歩行
        ② 前かがみ歩行
        ③ 疲労時歩行
3. 病的歩行 pathological gait
    1) 脚長差による
        ① 分回し歩行
        ② 硬性墜落性跛行
        ③ 外転歩行
        ④ 伸び上がり歩行
        ⑤ 尖足歩行
    2) 関節拘縮による
        ① 尖足歩行
        ② 踵足歩行
        ③ 膝屈曲位歩行
        ④ 棒足歩行
        ⑤ 股屈曲位歩行
    3) 筋力低下による
        ① 中殿筋歩行（Trendelenburg 歩行, 弾性墜落跛行）
        ② 大殿筋歩行
        ③ 鶏歩（下垂足歩行）
        ④ 鴨様歩行
        ⑤ 踵足歩行
        ⑥ 反張膝歩行
    4) 筋痙縮による
        ① はさみ足歩行
        ② 尖足歩行
        ③ 反張膝歩行
        ④ 膝屈曲位歩行
        ⑤ 棒足歩行
        ⑥ 痙性歩行
    5) 疼痛による
        ① 疼痛歩行（有痛性歩行）
    6) その他
        ① 失調性歩行
        ② パーキンソン様歩行
        ③ うちわ歩行
        ④ そとわ歩行
        ⑤ 変調性歩行
        ⑥ 引きずり歩行
        ⑦ ホッピング歩行

(渡辺英夫：歩容異常．整形外科，38：1158，1987．)

2 歩行障害の分類

1. 歩行機能障害
    1) 歩行のリズムの障害
    2) 身体の平衡機構の障害
    3) 身体の随意運動の障害
    4) 神経・筋の伝導機構の障害
    5) 筋の緊張異常による障害
    6) 体重支持機構の障害
    7) 歩行の適応制御系の構成障害
2. 歩行能力の障害
    1) 歩行の安定性の障害
    2) 歩行の自立性の障害
    3) 歩行のパターン性（歩容）の障害
    4) 歩行の実用性の障害
    5) 歩行の効率性の障害
3. 歩行不利
    1) 環境因子による不利
    2) マンパワーの有無と能力差による不利

(窪田俊夫：リハビリテーションにおける歩行分析の役割と今後の課題．総合リハ，10：913，1982．)

3 - 正常歩行と下肢関節の変化

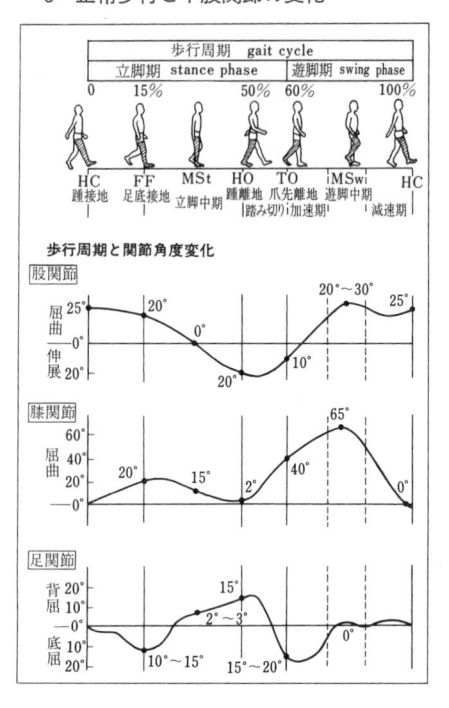

歩行周期 gait cycle			
立脚期 stance phase		遊脚期 swing phase	
0 15%	50% 60%		100%

HC　FF　MSt　HO　TO　MSw　HC
踵接地　足底接地　立脚中期　踵離地　爪先離地　遊脚中期　
　　　　　　　　　　踏み切り i 加速期　　減速期

歩行周期と関節角度変化

股関節
屈曲 25°　20°　　0°　　　　20°～30°　25°
伸展　　　　　　　　20°　10°

膝関節
屈曲 20°　15°　2°　40°　65°　0°

足関節
背屈 20°　　　15°
　　 10°　　　2°～3°　　　0°
底屈 10°　10°～15°　15°～20°
　　 20°

4 - 平地歩行時の主な筋の働き

歩行の各相における筋活動

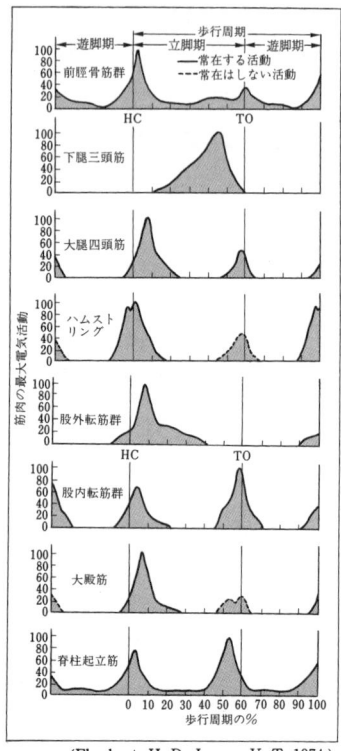

前脛骨筋
下腿三頭筋
大腿四頭筋
ハムストリング
股外転筋群
股内転筋群
大殿筋
脊柱起立筋

― 常在する活動
--- 常在はしない活動

筋肉の最大電気活動

遊脚期　立脚期　遊脚期
HC　　　　TO

歩行周期の%
0 10 20 30 40 50 60 70 80 90 100

(Eberhart, H. D., Inman, V. T. 1974.)

12- 心理テスト　　psychological test

1- 心理評価法

1．知能検査
　1）ビネー検査法
　　　鈴木・ビネー検査（知能を精神年齢で）
　　　田中・ビネー検査
　2）ウェクスラー検査法
　　　（言語性検査，動作性検査）
　　　WAIS（成人用）
　　　WISC（児童用）
　3）乳幼児発達検査法
　　　愛育研究所，山下，津守式
　4）簡易知能検査法
　　　長谷川式簡易痴呆診査スケール
　　　国立精研式痴呆スクリーニング・テスト

2．人格検査法
　1）質問紙法
　　　向性検査（田研式）
　　　矢田部・ギルフォード性格検査
　　　（Y－G検査）
　　　不安検査（MAS）
　2）作業検査
　　　内田―クレペリン検査
　　　ベンダーゲシュタルト検査
　3）投影法
　　　ロールシャッハ
　　　TAT（主題統覚検査法）
　　　SCT（文章完成法）

2- 改訂 長谷川式簡易知能評価スケール（HDS-R）

	質　問　内　容		配　点
1	お歳はいくつですか？（2年までの誤差は正解）		0　1
2	今日は何年の何月何日ですか？　何曜日ですか？ （年月日，曜日が正解でそれぞれ1点ずつ）	年 月 日 曜日	0　1 0　1 0　1 0　1
3	私達が今いるところはどこですか？ （自発的に出れば2点，5秒おいて，家ですか？　病院ですか？ 施設ですか？　の中から正しい選択をすれば1点）		0　1　2
4	これから言う3つの言葉を言ってみてください． あとでまた聞きますのでよく覚えておいてください． （以下の系列のいずれか1つで，採用した系列に○印をつけておく） 1：a）桜　b）猫　c）電車　2：a）梅　b）犬　c）自転車		0　1 0　1 0　1
5	100から7を順番に引いてください． （100－7は？　それからまた7を引くと？　と質問する． 最初の答が不正解の場合，打ち切る）	(93) (86)	0　1 0　1
6	私がこれから言う数字を逆から言ってください． （682，3529）（3桁逆唱に失敗したら打ち切る）	286 9253	0　1 0　1
7	先ほど覚えてもらった言葉をもう一度言ってみてください． （自発的に回答があれば各2点，もし回答がない場合，以下のヒントを与え 正解であれば1点）　a）植物　b）動物　c）乗り物		a：0　1　2 b：0　1　2 c：0　1　2
8	これから5つの物品を見せます．それを隠しますので何があったか言ってください． （時計，鍵，タバコ，ペン，硬貨など必ず相互に無関係なもの）		0　1　2 3　4　5
9	知っている野菜の名前をできるだけ多く言ってください． （答えた野菜の名前を右欄に記入する．途中で詰まり，約10 秒待ってもできない場合にはそこで打ち切る） 　5個までは0点，6個＝1点，7個＝2点， 　8個＝3点，9個＝4点，10個＝5点		0　1　2 3　4　5
	満点：30 カットオフポイント：20/21（20以下は痴呆の疑いあり）	合計得点	

（長谷川和夫：改訂長谷川式簡易知能評価スケールについて．いずみ，**92(2-3)**：4〜5，1992．）

13 - 関節機能評価

1 - 股関節機能判定基準 (日本整形外科学会, 1995)

疼痛	右	左	可動域	右	左	歩行能力		日常生活動作	容易	困難	不能
股関節に関する愁訴が全くない。	40	40	屈曲伸展			長距離歩行, 速歩が可能, 歩容は正常.	20	腰かけ	4	2	0
不定愁訴(違和感, 疲労感)があるが, 痛みはない.	35	35	外転内転			長距離歩行, 速歩は可能であるが, 軽度の跛行を伴うことがある.	18	立ち仕事(家事を含む) 注1)	4	2	0
歩行時痛みはないただし歩行開始時あるいは長距離歩行後疼痛を伴うことがある).	30	30	点数(注)	屈曲		杖なしで, 約30分または2km歩行可能である, 跛行がある. 日常の屋外活動には ほとんど支障がない.	15	しゃがみこみ・立ち上がり 注2)	4	2	0
自発痛はない. 歩行時疼痛はあるが, 短時間の休息で消退する.	20	20		外転		杖なしで, 10-15分程度, あるいは約500m歩行可能であるが, それ以上の場合は1本杖が必要である. 跛行がある.	10	階段の昇り降り 注3)	4	2	0
自発痛はほとんどある. 歩行時疼痛があるが, 休息により軽快する.	10	10	注)関節角度を10°刻みとし, 屈曲には1点, 外転には2点与える. ただし屈曲120°以上はすべて12点, 外転30°以上はすべて8点とする. 屈曲拘縮のある場合にはこれを引き, 可動域で評価する.			屋内活動はできるが, 屋外活動は困難である. 屋外では2本杖を必要とする.	5	車, バスなどの乗り降り	4	2	0
持続的に自発痛または夜間痛がある	0	0				ほとんど歩行不可	0	注1)持続時間30分, 休息を要する場合, 困難とする. 5分ぐらいしかできない場合, 不能とする. 注2)支持が必要な場合, 困難とする. 注3)手すりを要する場合は困難とする			
具体的表現						具体的表現					

病名：　　　　　　　　　　　治療法：　　　　　　　　　手術日：　年　月　日　　　　　表示方法：
カテゴリー: A：片側　B：両側　C：多関節罹患

右　左
両側の機能　歩行能力＋日常生活動作

総合評価　右　左

疼痛＋可動域

氏名：　　　　　　　　ID：　　　　　　　　年　月　日(評価日)

2 - 変形性膝関節症（OA）膝治療成績判定基準 （日本整形外科学会，1988）

術前　術後　病院名：＿＿＿＿＿　　　記入者氏名：＿＿＿＿＿＿　　　記 入：＿＿年＿＿月＿＿日

手術名：＿＿＿＿＿＿＿＿＿＿　　　手術日：＿＿年＿＿月＿＿日＿＿　　患者氏名：＿＿＿＿＿＿

住　所：＿＿＿＿＿＿＿＿　　　TEL：＿＿＿＿＿＿　　　性別：男・女　年齢＿＿歳　体重＿＿kg

		右	左
疼痛・歩行能	1km以上歩行可，通常疼痛ないが，動作時たまに疼痛あってもよい	30	30
	1km以上歩行可，疼痛あり	25	25
	500m以上，1km未満の歩行可，疼痛あり	20	20
	100m以上，500m未満の歩行可，疼痛あり	15	15
	室内歩行または100m未満の歩行可，疼痛あり	10	10
	歩行不能	5	5
	起立不能	0	0
疼痛・階段昇降能	昇降自由・疼痛なし	25	25
	昇降自由・疼痛あり，手すりを使い・疼痛なし	20	20
	手すりを使い・疼痛あり，一歩一歩・疼痛なし	15	15
	一歩一歩・疼痛あり，手すりを使い一歩一歩・疼痛なし	10	10
	手すりを使い一歩一歩・疼痛あり	5	5
	できない	0	0
屈曲角度および強直・高度拘縮	正座可能な可動域	35	35
	横座り・胡座可能な可動域	30	30
	110°以上屈曲可能	25	25
	75°以上屈曲可能	20	20
	35°以上屈曲可能	10	10
	35°未満の屈曲，または強直・高度拘縮	0	0
腫脹	水腫・腫脹なし	10	10
	時に穿刺必要	5	5
	頻回に穿刺必要	0	0
	総計		

| 患者の満足度 | とてもよかった | 右 / 左 | よかった 人にすすめる | 右 / 左 | よかった 人にすすめるほどではない | 右 / 左 | わからない | 右 / 左 | やらないほうがよかった | 右 / 左 |

特記事項

	右	左
疼　痛	無,軽,中,激	無,軽,中,激
実測角度 可動域	°〜°	°〜°
強　直	°	°
自動伸展不全		
内・外反		
側方動揺		
前後動揺		
大腿周径 5cm	cm	cm
大腿周径 10cm	cm	cm

装具			
ときどき			
常　用			
	1本づえ	2本づえ	車いす
ときどき			
常　用			

| 10m歩行速度 | | 秒 |

X線所見	右	左
立位FTA		
臥位FTA		
関節裂隙	狭小，消失	狭小，消失
骨　棘		
骨硬化		
亜脱臼		
骨欠損		
患者の印象		

相関係数0.813

OA 膝治療成績判定基準記入要綱

疼痛・歩行能

- 歩行はすべて連続歩行（休まずに一気に歩ける距離）を意味する．
- 疼痛は歩行時痛とする（疼痛は鈍痛，軽度痛，中等度痛を含む）．
- ある距離までしか歩けないが，その範囲では疼痛ない時は，その1段上のクラスの疼痛・歩行能とする．
- ある距離で激痛が現れる時，その1段下のクラスの疼痛・歩行能とする．
- 「通常疼痛ないが，動作時たまに疼痛あってもよい」は買物後，スポーツ後，仕事後，長距離歩行後，歩き初めなどに疼痛がある状態をいう．
- 「1 km 以上の歩行」はバスの2～3停留所間隔以上歩ける，あるいは15分以上の連続歩行可能をいう．
- 「500 m 以上，1 km 未満の歩行」は買物が可能な程度の連続歩行をいう．
- 「100 m 以上，500 m 未満の歩行」は近所づきあい程度の連続歩行をいう．
- 「室内歩行または 100 m 未満の歩行」は室内または家の周囲，庭内程度の連続歩行をいう．
- 「歩行不能」は起立はできるが歩けない，歩行できても激痛のある場合をいう．

疼痛・階段昇降能

- 疼痛は階段昇降時痛をいう．
- 疼痛は鈍痛，軽度痛，中等度痛をいう．
- 激痛がある時はその1段下のランクとする．
- 筋力低下などで「できない」状態であるが疼痛のないときは「手すりを使い一歩一歩で疼痛あり」とする．

屈曲角度および強直・高度拘縮

- 「110°以上屈曲可能」は100°以上屈曲可能であるが，正座，横座り，胡座はできない状態をいう．
- 「75°以上屈曲可能」は75°以上110°未満の屈曲可能をいう．
- 「35°以上屈曲可能」35°以上75°未満の屈曲可能をいう．
- 「高度拘縮」は肢位の如何にかかわらず arc of motion で35°以下をいう．

腫　脹

- 「ときに穿刺必要」：最近ときに穿刺を受けている，またはときにステロイドの注入を受けている，など．
- 「頻回に穿刺必要」：常に水腫がある．

3 - リウマチ (RA) 膝治療成績判定基準 (日本整形外科学会, 1988)

年　　月　　日

術前・術後　　病院名：_____　　記入者名：_____

カルテ番号：_____　　患者氏名：_____　　男・女　年齢：_____歳

診断名：_____　　stage：_____　　class：_____　　病歴：_____年_____月

	摘　　　　　要	右	左	特　記　事　項			
疼　痛	まったくなし	40	40	患者の具体的表現			
	動作時ときどき痛みあり	30	30				
	動作時常に痛みあり	20	20	右		左	
	疼痛のため動作できない	10	10	° ～ °		° ～ °	
	常に強い疼痛がある	0	0				
可動域	正　座　可　能	12	12	実測角度		右	左
	横座り・胡座可	9	9		拘　縮		
	110°以上屈曲可				強　直		
	75°以上屈曲可	6	6		不　全		
	35°以上屈曲可	3	3		内・外反		
	強直・高度拘縮	0	0		側方動揺		
大腿四頭筋筋力	5	20	20		前後動揺		
	4 ・ 3	10	10		ときどき		
	2 以 下	0	0	装具	常　用		
平地歩行能力 (つえ・装具を用いない)	不自由なし	20	20			一本づえ	二本づえ	車いす
	やや困難	10	10		ときどき			
	困難～不可	0	0		常　用			
階段昇降	不自由なし	8	8	10 m 歩行速度 _____秒			
	手すりを使い普通	6	6	大腿周径		右	左
	一 歩 一 歩	4	4		5 cm	cm	cm
	手すりを使い一歩一歩	2	2		10 cm	cm	cm
	で き な い	0	0	関節水腫	右	−	±	+	＋
計					左	−	±	+	＋

相関係数0.702

右　側	左　側
1) 医師の主観的評価 　a．点数：_____ 　(漠然とした感じで結構です．通常成人を100点とする．) 　0，10，20，30，40，50，60，70，80，90，100点 2) 患者の主観的評価 　a．点数：_____ 　(漠然とした感じで結構です．通常成人を100点とする．) 　0，10，20，30，40，50，60，70，80，90，100点	1) 医師の主観的評価 　a．点数：_____ 　(漠然とした感じで結構です．通常成人を100点とする．) 　0，10，20，30，40，50，60，70，80，90，100点 2) 患者の主観的評価 　a．点数：_____ 　(漠然とした感じで結構です．通常成人を100点とする．) 　0，10，20，30，40，50，60，70，80，90，100点

(日整会誌, **62**：903, 1988)

4 - 半月損傷治療成績判定基準 (日本整形外科学会, 1988)

術前・術後
病院名：＿＿＿＿＿＿＿＿＿＿　　記入者名：＿＿＿＿＿＿＿＿＿　　記入：＿＿＿＿年＿＿月＿＿日
診断名：＿＿＿＿＿＿＿＿＿＿　　患者氏名：＿＿＿＿＿＿＿＿＿　　カルテ番号：＿＿＿＿＿＿＿
住　所：＿＿＿＿＿＿＿＿＿＿　　　　　　TEL：＿＿＿＿＿＿　性別：男・女　年齢：＿＿＿歳

		右 側 評価点数	左 側 評価点数
長距離歩行後疼痛 (500 m 以上)	な　　し 軽　　度 中 等 度 激　　痛 (または長距離歩行不能)	20 15 10 0	20 15 10 0
階段昇降時疼痛および動作	Ⅰ：疼痛なく不自由なし (注1) Ⅱ：疼痛はあるが，昇降に不自由なし，または疼痛はないが不自由 Ⅲ：やや疼痛があり，昇降不自由 Ⅳ：かなり疼痛があり，昇降不自由	20 15 5 0	20 15 5 0
膝伸展強制時疼痛 (注2)	な　　し 軽　　度 中 等 度 激　　痛	20 10 5 0	20 10 5 0
患 肢 着 地 (注3)	可 困難または不可	5 0	5 0
McMurray test	軋轢音なし，疼痛なし 軋轢音のみあり 疼痛のみあり ともにあり	15 10 5 0	15 10 5 0
大腿周径 (膝蓋骨上 10 cm)	健肢と同じ 健肢より 1 cm 以上，3 cm 未満細い 健肢より 3 cm 以上細い	15 5 0	15 5 0
関節裂隙圧痛	な　　し あ　　り	5 0	5 0
	点　数		

相関係数0.679

(注1)「不自由」とは，昇降時手すりを使用するか，一歩一歩か，または手すりを使って一歩一歩昇降する場合をいう．
(注2)「伸展強制時疼痛」とは，

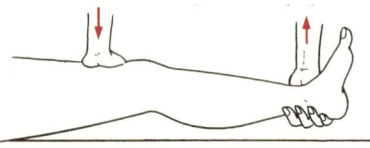

被検者は膝を最大伸展位にして仰臥位で横たわり，図のごとく検者の片手で足部を支持し，もう一方の手で膝蓋上部または脛骨上端に徐々に圧迫力を加え伸展を強制する．
膝 (前面) に疼痛を訴える場合を陽性とする．
(注3)「患肢着地」とは，被検者にその場跳びをさせ，何ら疼痛，問題なく患肢で着地できる場合を可，何らかの疼痛，困難を感じる場合を困難または不可とする．

(日整会誌, **62**：904, 1988)

5 - 膝靱帯損傷治療成績判定基準 (日本整形外科学会, 1988)

術前・術後　病院名：＿＿＿＿＿＿＿＿＿＿　記入者氏名：＿＿＿＿＿＿＿＿＿　記入：＿＿＿年＿＿月＿＿日
診断名：＿＿＿＿＿＿＿＿＿＿＿＿＿　　患者氏名：＿＿＿＿＿＿＿＿＿　カルテ番号：＿＿＿＿＿＿
住　所：＿＿＿＿＿＿＿＿＿＿＿＿＿＿＿＿　ＴＥＬ：＿＿＿＿＿＿＿＿　性別：男・女　年齢：＿＿歳
手術名：＿＿＿＿＿＿＿＿＿＿＿＿＿＿＿＿＿＿＿＿＿＿＿＿＿＿＿＿　手術年月日：＿＿＿年＿＿月＿＿日
スポーツ：　＋・－　　スポーツの種類　＿＿＿＿＿＿＿＿＿＿＿＿＿＿＿＿＿＿＿＿＿＿＿

			右	左	参　考
giving way	なし		9	9	
	たまに		5	5	発現時の状態：＿＿＿＿＿＿＿＿＿＿
	時々, しばしば		0	0	
坂道または階段下り	不安感	なし	20	20	
		時々, しばしば	8	8	
		常 に	0	0	
	難易	不自由なし	14	14	
		やや困難	7	7	
		困難～不可能	0	0	
捻り	不自由なし		9	9	
	やや困難		3	3	患肢を軸足にしてその足を固定し, 膝より中枢側をひねる
	不可能		0	0	
正座位動作	不自由なし[1]		14	14	1) 疼痛があっても正座できるものは含める
	やや困難[2]		7	7	2) 小布団をはさむ, または横座りならできるものを含む
	困難～不可能[3]		0	0	3) 激痛のためにできないものを含む
前方引出	なし		10	10	
	わずかに		5	5	
	著明		0	0	
gravity test	なし		10	10	仰臥位とし膝屈曲90度, または踵を高く上げ膝屈曲90度
	わずかに		5	5	をとらせると脛骨粗面が健側に比して後方に落込んでい
	著明		0	0	る場合陽性
内・外反テスト	なし		14	14	
	わずかに		9	9	膝約30度屈曲位で行う
	著明		0	0	
		計			

相関係数　0.792

(日整会誌, **63**：1005, 1989)

6 - 足部疾患治療成績判定基準 (日本整形外科学会, 1991)

```
                                        実施日    年   月   日(    )
      カルテ No.(      ) 患者氏名              (男・女)    歳  カ月
      病名(              )左・右
診  断 : 先天異常, 外傷, 感染, 麻痺, 腫瘍, 関節症, 循環障害, RA, その他
部  位 : 足全体, 後足部, 前足部, 足指
合併障害 : 膝・股・脊柱(           )
治療経過 : 治療前, 治療後, 手術名(              ), 術前, 術後
```

1. 疼痛

A	疼痛なし	20点
B	走行時(後)に痛むことがある	15点
C	歩行時(後)に痛むことがある	10点
D	歩行時の持続的な痛み	5点
E	歩行困難な程の痛み	0点

   □点

2. 変形 (註参照)   前足部(足根中足関節を含む) 後足部(距腿関節を含む)

		前足部	後足部
A	変形なし	10点	20点
B	わずかな変形	8点	15点
C	明らかな変形	4点	8点
D	著しい変形	0点	0点

   前足部 後足部 □ □点

   最も強い変形要素で評価する. 判定困難な場合は低い点数にする.

3. 可動域(他動)   前足部(MP・IP 関節) 後足部

		前足部	後足部
A	正常	5点	5点
B	正常の可動域の1/2以上	3点	3点
C	正常の可動域の1/2未満	0点	0点

   前足部 後足部 □ □点

4. 不安定性(感)

A	不安定性なし	10点
B	走る時にやや不安定	6点
C	凹凸道で不安定	4点
D	歩行時サポーターが必要	2点
E	歩行時装具が必要	0点

   □点

5. 歩行能力(つえ等の装具なしの状態で評価)

A	走行, 歩行に全く支障はない	10点
B	速歩は可能であるが, 走行は困難	8点
C	屋外歩行が実用的に(公共交通機関の利用, 買物)可能	6点
D	屋外歩行は可能であるが, 家の周囲の散歩程度	4点

	E	屋内歩行は可能であるが，屋外歩行は不能	2点	
	F	歩行不能	0点	点

6．筋力(外来筋についての最も障害の強い筋の徒手筋力テスト)

	A	筋力正常	5点	
	B	筋力4，3	3点	
	C	筋力2	1点	
	D	筋力1，0	0点	点

7．知覚異常(知覚低下とシビレなどの異常感で評価)

	A	知覚障害なし	5点	
	B	軽度の知覚鈍麻か軽度の異常感	3点	
	C	中等度の知覚鈍麻か中等度の異常感	1点	
	D	知覚脱失もしくは高度の異常感	0点	点

8．日常生活動作

	容易	困難	不能	
階段昇降	2点	1点	0点	
正座	2点	1点	0点	
つま先立ち	2点	1点	0点	合計
通常の靴が履ける	2点	1点	0点	
和式トイレ	2点	1点	0点	点　点

註：変形の具体例

◎中足骨内転
A　変形なし　　　　　　10点
B　10°未満内転　　　　　8点
C　10〜30°未満の内転
　　(第5中足骨基部の
　　突出)　　　　　　　 4点
D　30°以上の内転　　　　0点

◎外反母趾
A　変形なし　　　　　　10点
B　MP関節のわずかな
　　突出　　　　　　　　8点
C　MP関節の著明な
　　突出　　　　　　　　4点
D　母趾が第2趾と
　　重なる　　　　　　　0点

◎踵内外反変形
A　変形なし　　　　　　20点
B　わずかな変形(生理的
　　踵骨外反の消失あるい
　　はわずかな増強)　　15点
C　明らかな変形(足底全
　　面は接地し，明らかな
　　踵内・外反あり)　　 8点
D　著しい変形(足底の内
　　側あるいは外側が床に
　　つかない)　　　　　 0点

7 - 肩関節疾患治療成績判定基準(日本肩関節学会, 1992)

番 号：		患者名：		男・女	歳
記載日：	年　月　日	疾患名：			
左右別：		術　名：			
手術日：	年　月　日	署　名：			

I． 疼　痛 (30点)

なし………………………………………………………………………………30
スポーツ, 重労働時のわずかな痛み…………………………………………25
作業時の軽い痛み………………………………………………………………20
日常生活時の軽い痛み…………………………………………………………15
中程度の耐えられる痛み (鎮痛剤使用, ときどき夜間痛) …………………10
強度な痛み (夜間痛頻回) ……………………………………………………… 5
痛みのためにまったく活動できない………………………………………… 0

II． 機　　能 (20点)

総　合　機　能 (10点)

外転筋力の強さ (5点)		正常…………5	耐　久　力 (5点)	10秒以上………5
※90度外転位にて測定		優…………4	※ 1 kg の鉄アレイを	3秒以上………3
同肢位のとれないときは		良…………3	水平保持できる時間	2秒以下………1
可能な外転位にて測定		可…………2	肘伸展位・回内位に	不　可………0
(可能外転位角度)		不可…………1	て測定 (成人 2 kg)	
		ゼロ…………0		

日常生活動作群 (患側の動作) (10点)

結髪動作 ……………………………(1, 0.5, 0)　　反対側の腋窩に手がとどく ……………(1, 0.5, 0)
結帯動作 ……………………………(1, 0.5, 0)　　引戸の開閉ができる ……………………(1, 0.5, 0)
口に手がとどく ……………………(1, 0.5, 0)　　頭上の棚に手がとどく …………………(1, 0.5, 0)
患側を下に寝る ……………………(1, 0.5, 0)　　用便の始末ができる ……………………(1, 0.5, 0)
上着のサイドポケットのものを取る …(1, 0.5, 0)　　上着を着る ………………………………(1, 0.5, 0)

他に不能の動作あれば各1点減点する
1.　　　　　　　　　　2.　　　　　　　　　　3.

III． 可 動 域 (30点)

a． 挙上 　　　　(15点)	b． 外旋 　　　　(9点)	c． 内旋 　　　　(6点)
150度以上 …………15	60度以上…………9	Th12 以上…………6
120度以上 …………12	30度以上…………6	L5 以上……………4
90度以上 ……………9	0度以上……………3	臀　部………………2
60度以上 ……………6	−20度以上…………1	それ以下……………0
30度以上 ……………3	−20度以下…………0	
0度 ………………… 0		

IV． X線所見評価 (5点)

正　常………………………………………………………………………………5
中程度の変化または亜脱臼……………………………………………………3
高度の変化または脱臼…………………………………………………………1

V． 関節安定性 (15点)

正　常………………………………………………………………………………15
軽度の instability または脱臼不安感 …………………………………………10
重度の instability または亜脱臼の既往, 状態 ………………………………… 5
脱臼の既往または状態…………………………………………………………… 0

備　考：肘関節, 手に障害がある場合は, 可動域, 痛みについて記載する．

総合評価：	計(　　　) 点		
疼痛 (　　)	機能 (　　)	可動域 (　　)	
X線所見 (　　)	関節安定性 (　　)		

治療後評価
　医　師　　+,　　　0,　　　−
　患　者　　+,　　　0,　　　−

8 - 肘機能評価法 (日本整形外科学会, 1992)

カルテ NO.		
患者名:	男・女 歳	
疾患名:(右・左)		
合併症:		
術 名:		
手術年月日　年　月　日	利き手:右・左	

I 疼痛 (30点) ……………………………… 点

- な　　　し ……………… 30点
-                             25点
- 軽　　度 ……………………20点
-                             15点
- 中 等 度 ……………………10点
-                             5点
- 高　　度 ……………………0点

II 機能 (20点) …………………… [A] + [B]　日常動作に簡便法使用: はい, いいえ　点

[A]
	容易	困難	不能
日・洗顔動作	2点	1点	0点
常・食事動作	2点	1点	0点
動・シャツのボタンかけ	2点	1点	0点
作・コップで水そそぎ	2点	1点	0点
・用便の始末	2点	1点	0点
12点・靴下の脱着	2点	1点	0点

[B]
筋	筋力	屈曲	伸展
筋	5	5点	3点
	4	4点	3点
	3	3点	2点
力	2	2点	1点
	1	1点	0点
8点	0	0点	0点

III 可動域 (30点) …………………… [A] + [B]　伸展角度がプラス表示の時は0°　点

[A]
屈伸可動域 12点
- 屈曲 (　°)
- 伸展 (　°)
- 屈曲+伸展=[A]
  (　°)

136°以上	22点
121°~135°	18点
91°~120°	15点
61°~90°	10点
31°~60°	5点
16°~30°	3点
15°以下	0点

[B] 回旋可動域 8点
- 回外 (　°)
- 回内 (　°)
- 回外+回内=[B]
  (　°)

151°以上	8点
121°~150°	6点
91°~120°	4点
31°~90°	2点
30°以下	0点

IV 関節動揺性 (10点) …………………… [A] + [B]　マイナス表示の時は0点　点

[A]
- 正常 (動揺性なし) …………… 10点
- 10°以下の動揺性 …………… 5点
- 11°以上の動揺性 …………… 0点

[B] 橈骨頭の状態
- 亜脱臼 …………… -3点
- 脱　白 …………… -5点

V 変形 (10点) …………………… [A] + [B]　マイナス表示の時は0点　点

[A]
内反変形の場合	外反変形の場合	
なし	15°以下	10点
10°以下	20°以下	7点
15°以下	30°以下	4点
16°以上	31°以上	0点

[B] その他の変形(屈曲・回旋変形, 骨格異常による醜形)
- な し (15°以下) …… 0点 (　):屈曲変形角度を示す
- 軽　度 (16°~30°) …… -2点
- 中等度 (31°~45°) …… -3点
- 高　度 (46°以上) …… -5点

特記事項

[A] 調査時の鎮痛剤使用の有無: あり　なし

[B] エックス線像
変形	++	+	-
脱白	++	+(亜脱)	-
骨・関節破壊	++	+	-
関節症	++	+	-
人工物挿入	+	(　)	-
その他			

[C] 肩・手の機能障害　その他原因
- 肩: 高度・中等度・軽度・なし　麻痺・拘縮・疼痛・関節・その他
  強直　破壊
- 手: 高度・中等度・軽度・なし　麻痺・拘縮・疼痛・関節・切断
  強直　破壊

[D] 肢長差　その程度
- 上　腕: 患肢短縮・延長・なし　5 cm 以上・3 cm 以上・2.9 cm 以下
- 前腕~手: 患肢短縮・延長・なし　5 cm 以上・3 cm 以上・2.9 cm 以下

総合点と医師(検者)の印象点とのギャップ	治療結果に対する医師(検者)と患者のギャップ	総合点
a. ほぼ一致	満　足　どちらともいえない　不満足	
b. 印象点が総合点より高い	医師　+　±　-	
c. 総合点が印象点より高い	患者　+　±　-	点

記載年月日　年　月　日　検者名: ＿＿＿＿＿

肘機能評価・参考

I　疼痛判定基準　(30点)				(　　　点)
	疼痛 (自発・運動痛)	日常生活の 支障	スポーツ・重労働 の支障	疼痛対策の有無 (鎮痛剤など)
な　し………30点	な　し	な　し	な　し	な　し
………25点	時　々	な　し	少しあり	な　し
軽　度………20点	常　時	な　し	あ　り	な　し
………15点	常　時	動作によってあり	かなりあり	時々必要
中等度………10点	常　時	全ての動作時にあり	かなりあり	常に必要
………5点	常　時	かなりあり	高度(できない)	常に必要
高　度………0点	常　時	肘をかろうじて使用	高度(できない)	常に必要

II　日常動作 簡便法 (12点)				(　　　点)
	容　易	やや困難	困　難	不　能
洗　顔　動　作：顔に手掌がつけられれば可	3点	2点	1点	0点
シャツのボタンがけ：胸に手掌がつけられれば可	3点	2点	1点	0点
用　便　の　始　末：肛門部に手がとどけば可	3点	2点	1点	0点
靴　下　の　着　脱：足に手がとどけば可	3点	2点	1点	0点

III　上顆炎 (20点) [A] + [B] 　　　　　　　　　　　　　　　　　　　　(　　　点)

[A]　圧痛	[B]　上顆炎テスト (いずれかの疼痛誘発テスト)
−……10点	−………………………………………10点
±…… 5点	±………………………………………5点
+…… 2点	+………………………………………2点
++…… 0点	++………………………………………0点　＊誘発テストは判定者が選択

IV　スポーツ能力 (20点) 　　　　　　　　　　　　　　　　　　　　　　(　　　点)

低下なし………………………………………………………………20点　　＊外傷(障害)発生時のスポーツを対
軽度低下………………………………………………………………15点　　　象とする．
かなり低下 (同じスポーツを継続)…………………………………10点　　＊そのスポーツ
著しく低下 (同じスポーツをレベルを下げて継続)………………5点　　 (　　　　　　　　　　　　)
同じスポーツの継続は不能……………………………………………0点
　　　　　　　　　　　　　　　　　　　　　　　　　　　　　　　　＊肘関節以外の要素が判定に含ま
　　　　　　　　　　　　　　　　　　　　　　　　　　　　　　　　 れば，評価不能とする．

V　治療後成績改善率……………………………………………………………………(　　　％)

$$治療後成績改善率 (\%) = \frac{術後総合点() - 術前総合点()}{正常肘総合点(100点) - 術前総合点()} \times 100$$

VI　備考

第3章
臨床検査

1―電気診断学
2―肺機能検査
3―心臓血管機能検査
4―膀胱機能検査

最近の治療医学では，臨床検査の種類や数が非常に多くなっており，ややもすると患者をみずに検査のデータを重視するような誤りが起こりがちである．リハビリテーション医学の臨床検査でも，同様のことが起こり得るので注意が必要である．たとえば本章でとりあげた筋電図にしても，そのレポートの結果を鵜呑みにして，患者の筋力テストもしていなかったりするようなことがあってはならない．

　そもそも筋電図検査は神経学の十分な知識を有し，徒手筋力テストの手技に精通した者が自ら筋肉に針をさし，その手技を応用して測定すべきものである．さらに筋放電の音をスピーカーで聞いて判断することが重要であり，病院の検査室に測定をまかせっきりではよくないと思う．

　本書では，筋電図検査における針刺入時，at rest 時，筋最小収縮時，筋最大収縮時，の4つの段階についての discharge を正常と病的な場合とに分けて記しているので理解しやすいと思う．

　運動神経や知覚神経の伝導速度の測定は，最近では筋電図検査のルーチンになっているが，これも検査室の温度や被検者の年齢によって伝導速度が変化することを知っていなければならない．

　強さ・時間曲線は簡単な検査であり，末梢神経麻痺の障害程度を判断するのに有用であるばかりでなく，回復の経過を知るのに役立つので，もっと利用されるべきだと考える．

　近年，慢性肺気腫や気管支拡張症などの慢性呼吸器疾患のため，肺のリハビリテーションを必要とする患者が増加してきている．しかしわが国では，肺のリハビリテーションについての臨床家の認識がまだ不十分であり，またこの分野での適当な施設や理学療法士も不足しているので，アメリカなどに比べると残念ながら遅れているといわざるを得ない．肺のリハビリテーションでは評価や効果判定のために種々の肺機能検査が必要であるが，ここでは関係深い基本用語と，その意義についてふれるにとどめた．

　本書に記してある肺気量分画の各正常値は，もちろん絶対的なものではない．著書によってさまざまの正常値があり，たとえば予備吸気量 1,500〜2,500 ml，予備呼気量 1,500 ml，残気量 1,500 ml，最大吸気量 2,000〜3,200 ml，としたものもある．肺活量については本書では正常値を男 5,000

ml，女 4,000 ml としているが，標準肺活量計算式もあり，男は〔27.63−(0.112×年齢)〕×身長(cm)，女は〔21.78−(0.102×年齢)〕×身長(cm)とされている．

実際の呼吸管理の際はスパイログラムだけでなく，血液ガス分析も重要である．第6章に慢性肺疾患 (p.173) の項があるので一緒にみていただくとよいと思う．

心臓血管系疾患のリハビリテーションについては，わが国でも関心が深まってきている．本書では，心機能評価の運動負荷試験のいくつかの方法が紹介されているが，トレッドミルを用いるテストが少なくない．最近はトレッドミルを保有している施設も増加してきているので，将来は Master の二階段昇降テストより多用されるようになるのではないかと推測される．第6章に慢性心疾患 (p.179) をとりあげているので参考にしていただくとよいと考える．

リハビリテーション適応患者の中には，高血圧を持っている人も少なくないので，この分野の知識も必要である．本書では高血圧の基本的知識として，WHO の高血圧の分類，高血圧の時期を掲載している．また年齢別の健常者の血圧の表も参考に掲載している．

膀胱機能検査は脊髄損傷や二分脊椎患者などにとって必須の検査であり，通常は尿検査，尿路系の X 線検査(造影も含む)，膀胱内圧検査がその主なものである．膀胱内圧検査は比較的簡単な検査なので泌尿器専門医でなくてもやれると思う．本章では神経因性膀胱の種類，障害高位別の検査所見などがわかりやすく図表にして示されている．一般に脊髄損傷の急性期は完全尿閉で，無緊張膀胱を呈するが，1〜数週で障害レベルに応じた特徴ある脊髄膀胱に移行する．

神経因性膀胱のそれぞれの名称は人によって違うことがあり混乱しやすいので，ここでは通常使用されるものを重複して記載している．日本パラプレジア医学会より脊髄損傷者のための手引書が発行されているが，排尿障害の項に頁数が多くさかれているのは，患者にとって排尿障害がいかに重要な意義をもつかを示しているものである．

1 - 電気診断学　electrodiagnosis

1 - 筋　電　図 electromyogram：EMG

1) 目　的

筋収縮の時発生する活動電位を通じて運動単位の状態を知る.
EMGのrecordは各々の運動単位の筋線維のaction potentialの合計である.
1. muscleの病変がmyogenicかneurogenicか. 2. muscle病変の経過も知ることができる.
※脱神経変性の程度など定量的なものはI-D curve, MCV, SNAPがより優れている.
※表面電極では筋全体の活動状態しかわからない.

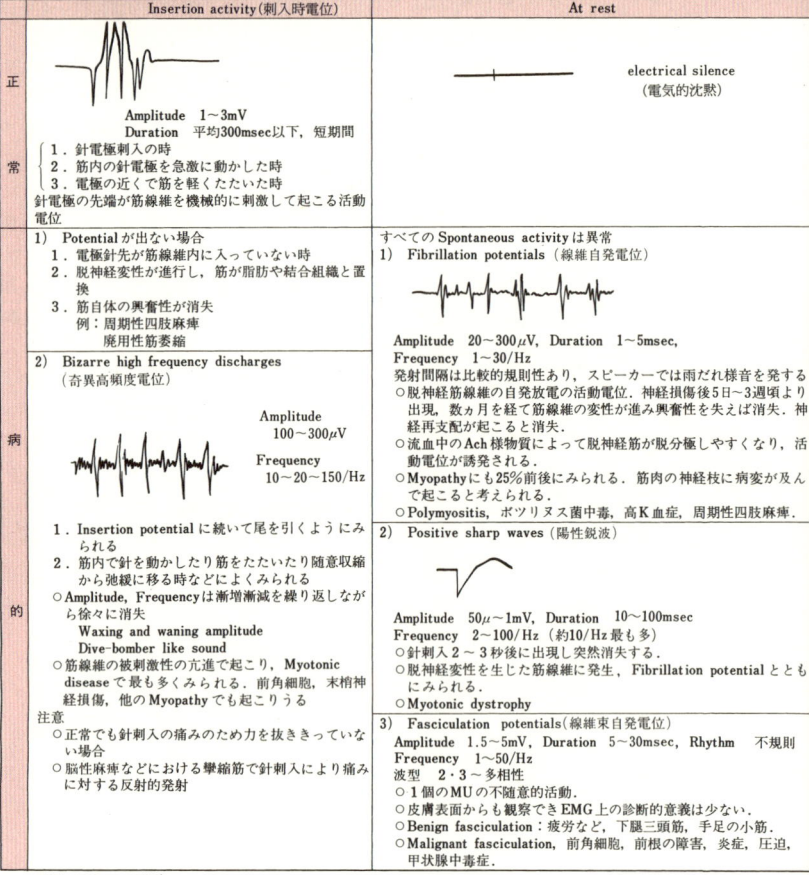

	Insertion activity（刺入時電位）	At rest
正常	Amplitude　1〜3mV Duration　平均300msec以下, 短期間 { 1. 針電極刺入の時 　2. 筋内の針電極を急激に動かした時 　3. 電極の近くで筋を軽くたたいた時 } 針電極の先端が筋線維を機械的に刺激して起こる活動電位	electrical silence （電気的沈黙）
病的	1) Potentialが出ない場合 　1. 電極針先が筋線維内に入っていない時 　2. 脱神経変性が進行し, 筋が脂肪や結合組織と置換 　3. 筋自体の興奮性が消失 　　例：周期性四肢麻痺 　　　　廃用性筋萎縮 2) Bizarre high frequency discharges 　（奇異高頻度電位） 　Amplitude　100〜300μV 　Frequency　10〜20〜150/Hz 　1. Insertion potentialに続いて尾を引くようにみられる 　2. 筋内で針を動かしたり筋をたたいたり随意収縮から弛緩に移る時などによくみられる 　○Amplitude, Frequencyは漸増漸減をくり返しながら徐々に消失 　　Waxing and waning amplitude 　　Dive-bomber like sound 　○筋線維の被刺激性の亢進で起こり, Myotonic diseaseでも多くみられる. 前角細胞, 末梢神経損傷, 他のMyopathyでも起こりうる 　注意： 　○正常でも針刺入の痛みのため力を抜ききっていない場合 　○脳性麻痺などにおける攣縮筋で針刺入により痛みに対する反射的発射	すべてのSpontaneous activityは異常 1) Fibrillation potentials（線維自発電位） 　Amplitude　20〜300μV, Duration　1〜5msec, 　Frequency　1〜30/Hz 　発射間隔は比較的規則性あり, スピーカーでは雨だれ様音を発する 　○脱神経筋線維の自発放電の活動電位. 神経損傷後5日〜3週頃より出現, 数ヵ月を経て筋線維の変性が進み興奮性を失えば消失. 神経再支配が起こると消失. 　○血流中のAch様物質によって脱神経筋が脱分極しやすくなり, 活動電位が誘発される. 　○Myopathyにも25%前後にみられる. 筋肉の神経枝に病変が及んで起こると考えられる. 　○Polymyositis, ボツリヌス菌中毒, 高K血症, 周期性四肢麻痺. 2) Positive sharp waves（陽性鋭波） 　Amplitude　50μ〜1mV, Duration　10〜100msec 　Frequency　2〜100/Hz（約10/Hz最も多） 　○針刺入2〜3秒後に出現し突然消失する. 　○脱神経変性を生じた筋線維に発生, Fibrillation potentialとともにみられる. 　○Myotonic dystrophy 3) Fasciculation potentials（線維束自発電位） 　Amplitude　1.5〜5mV, Duration　5〜30msec, Rhythm　不規則 　Frequency　1〜50/Hz 　波型　2・3〜多相性 　○1個のMUの不随意的活動. 　○皮膚表面からも観察できEMG上の診断的意義は少ない. 　○Benign fasciculation：疲労など, 下腿三頭筋, 手足の小筋. 　○Malignant fasciculation, 前角細胞, 前根の障害, 炎症, 圧迫, 甲状腺中毒症.

○電極とMUとの距離
　MUの筋線維数　　　　}によりAmplitude, Durationは変化する.
　筋線維の分布状態　　　　　　　例：Duration　外眼筋　　　1.6〜1.8msec
　　　　　　　　　　　　　　　　　　　　　　　下腿三頭筋　9.6msec

2) 観察のさい注意する点
1. 針電極を筋肉中へ刺入する時の電位の状態 (Insertion potential)
2. 安静時の電気的活動の有無 (at rest)
3. わずかな随意収縮させた時の電位の状態 (Minimal contraction)
4. 最大随意収縮させた時の電位の状態 (Maximal contraction)

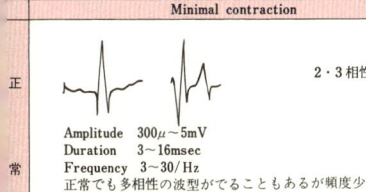

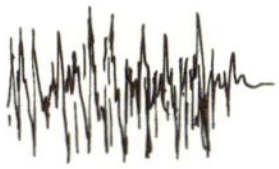

	Minimal contraction	Maximal contraction
正常	2・3相性が多い Amplitude　300μ〜5mV Duration　3〜16msec Frequency　3〜30/Hz 正常でも多相性の波型がでることもあるが頻度少 単一MUの活動電位	Complete interference pattern (完全干渉波) 個々の活動電位の区別不能 Frequency　25〜50/Hz 約20個のMUがFire
病的	1) High amplitude NMU voltage 　　Amplitude　5〜15mV 　　Duration　5〜30msec 　　波型　1〜3相, ときに多相性 　1. 前角細胞障害で出現 　2. 末梢神経損傷で出現 　○神経再支配でSproutingにより起こる 　○脊髄疾患により前角細胞が同期的に興奮 　○介在筋線維のAtrophyで針がかりが多くの筋線維をPick upする 　Neuropathyに出現 2) Low amplitude NMU voltage 　　Amplitude　100〜500μV 　　Duration　2〜8msec 　　波型　多相性 　○筋自体の疾患により筋線維にAtrophyがあると出現 　○MUの支配する筋線維の減少により起こる 　Myopathyに出現 3) Polyphasic wave 　　Amplitude　0.5〜1.5mV 　　Duration　5〜20msec 　○4相以上 　スピーカーで発動機様の音 　1. Primary muscle disease 　2. LMNの変性疾患 　3. 神経再支配の初期 　4. 正常でも5〜10%にみられる 　　　8相以上は病的	1) Neuropathy ○NMUの数の減少によりFireする数が少ない. 干渉波とならない ○Amplitude, Durationは増加していることあり ○完全変性, 神経完全遮断の時は反応なし Incomplete interference pattern (不完全干渉波) 2) Myopathy ○弱い収縮のうちに容易に干渉波になる 　Amplitude ↓ ○1個のNMUの中の筋線維数が減少しているため同程度の筋収縮に要するNMUの数が多くなる 3) ヒステリー, 疼痛 不規則な群化がみられる

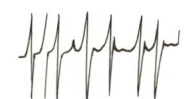

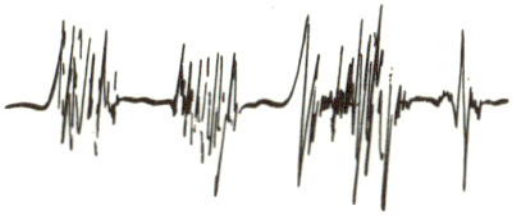

○加齢とともに (筋線維の変性, 消失, 神経終末での変性, 再生による)
　　Duration　延長,　Polyphasic wave　増加
○筋肉内の温度 1°下るごとに (神経・筋での伝導速度の低下による)
　　Amplitude　2〜5% ↓,　Duration　10〜30% ↑,　Polyphasic wave　増加.

2 - 運動神経および知覚神経伝導速度 (MCV, SCV)

尺骨神経の運動神経幹伝導速度と知覚神経伝導速度の測定法

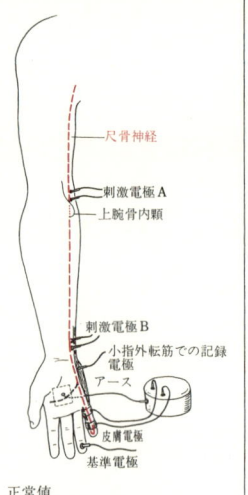

尺骨神経
刺激電極A
上腕骨内顆
刺激電極B
小指外転筋での記録電極
アース
皮膚電極
基準電極

正常値
運動 57.5 (49.5〜63.6) m/sec
潜時 2.6 (2.0〜3.4) msec
知覚 51.9±5.6 m/sec
潜時 2.8±0.2 msec

正中神経の運動神経幹伝導速度と知覚神経伝導速度の測定法

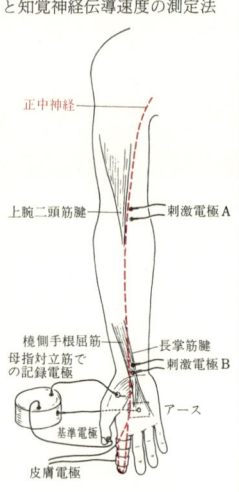

正中神経
刺激電極A
上腕二頭筋腱
橈側手根屈筋
長掌筋腱
刺激電極B
母指対立筋での記録電極
アース
基準電極
皮膚電極

正常値
運動 57±5 m/sec
潜時 3.9±0.4 msec
知覚 57.4±3.8 m/sec
潜時 3.2±0.25 msec

橈骨神経の運動神経幹伝導速度の測定法

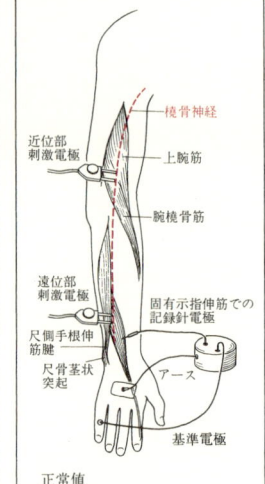

橈骨神経
近位部刺激電極
上腕筋
腕橈骨筋
遠位部刺激電極
固有示指伸筋での記録針電極
尺側手根伸筋腱
尺骨茎状突起
アース
基準電極

正常値
運動 62±5.1 m/sec
潜時 2.4±0.5 msec
知覚 58.1 (50〜68) m/sec
潜時 2.6 (2〜3.3) msec

脛骨神経の運動神経幹伝導速度の測定法

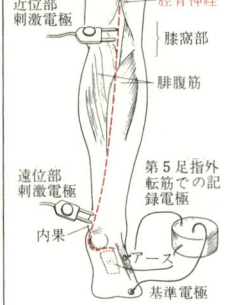

脛骨神経
近位部刺激電極
膝窩部
腓腹筋
遠位部刺激電極
第5足指外転筋での記録電極
内果
アース
基準電極

正常値
運動 49.9 (37〜57) m/sec

腓骨神経の運動神経幹伝導速度の測定法

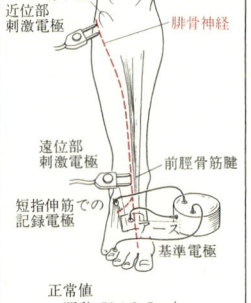

腓骨小頭
近位部刺激電極
腓骨神経
遠位部刺激電極
前脛骨筋腱
短指伸筋での記録電極
基準電極

正常値
運動 50±3.5 m/sec
潜時 5.1±0.5 msec

3 - 強さ・時間曲線（Weiss の曲線，強さ期間曲線，ID曲線，SD曲線）

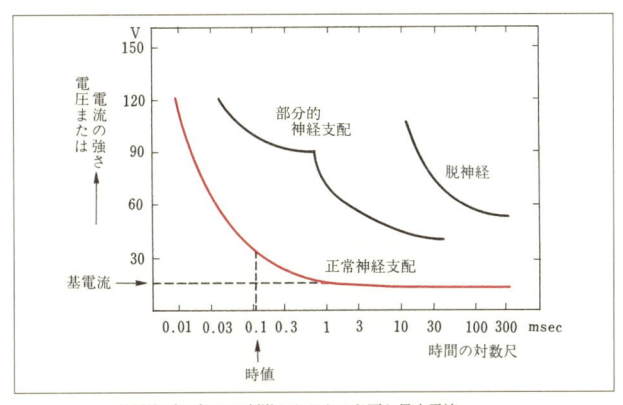

基電流 rheobase：刺激となりうる必要な最小電流
時値 chronaxie：基電流の2倍の電流が閾値である利用時

4 - 電気刺激による筋応答

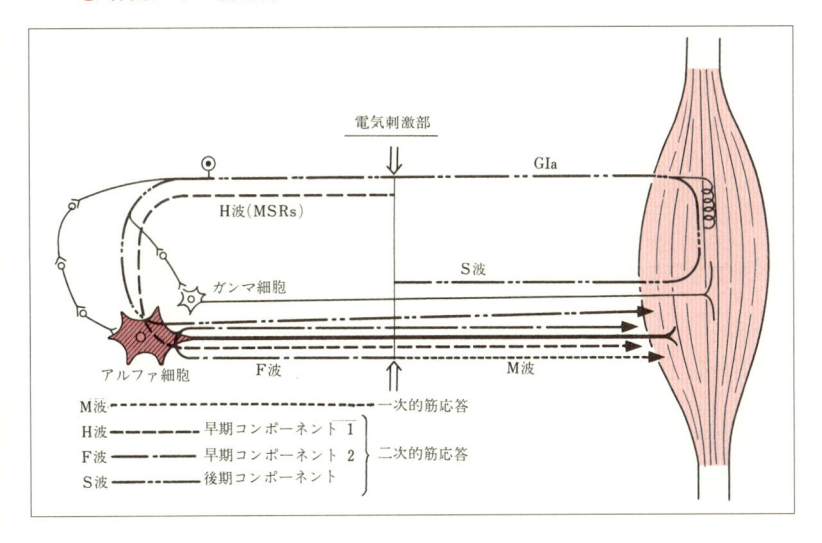

M波 -------- 一次的筋応答
H波 ———— 早期コンポーネント1 ⎫
F波 ———— 早期コンポーネント2 ⎬ 二次的筋応答
S波 —·—·— 後期コンポーネント ⎭

2 - 肺機能検査　　lung function test

1 - 肺気量とその分画

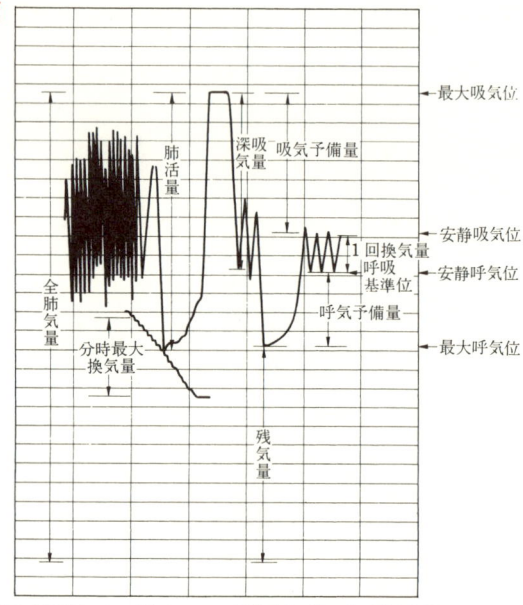

(和才嘉昭・嶋田智明：測定と評価，第2版．リハビリテーション医学全書，第5巻．医歯薬出版，1975, p.455, 一部改変．)

2 - 肺気量分画の定義

肺気量分画	略号	定　義	組　成	正常値
吸気予備量	IRV	安静吸気位からさらに吸入しうる最大ガス量		3,000ml
1回換気量	TV	各換気周期において吸入あるいは呼出されるガス量		400〜500ml
呼気予備量	ERV	基準位より呼出しうる最大ガス量		1,000ml
残　気　量	RV	最大呼出を行った後における肺内ガス量		1,000ml
最大吸気量	IC	基準位から吸入しうる最大ガス量	IRV+TV	3,500ml
機能的残気量	FRC	基準位における肺内ガス量	ERV+RV	2,000ml
肺　活　量	VC	1回の吸入あるいは呼出により肺から出入しうる最大のガス量	IC+ERV	男 5,000ml 女 4,000ml
全肺気量	TLC	最大限の吸気を行ったときの肺内ガス量	VC+RV	

3 - 呼吸器疾患と肺機能検査所見

呼吸器疾患	肺活量	残気量	全肺容量	残気率	時間肺活量	最大換気量	空気捕獲	肺内ガス混合指数	動脈血O_2飽和度	動脈血CO_2分圧	備考
慢性肺気腫	≒	↑	↑	↑	↓	↓	++	⇧	⇩	⇧	
老人性肺気腫	≒↓	⇧	↑	↑	⇩	⇩	−	↑	≒	≒	
気管支喘息	⇩	⇧	↓≒	↑	⇩	⇩	++	⇧	↓	↑	
気管支拡張症 初期	⇩	⇧	≒	↑	≒↓	↓	−	↑	↓	↑≒	
気管支拡張症 末期	⇩	⇧	≒	⇧	⇩	⇩	++	⇧	⇩	⇧	
肺線維症	↓	↑	↓	↑	↓	↓	−	↑	↓	↑	
慢性気管支炎 I型	≒	≒	≒	≒	≒	↓	≒	≒	≒	≒	
慢性気管支炎 II型	↓	≒	≒	≒	≒	↓	≒	↑	≒	≒	
慢性気管支炎 III型	↓	↓	↓	↑	↓	⇩	+	↑	↓	↑	
慢性気管支炎 IV型	↓	⇩	≒	↑	↓	⇩	++	⇧	⇩	⇧	
肺結核 中等症	↓	↑	≒	↑	≒	≒	−	↑	↓≒	≒	
肺結核 重症	⇩	↑	↓	⇧	↓	↓	−	↑	↓	↑	
肺癌 腫瘍型	↓	≒	↓	↑	≒	≒	−	≒	↓	≒	
肺癌 播腫型	↓	↑	≒	↑	↓	↓	−	↑	↓	↑	
A-Cブロック症候群	≒↓	≒	↓	≒	≒	≒	−	≒	≒	≒	DLco

≒ほとんど変化せず
↓軽度減少　⇩中等度減少　↓高度減少
↑軽度上昇　⇧中等度上昇　↑高度上昇
++高度亢進　+亢進
−消失

(笹本浩・横山哲朗：アイカベネディクト型レスピロメーターによる換気機能検査．市河思誠堂，1970．)

正常値　動脈血の分圧　　PaO_2：80 Torr以上
　　　　　　　　　　　　　$PaCO_2$：35〜45 Torr
　　動脈血酸素飽和度　SaO_2：97〜98%

呼吸不全
　　動脈血分圧　$PaO_2 \leq 60$ Torr
　　　　　　　　$PaCO_2 > 45$ Torr（II型），≤ 45 Torr（I型）
肺不全……肺実質障害（肺気腫，COPD，気管支拡張症，肺炎）
換気不全……肺実質以外の障害（中枢神経障害，頸損，ポリオ，重症筋無力症，筋萎縮症）

3 - 心臓血管機能検査　cardio-vascular function test

1 - 心機能評価のための運動負荷試験

名　　称	目　的	方　法	判定基準
submaximal performance test			
1. Master 二階段昇降 シングルまたはダブル	心筋虚血の程度を知る	9インチ階段昇降（性，年齢，体重に応じた回数を1.5分または3分間に）	0.05 mV 以上の ST 降下または 0.2 mV 以上の junction 降下 Tの陰性化
2. Simonson-Keys 一階段昇降	同　上	12インチ階段を1分間に20回昇降，3分間	同　上
3. Simonson Single Speed	年齢による ECG 変化	treadmill 5％傾斜　3マイル/時	ST 降下 T陰性
variable performance test			
4. PWC 170	心拍数170に至る身体的仕事量	自転車エルゴメーター60回転/毎分 6分ごとに抵抗を漸増	心拍数170/分に達したときの仕事量（watts/min. またはキロポンド/毎分）
5. Balke progressive grade	心拍数180に達するまでの仕事量	treadmill 3.3 mph 1分ごとに傾斜を1％増加	心拍数180/分に達したときの仕事量
maximal effort test			
6. Robinson progressive speed	最大酸素消費量	treadmill 8.6％傾斜 スピード漸増	5分以内の消耗最大酸素消費量
7. Astrand bicycle	最大好気性および嫌気性エネルギー代謝	6分間，900 kgM 3分ごとに 300 kgM ずつ増	少なくとも4分間最大負荷，静脈血乳酸 900 mg/dl 以上
8. Astrand treadmill	同　上	treadmill 上のかけ足，傾斜1.75%毎日スピード増	同　上
9. Taylor treadmill	supramaximal 好気性代謝	10％傾斜，スピード 3.5 mph15分繰り返し 7 mph，傾斜2.5％増	酸素消費が，各 grade とも 2 ml/kg/min 以内でプラトー
10. Bruce multistage capacity	最大の好気性および嫌気性エネルギー代謝	treadmill 歩行 各3分間 　1.7 mph　　10％傾斜 　2.5 mph　　12％傾斜 　3.4 mph　　14％傾斜 　4.2 mhp　　16％傾斜 　5.0 mph　　18％傾斜 　5.5 mph　　20％傾斜 　6.0 mph　　22％傾斜	自分で中止したときの最大のスピードと傾斜，持続時間最高の心拍数，酸素消費量
11. Bruce physical fitness index (PFI)		10％傾斜 1.7 mph，10分間	PFI $= \dfrac{運動時平均呼吸効率 \times 運動時間（分）}{運動中止後3分間の心拍数の合計} \times 100$ ただし，平均呼吸効率＝（吸気 O_2 濃度－呼気 O_2 濃度）平均

（土肥　豊：老人のリハビリテーションにおける心肺機能の問題点．総合リハ，**2**：790, 1974.）

2 - WHO の本態性高血圧分類

1 成人における血圧の分類

分 類	収縮期血圧 (mmHg)		拡張期血圧 (mmHg)
至適血圧	<120	かつ	<80
正常血圧	<130	かつ	<85
正常高値血圧	130〜139	または	85〜89
軽症高血圧	140〜159	または	90〜99
中等症高血圧	160〜179	または	100〜109
重症高血圧	≧180	または	≧110
収縮期高血圧	≧140	かつ	<90

(日本高血圧学会,2000年版ガイドライン／WHO／SH)

2 高血圧の時期

① 第1期
高血圧のみで,心臓血管系に何らの objective な器質的変化を伴わない時期,30〜40歳代では境界域高血圧も対象とする.

② 第2期
高血圧に心臓血管系肥大を伴うが器質的変化は認められない.心尖拍動の下方移動,X線心左下界の長さの増加,心電図 $SV_1+RV_5(V_6)≧35mm$,さらに肥大型 ST・T 変化が加われば確実.
眼底所見では蛇行・交叉現象を血管肥大とする.

③ 第3期
高血圧に心臓血管系の器質的障害による症状の現れる時期.
心臓では心不全や動脈硬化による虚血性心疾患の所見.
脳では卒中発作・一過性発作・高血圧脳症
眼底では出血・白斑・塞栓・網膜浮腫の所見.
腎臓機能低下や蛋白尿.

(WHO Tech. Rep. Ser. No. 231, 1962.)

3 - 日本人血圧値の平均(上腕測定)

(単位:mmHg)

年 齢	男 性		女 性	
	収縮期	拡張期	収縮期	拡張期
15〜19歳	120	70	111	67
20〜29歳	124	75	114	69
30〜39歳	126	79	118	73
40〜49歳	131	83	126	78
50〜59歳	137	85	134	81
60〜69歳	143	84	139	81
70歳以上	145	82	146	79

(厚生省国民栄養調査, 1990)

… 4 – 膀胱機能検査　**bladder function test**

神経因性膀胱

	障害部位		膀胱容量	残尿	膀胱内圧	膀胱内圧曲線	例
正常	脳 → 排尿中枢 S2,3,4（知覚神経・運動神経）↔ 膀胱		350～400 mL	なし	正常	（生食・点滴セット・メジャー・膀胱）	
無抑制膀胱	脳（×）→ S2,3,4 ↔ 膀胱	脳に病巣があり，反射運動を抑制できない．尿意があると我慢できず，すぐ排尿してしまう	減少しやすい	なし	上昇	わずかの尿量ですぐに尿意を感じ，我慢できずに排尿してしまう	脳動脈硬化症，老人，乳児
自動膀胱，反射膀胱	脳 →（×）S2,3,4 ↔ 膀胱	脳と反射弓の連絡が遮断される．膀胱は脳の調節なしに勝手に収縮し排尿する	減少	あり（少量）	上昇	膀胱内圧高く，排尿は無意識に起こり，カテーテルの周囲より尿もれがある	頸髄・胸髄損傷
自律膀胱，無緊張膀胱，弛緩膀胱　核上型	脳 → S2,3,4（×）↔ 膀胱	反射中枢またはそれ以下の末梢神経が障害された場合で，反射弓そのものの障害のため排尿反射は起こらない．尿意もなく，排尿もない	600～1000 mL 以上と大きくなる（膀胱は過伸展）	多い，または排尿不能	低下	尿意を感ぜず内圧低く上昇しない．	S2,3,4 以下の脊髄損傷，二分脊椎
自律膀胱，無緊張膀胱，弛緩膀胱　核下型	脳 → S2,3,4 ↔（×）膀胱						

第 **4** 章
リハビリテーション基礎学

1—四肢・体幹の変形
2—末梢神経とその支配
3—中枢神経とその機能
4—脊髄と神経伝導路
5—神経生理学
6—運 動 学

リハビリテーション医学の基礎として，解剖学，病理学，生理学，運動学が重要であるが，ここでは主に神経と筋に関係するものをとりあげた．

四肢の末梢神経とその支配筋は記憶すべき事項であり，中枢側より神経の枝分かれの順に筋名を知っておれば，末梢神経損傷の高位診断などの際に有用となる．

脳の解剖については，神経だけでなく，血管系も重要であり，大脳の各領域の支配血管と脳底部の動脈についての知識は，脳血管障害の理解に役立つ．本書では残念ながら省略したので他の教科書を参照していただきたい．

脊髄については種々の神経路についての図を多く掲載したので，脊髄疾患に遭遇したときにみていただくと役に立つと考える．最近のCT scanやMRIの発達で脊髄障害部位も診断しやすくなってきているが，やはり根本的には神経路の知識がなにより大切だと考える．

神経生理学は脳卒中や脳性麻痺などにみられる異常運動の理解には必須の知識であり，最近の進歩も著しいが，ここではごく基本的なもので臨床医学上，重要と思われるものをとりあげた．α運動系とγ運動系との関連図は筋の痙縮のメカニズムを理解するのに必要なものである．

運動学はリハビリテーション基礎学の中では最も興味ある分野であり，それぞれの筋の作用はすべて記憶しておくのが望ましい．このためには，それぞれの筋の起始部と付着部を知っており，さらにそれが通過する関節の運動軸との位置関係を理解しておけばよい．筋の作用については教科書によって多少の差があるが，本書ではなるべく詳しく書いたつもりである．これらの筋の働きを応用してはじめて筋力テストが正しくなされることになる．さらにこれらの筋の働きを有効にするためには，筋の生理的長さや，テコの原理にそっての関節の至適角度を知っておくことも重要となる．

肩甲骨および肩関節の運動に関与する筋は数が多く，運動の種類によって主働筋になったり拮抗筋になったり，また補助筋，協同筋，固定筋などになったりもするので複雑である．本章では，これらを一覧表としてわかりやすくまとめてみた．

足関節周辺の筋の働きについては，背屈・底屈の距腿関節軸と，内がえし・外がえしの距骨下関節軸と，それぞれの筋との位置関係を知っておれば理解しやすい．このことは麻痺足などに対する腱移行術などの際によい参考となる．

拘縮と姿勢異常は日頃われわれを悩ます問題である．関節拘縮の程度が強いほど不自由さが大きいかというと必ずしもそうでなく，便宜肢位での拘縮はADL上の不自由さが少ない．したがって各関節の便宜肢位は知っておくべき事柄である．しかしこれも，年齢，性別，職業などによってある程度の加減が必要である．

姿勢異常の診断は簡単なようでむずかしいものであるが，そのような姿勢異常を生じさせたprimaryの原因は何かを看破することはいっそう困難なことが多い．しかしprimaryの原因が不明のままでは治療効果があがりにくいことが多いので，姿勢について日頃から深い注意を払う習慣をつけるべきだと考える．

1 - 四肢・体幹の変形

1 - 上肢の変形と名称

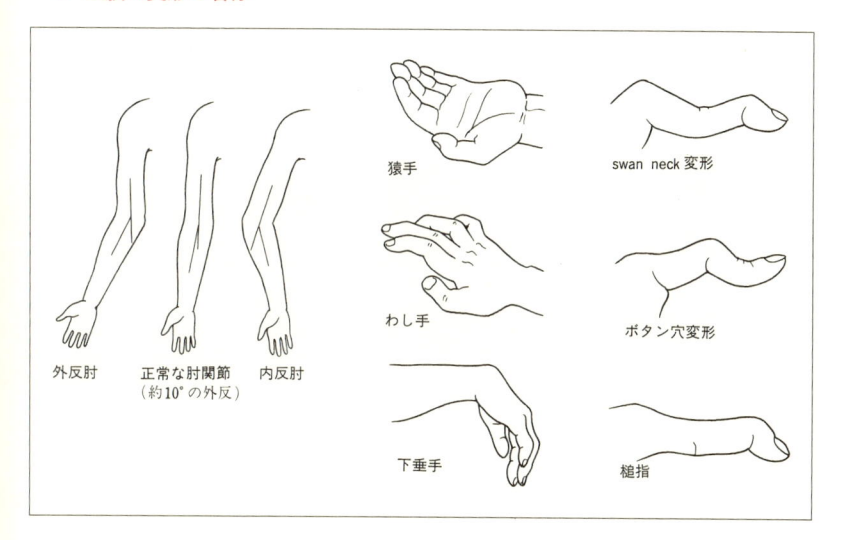

外反肘　正常な肘関節（約10°の外反）　内反肘

猿手

swan neck 変形

わし手

ボタン穴変形

下垂手

槌指

2 - 下肢の変形と名称

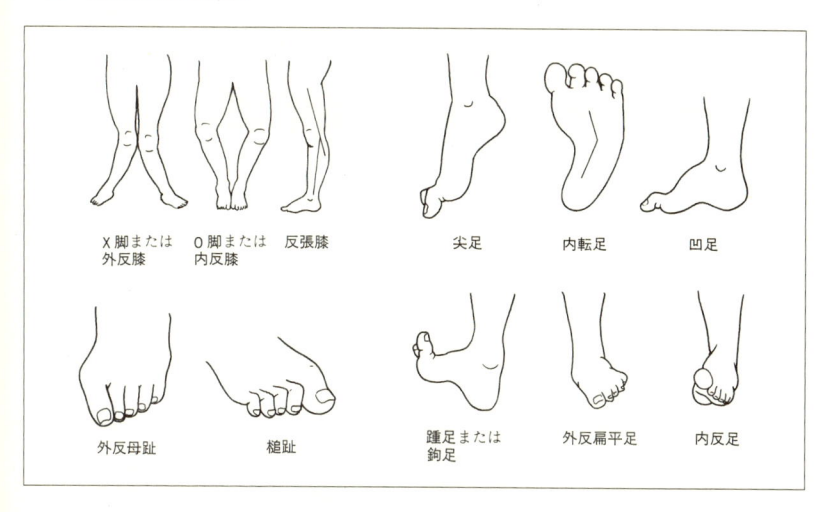

X脚または外反膝　O脚または内反膝　反張膝

尖足　内転足　凹足

外反母趾　槌趾　踵足または鉤足　外反扁平足　内反足

3 - 体幹の変形

1 姿勢の分類 (Staffel)

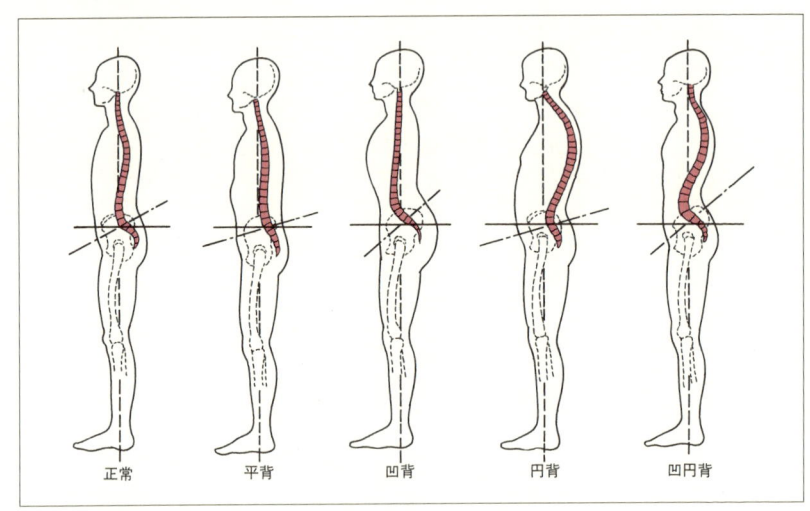

正常　　平背　　凹背　　円背　　凹円背

2 脊柱側彎

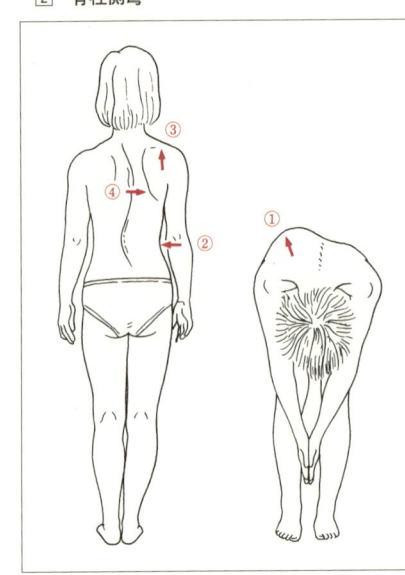

検診法

〈4つのチェックポイントと左右差の発見〉
① 前屈したときの肋骨隆起，腰の高さの左右差
② ウエストラインの左右差
③ 両肩の高さの左右差
④ 両肩甲骨の外観の左右差

2 - 末梢神経とその支配

1 - 末梢神経と支配筋

1 腕神経叢

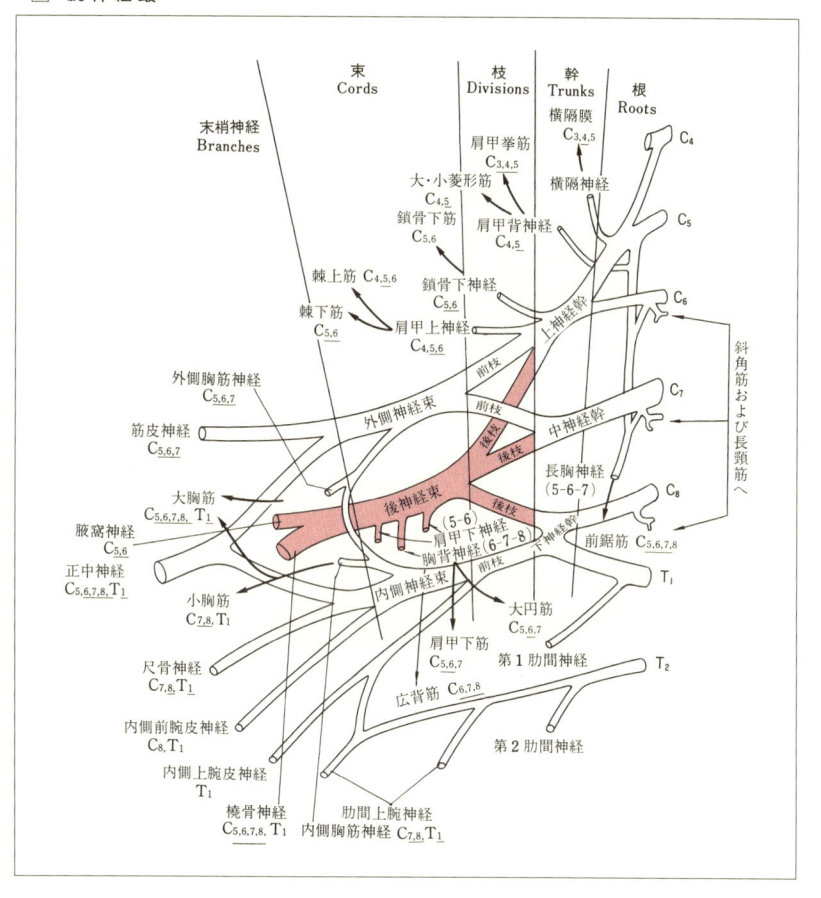

末梢神経 Branches / 束 Cords / 枝 Divisions / 幹 Trunks / 根 Roots

横隔膜 $C_{3,4,5}$
横隔神経
肩甲挙筋 $C_{3,4,5}$
大・小菱形筋 $C_{4,5}$
肩甲背神経 $C_{4,5}$
鎖骨下筋 $C_{5,6}$
棘上筋 $C_{4,5,6}$
鎖骨下神経 $C_{5,6}$
棘下筋 $C_{5,6}$
肩甲上神経 $C_{4,5,6}$
外側胸筋神経 $C_{5,6,7}$
外側神経束
筋皮神経 $C_{5,6,7}$
上神経幹
中神経幹
大胸筋 $C_{5,6,7,8},T_1$
後神経束
長胸神経 (5-6-7)
腋窩神経 $C_{5,6}$
(5-6)
肩甲下神経
正中神経 $C_{5,6,7,8},T_1$
胸背神経 (6-7-8)
前鋸筋 $C_{5,6,7,8}$
小胸筋 $C_{7,8},T_1$
内側神経束
大円筋 $C_{5,6,7}$
尺骨神経 $C_{7,8},T_1$
肩甲下筋 $C_{5,6,7}$
第1肋間神経
内側前腕皮神経 C_8,T_1
広背筋 $C_{6,7,8}$
第2肋間神経
内側上腕皮神経 T_1
橈骨神経 $C_{5,6,7,8},T_1$
肋間上腕神経
内側胸筋神経 $C_{7,8},T_1$

斜角筋および長頸筋へ

C_4 / C_5 / C_6 / C_7 / C_8 / T_1 / T_2

2 腋窩神経, 筋皮神経

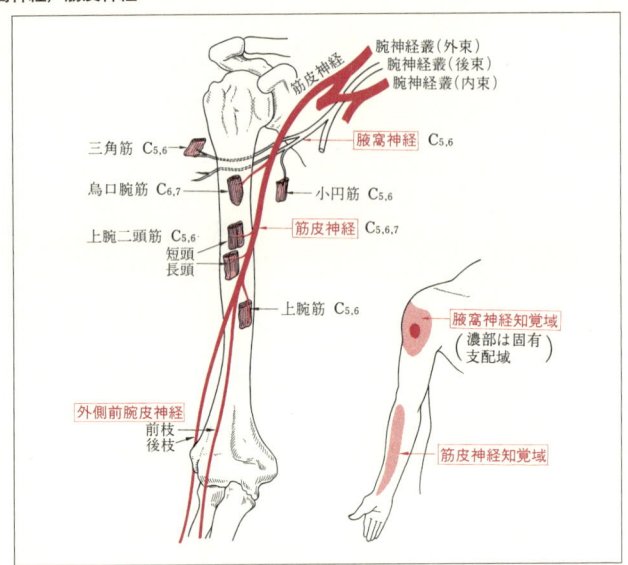

- 筋皮神経
- 腕神経叢(外束)
- 腕神経叢(後束)
- 腕神経叢(内束)
- 三角筋 $C_{5,6}$
- 烏口腕筋 $C_{6,7}$
- 腋窩神経 $C_{5,6}$
- 小円筋 $C_{5,6}$
- 上腕二頭筋 $C_{5,6}$
  - 短頭
  - 長頭
- 筋皮神経 $C_{5,6,7}$
- 上腕筋 $C_{5,6}$
- 腋窩神経知覚域（濃部は固有支配域）
- 外側前腕皮神経
  - 前枝
  - 後枝
- 筋皮神経知覚域

3 橈骨神経

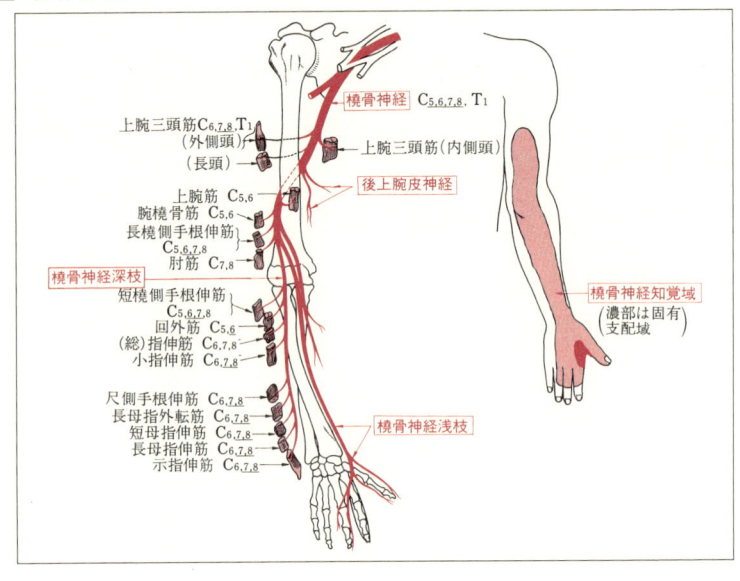

- 橈骨神経 $C_{5,6,7,8}, T_1$
- 上腕三頭筋 $C_{6,7,8}, T_1$
  - (外側頭)
  - (長頭)
- 上腕三頭筋(内側頭)
- 後上腕皮神経
- 上腕筋 $C_{5,6}$
- 腕橈骨筋 $C_{5,6}$
- 長橈側手根伸筋 $C_{5,6,7,8}$
- 肘筋 $C_{7,8}$
- 橈骨神経深枝
- 短橈側手根伸筋 $C_{5,6,7,8}$
- 回外筋 $C_{5,6}$
- (総)指伸筋 $C_{6,7,8}$
- 小指伸筋 $C_{6,7,8}$
- 尺側手根伸筋 $C_{6,7,8}$
- 長母指外転筋 $C_{6,7,8}$
- 短母指伸筋 $C_{6,7,8}$
- 長母指伸筋 $C_{6,7,8}$
- 示指伸筋 $C_{6,7,8}$
- 橈骨神経浅枝
- 橈骨神経知覚域（濃部は固有支配域）

第4章 リハビリテーション基礎学 85

4 正中神経

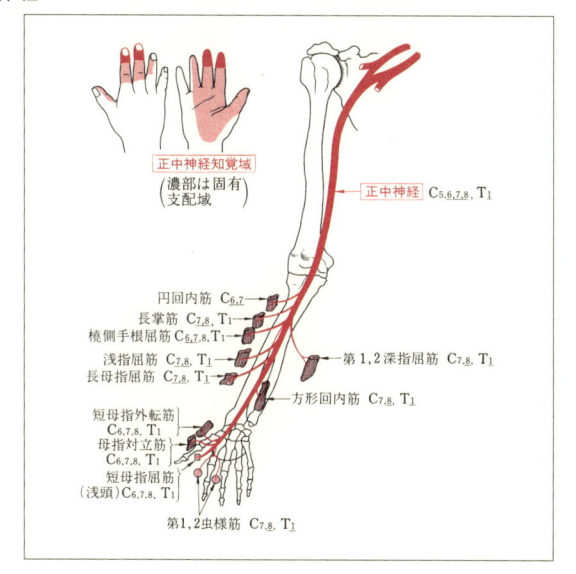

正中神経知覚域
(濃部は固有)
支配域

正中神経 $C_{5,6,7,8}, T_1$

円回内筋 $C_{6,7}$
長掌筋 $C_{7,8}, T_1$
橈側手根屈筋 $C_{6,7,8}, T_1$
浅指屈筋 $C_{7,8}, T_1$
長母指屈筋 $C_{7,8}, T_1$
第1,2深指屈筋 $C_{7,8}, T_1$
方形回内筋 $C_{7,8}, T_1$
短母指外転筋 $C_{6,7,8}, T_1$
母指対立筋 $C_{6,7,8}, T_1$
短母指屈筋(浅頭) $C_{6,7,8}, T_1$
第1,2虫様筋 $C_{7,8}, T_1$

5 尺骨神経

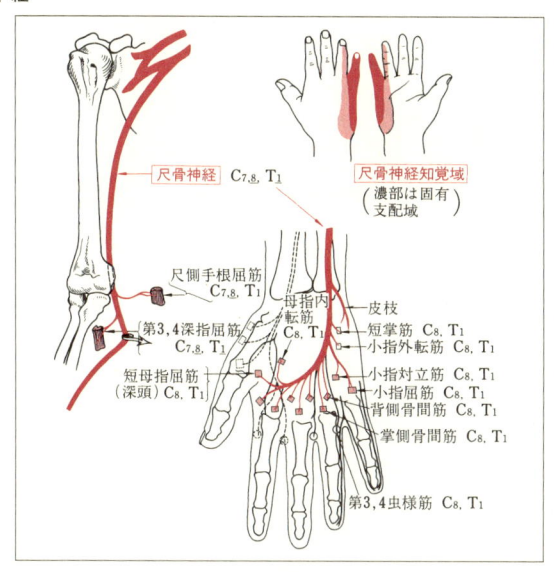

尺骨神経 $C_{7,8}, T_1$

尺骨神経知覚域
(濃部は固有)
支配域

尺側手根屈筋 $C_{7,8}, T_1$
第3,4深指屈筋 $C_{7,8}, T_1$
短母指屈筋(深頭) C_8, T_1
母指内転筋 C_8, T_1
皮枝
短掌筋 C_8, T_1
小指外転筋 C_8, T_1
小指対立筋 C_8, T_1
小指屈筋 C_8, T_1
背側骨間筋 C_8, T_1
掌側骨間筋 C_8, T_1
第3,4虫様筋 C_8, T_1

6 上殿神経, 下殿神経, 仙骨神経叢

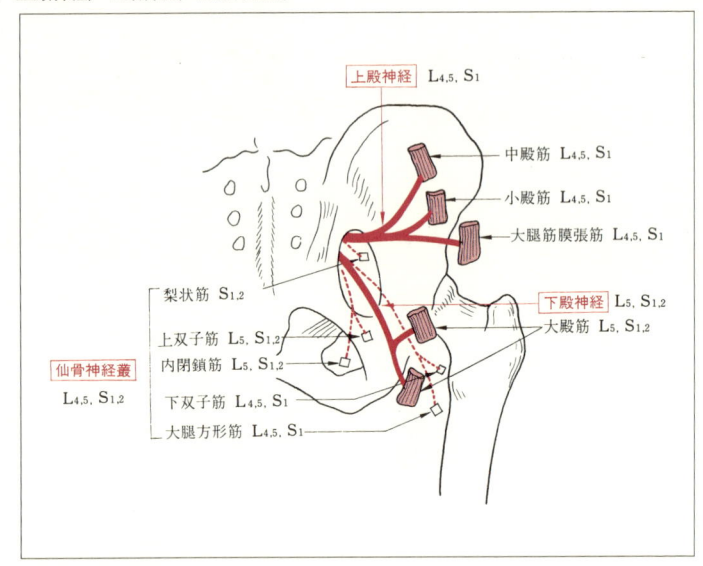

上殿神経 $L_{4,5}, S_1$

中殿筋 $L_{4,5}, S_1$
小殿筋 $L_{4,5}, S_1$
大腿筋膜張筋 $L_{4,5}, S_1$

下殿神経 $L_5, S_{1,2}$
大殿筋 $L_5, S_{1,2}$

仙骨神経叢 $L_{4,5}, S_{1,2}$
- 梨状筋 $S_{1,2}$
- 上双子筋 $L_5, S_{1,2}$
- 内閉鎖筋 $L_5, S_{1,2}$
- 下双子筋 $L_{4,5}, S_1$
- 大腿方形筋 $L_{4,5}, S_1$

7 大腿神経, 閉鎖神経

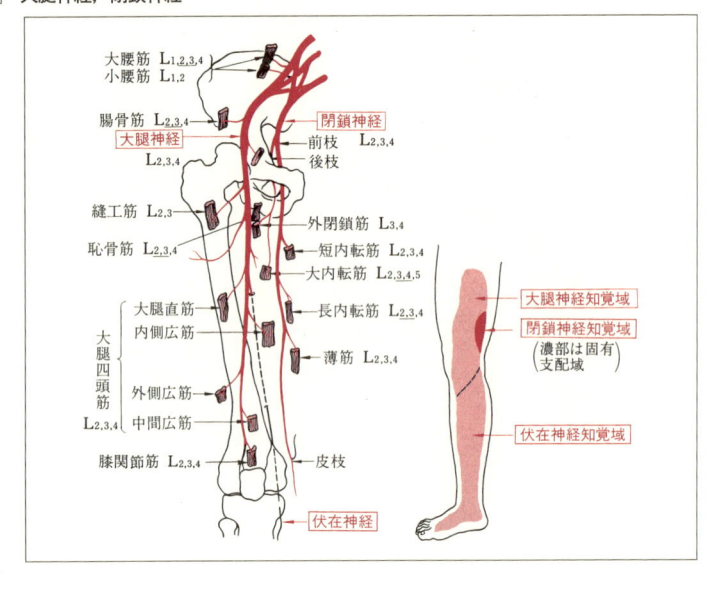

大腰筋 $L_{1,2,3,4}$
小腰筋 $L_{1,2}$
腸骨筋 $L_{2,3,4}$

閉鎖神経 $L_{2,3,4}$
- 前枝
- 後枝

大腿神経 $L_{2,3,4}$

縫工筋 $L_{2,3}$
恥骨筋 $L_{2,3,4}$

外閉鎖筋 $L_{3,4}$
短内転筋 $L_{2,3,4}$
大内転筋 $L_{2,3,4,5}$
長内転筋 $L_{2,3,4}$
薄筋 $L_{2,3,4}$

大腿四頭筋 $L_{2,3,4}$
- 大腿直筋
- 内側広筋
- 外側広筋
- 中間広筋

膝関節筋 $L_{2,3,4}$
皮枝

伏在神経

大腿神経知覚域
閉鎖神経知覚域
(濃部は固有支配域)
伏在神経知覚域

8 坐骨神経

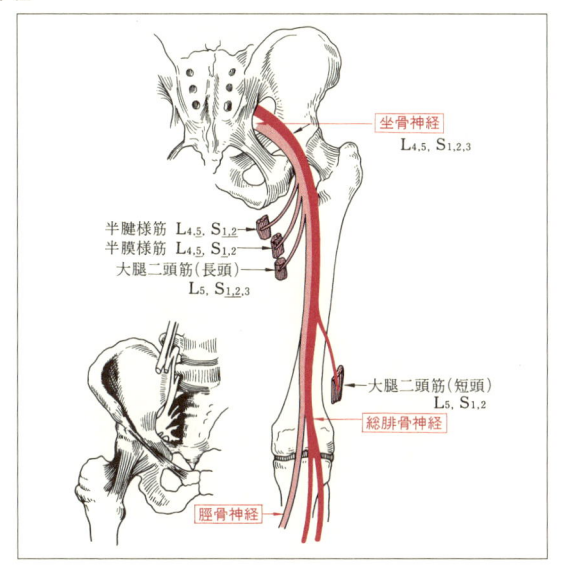

坐骨神経 $L_{4,5}, S_{1,2,3}$

半腱様筋 $L_{4,5}, S_{1,2}$
半膜様筋 $L_{4,5}, S_{1,2}$
大腿二頭筋（長頭）
$L_5, S_{1,2,3}$

大腿二頭筋（短頭）
$L_5, S_{1,2}$

総腓骨神経

脛骨神経

9 腓骨神経

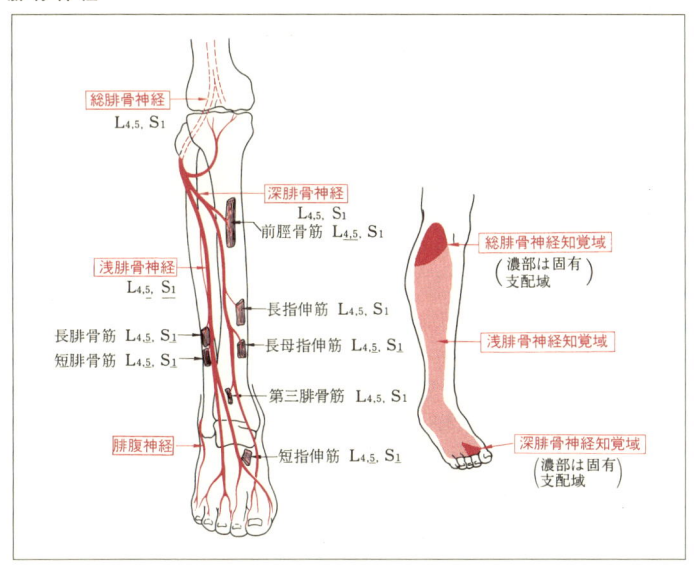

総腓骨神経 $L_{4,5}, S_1$

深腓骨神経 $L_{4,5}, S_1$
前脛骨筋 $L_{4,5}, S_1$

浅腓骨神経 $L_{4,5}, S_1$

長指伸筋 $L_{4,5}, S_1$
長母指伸筋 $L_{4,5}, S_1$

長腓骨筋 $L_{4,5}, S_1$
短腓骨筋 $L_{4,5}, S_1$

第三腓骨筋 $L_{4,5}, S_1$

腓腹神経

短指伸筋 $L_{4,5}, S_1$

総腓骨神経知覚域
（濃部は固有支配域）

浅腓骨神経知覚域

深腓骨神経知覚域
（濃部は固有支配域）

10 脛骨神経

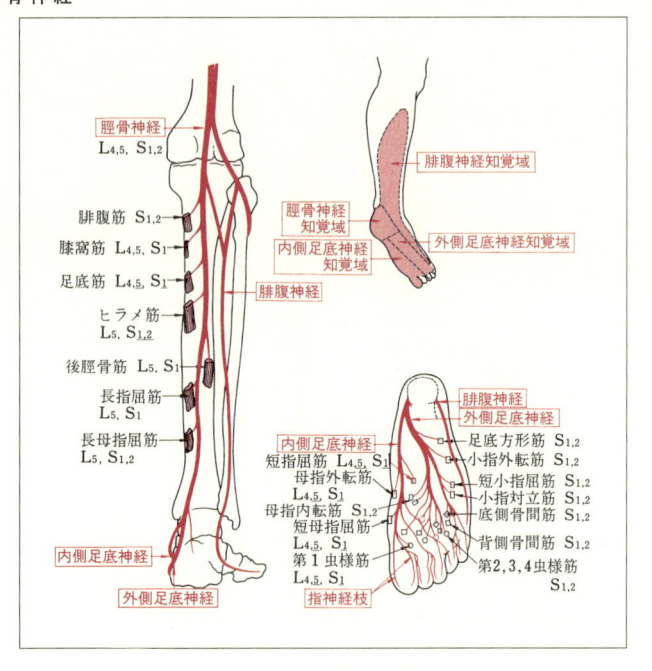

脛骨神経 $L_{4,5}, S_{1,2}$

腓腹筋 $S_{1,2}$
膝窩筋 $L_{4,5}, S_1$
足底筋 $L_{4,5}, S_1$
ヒラメ筋 $L_5, S_{1,2}$
後脛骨筋 L_5, S_1
長指屈筋 L_5, S_1
長母指屈筋 $L_5, S_{1,2}$

内側足底神経
外側足底神経

腓腹神経知覚域
脛骨神経知覚域
内側足底神経知覚域
外側足底神経知覚域

腓腹神経

腓腹神経
外側足底神経
内側足底神経
短指屈筋 $L_{4,5}, S_1$
母指外転筋 $L_{4,5}, S_1$
母指内転筋 $S_{1,2}$
短母指屈筋 $L_{4,5}, S_1$
第1虫様筋 $L_{4,5}, S_1$
指神経枝

足底方形筋 $S_{1,2}$
小指外転筋 $S_{1,2}$
短小指屈筋 $S_{1,2}$
小指対立筋 $S_{1,2}$
底側骨間筋 $S_{1,2}$
背側骨間筋 $S_{1,2}$
第2,3,4虫様筋 $S_{1,2}$

2 - 皮膚知覚神経の分布図

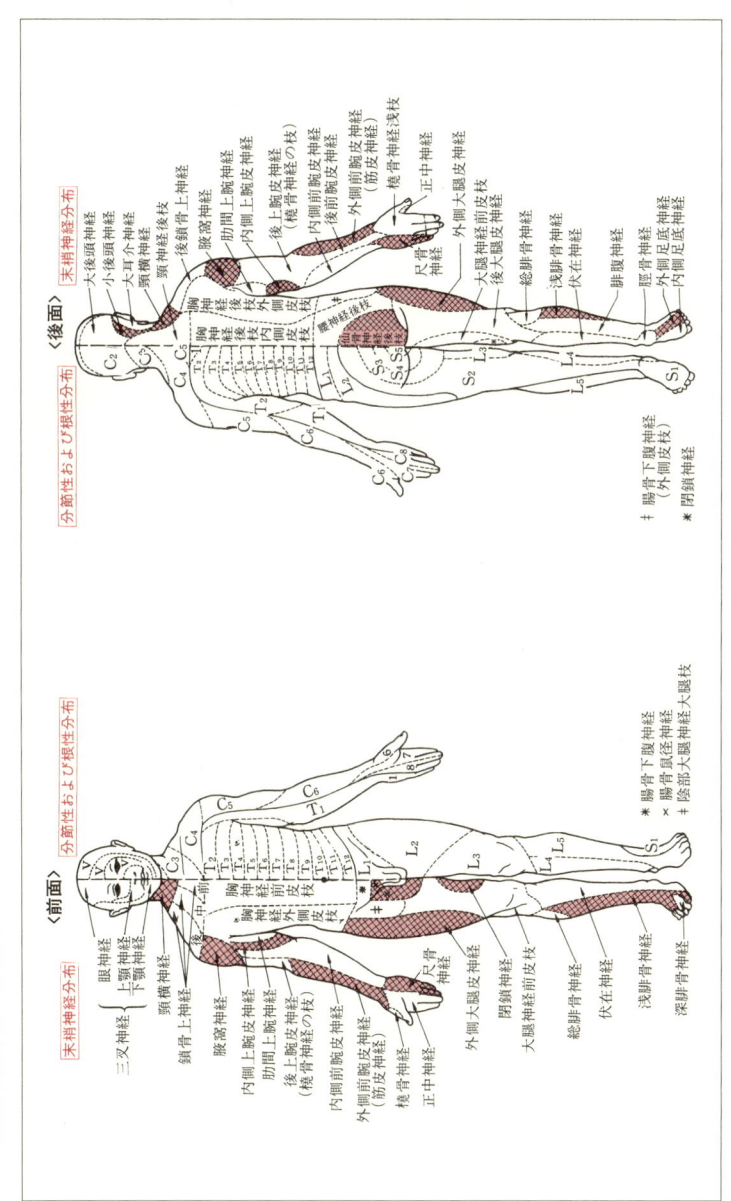

〈前面〉

末梢神経分布
- 三叉神経 { 眼神経 / 上顎神経 / 下顎神経 }
- 頚横神経
- 鎖骨上神経
- 腋窩神経
- 内側上腕皮神経
- 肋間上腕皮神経
- 後上腕皮神経（橈骨神経の枝）
- 内側前腕皮神経
- 外側前腕皮神経（筋皮神経）
- 橈骨神経
- 正中神経
- 尺骨神経
- 腸骨下腹神経
- 閉鎖神経
- 外側大腿皮神経
- 大腿神経前皮枝
- 総腓骨神経
- 伏在神経
- 浅腓骨神経
- 深腓骨神経

分節性および根性分布

* 腸骨下腹神経
× 腸骨鼡径神経
† 陰部大腿神経大腿枝

〈後面〉

末梢神経分布
- 大後頭神経
- 小後頭神経
- 大耳介神経
- 頚横神経
- 頚神経後枝
- 腋窩神経
- 鎖骨上神経
- 肋間上腕皮神経
- 内側上腕皮神経
- 後上腕皮神経（橈骨神経の枝）
- 内側前腕皮神経
- 外側前腕皮神経（筋皮神経）
- 橈骨神経浅枝
- 尺骨神経
- 正中神経
- 大腿神経前皮枝
- 後大腿皮神経
- 総腓骨神経
- 浅腓骨神経
- 伏在神経
- 腓腹神経
- 脛骨神経
- 外側足底神経
- 内側足底神経

分節性および根性分布

† 腸骨下腹神経（外側枝）
* 閉鎖神経

(Chusid, J.G. & McDonald, J.J.: Correlative neuroanatomy and functional neurology. Lange, 1967.)

3 - 中枢神経とその機能

1 - 大脳皮質の機能局在

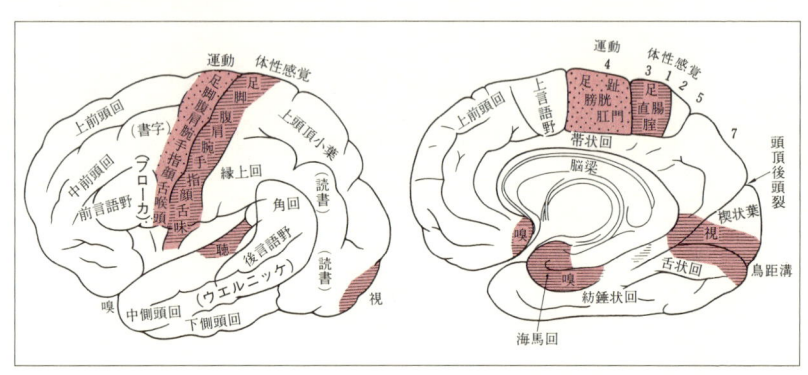

(市岡正道：生理学提要．南江堂，1969, p. 225.)

2 - 脳神経障害と症状

	運動系症状	知覚系，その他の症状
I．嗅神経		嗅覚低下・消失
II．視神経		視力障害，視野異常，対光反射消失，乳頭浮腫，視神経萎縮
III．動眼神経	眼球上・下・内方運動障害，眼瞼下垂，瞳孔散大，対光反射消失	
IV．滑車神経	眼球内下方運動障害	
V．三叉神経	咬筋萎縮，開口時下顎の麻痺側偏位，下顎反射消失	顔面知覚障害，顔面疼痛，角膜反射消失
VI．外転神経	眼球外転障害	
VII．顔面神経	鼻唇溝浅い，額の皺よせ不能，閉眼不能，聴力障害	味覚障害（舌前2/3），唾液分泌障害，涙分泌障害
VIII．内耳神経		聴力障害，めまい，平衡異常
IX．舌咽神経	嚥下障害	
X．迷走神経	発声障害，構音障害，軟口蓋運動障害，カーテン徴候陽性，咽頭反射消失，口蓋反射消失	
XI．副神経	胸鎖乳突筋および僧帽筋上部の萎縮	
XII．舌下神経	舌の萎縮，線維束攣縮，舌の偏位	

4 - 脊髄と神経伝導路

1 - 脊　　髄

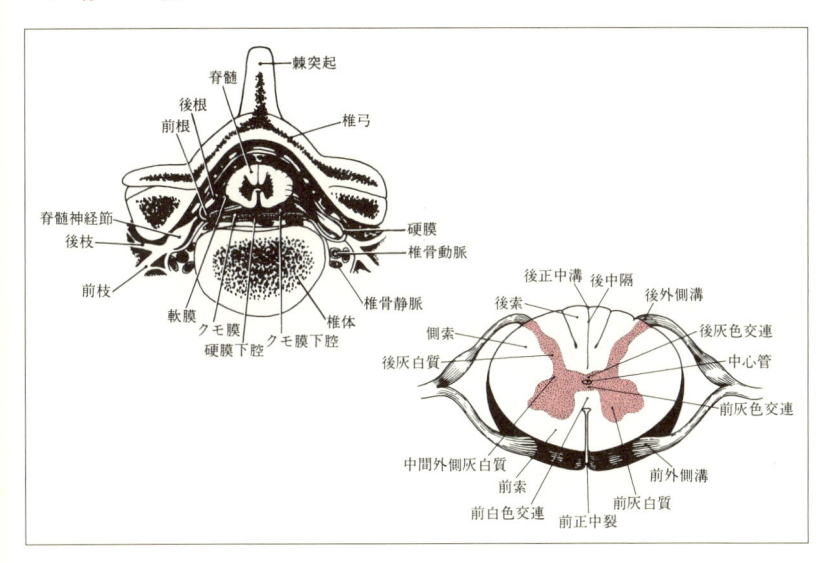

棘突起
脊髄
後根
前根
椎弓
脊髄神経節
後枝
前枝
硬膜
椎骨動脈
椎骨静脈
椎体
軟膜
クモ膜
硬膜下腔　クモ膜下腔

後正中溝　後中隔　後外側溝
後索
側索
後灰白質
後灰色交連
中心管
前灰色交連
中間外側灰白質
前索
前外側溝
前白色交連
前灰白質
前正中裂

2 - 脊髄神経路

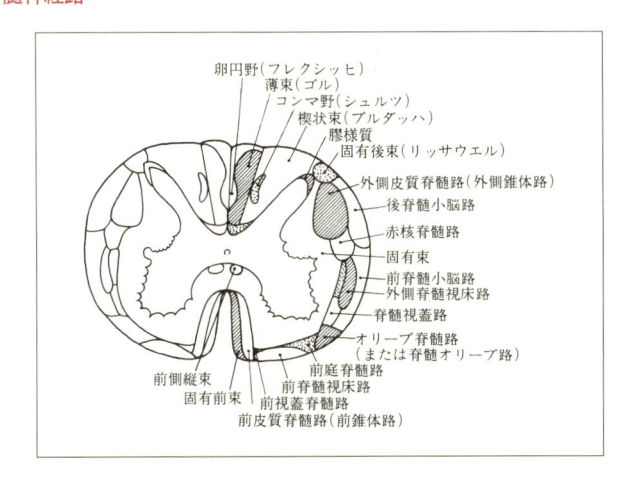

卵円野（フレクシッヒ）
薄束（ゴル）
コンマ野（シュルツ）
楔状束（ブルダッハ）
膠様質
固有後束（リッサウエル）
外側皮質脊髄路（外側錐体路）
後脊髄小脳路
赤核脊髄路
固有束
前脊髄小脳路
外側脊髄視床路
脊髄視蓋路
オリーブ脊髄路（または脊髄オリーブ路）
前庭脊髄路
前側縦束
固有前束
前脊髄視床路
前視蓋脊髄路
前皮質脊髄路（前錐体路）

3 - 触覚および圧覚神経伝導路

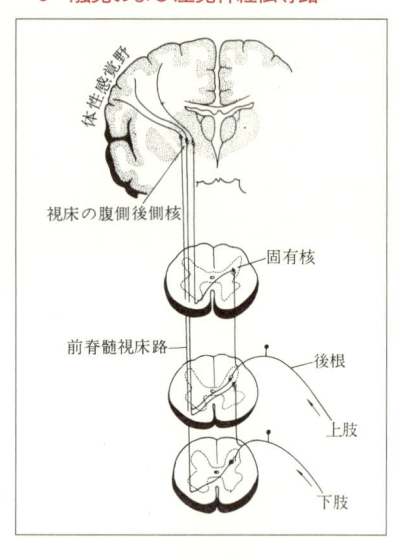

- 体性感覚野
- 視床の腹側後側核
- 固有核
- 前脊髄視床路
- 後根
- 上肢
- 下肢

5 - 固有感覚・立体覚神経伝導路

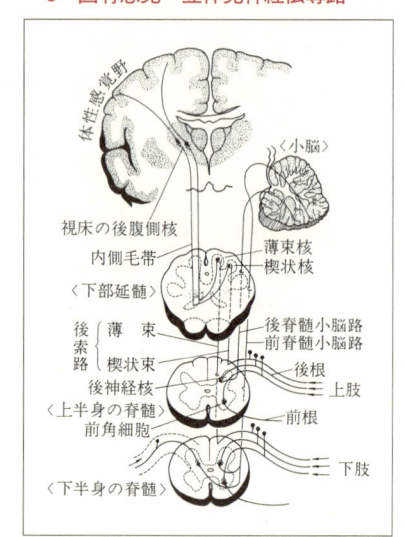

- 体性感覚野
- 〈小脳〉
- 視床の後腹側核
- 薄束核
- 内側毛帯
- 楔状核
- 〈下部延髄〉
- 後脊髄｜薄束
- 索路｜楔状束
- 後脊髄小脳路
- 前脊髄小脳路
- 後根
- 後神経核
- 上肢
- 〈上半身の脊髄〉
- 前根
- 前角細胞
- 〈下半身の脊髄〉
- 下肢

4 - 痛覚および温度覚神経伝導路

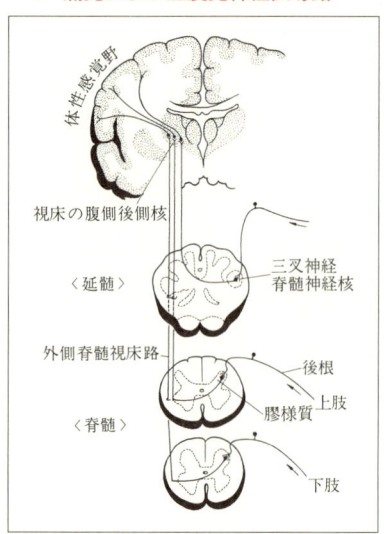

- 体性感覚野
- 視床の腹側後側核
- 〈延髄〉
- 三叉神経脊髄神経核
- 外側脊髄視床路
- 後根
- 上肢
- 膠様質
- 〈脊髄〉
- 下肢

6 - 錐体路

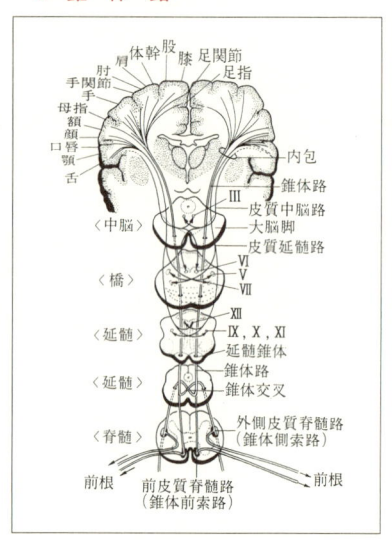

- 肩 体幹 股 膝 足関節
- 肘 足指
- 手関節
- 手
- 母指
- 額
- 顔
- 口
- 唇
- 顎
- 舌
- 内包
- 錐体路
- III
- 皮質中脳路
- 〈中脳〉
- 大脳脚
- 皮質延髄路
- 〈橋〉
- VI
- V
- VII
- XII
- 〈延髄〉
- IX, X, XI
- 延髄錐体
- 錐体路
- 〈延髄〉
- 錐体交叉
- 〈脊髄〉
- 外側皮質脊髄路（錐体側索路）
- 前根
- 前皮質脊髄路（錐体前索路）
- 前根

7 - 錐体路障害と錐体外路障害の鑑別

	錐 体 路 性	錐 体 外 路 性
筋トーヌス亢進 特　徴 分　布	spasticity (clasp-knife phenomenon) ⎰ 上肢では屈筋 ⎱ 下肢では伸筋	rigidity (cog-wheel rigidity) 四肢，体幹すべての筋
不 随 意 運 動	（−）	（＋）
腱　反　射	亢　進	正常または軽度亢進
Babinski 徴候	（＋）	（−）
運 動 麻 痺	（＋）	（−）または軽度（＋）

(田崎義昭・斉藤佳雄：ベッドサイドの神経の診かた．南山堂，1972.)

8 - 痙性麻痺と弛緩性麻痺との鑑別診断

障害部位	麻痺の特徴	症　状	変性疾患	炎症性疾患
第1ノイロン （上位）	痙　性	受動運動の障害ないし停止 反射亢進 病的反射の出現 筋萎縮の欠如 電気的興奮性変化の欠如 筋束性攣縮ないし筋線維性攣縮の欠如	痙性脊髄性麻痺	脳　　炎
第2ノイロン （下位）	弛 緩 性	受動運動の正常ないし軽度の減弱 筋緊張の低下ないし消失 反射の低下ないし欠如 病的反射の欠如 筋肉の変性萎縮 電気的興奮性の変化 筋線維性ないし筋束性攣縮の出現	進行性脊髄性筋 萎縮症 乳児型脊髄性筋 萎縮症 進行性球麻痺	ポ リ オ 脳脊髄梅毒
第1および 第2ノイロン	痙性および 弛緩性	初期は痙性麻痺（痙性脊髄性麻痺に類似） 初期の筋萎縮性型 球麻痺（弛緩性不全麻痺，腱反射の亢進， 　電気的興奮性の変化，筋束性攣縮）	筋萎縮性側索硬 化症の遺伝型	筋萎縮性側 索硬化症の 外因型 ⎰ 先天性 ⎱ ⎱ 梅　毒 ⎰

(加藤寿一：小児の四肢麻痺．治療，**55**：510，1973.)

5 - 神経生理学　neurophysiology

1 - 反射中枢（表在反射と深部反射）

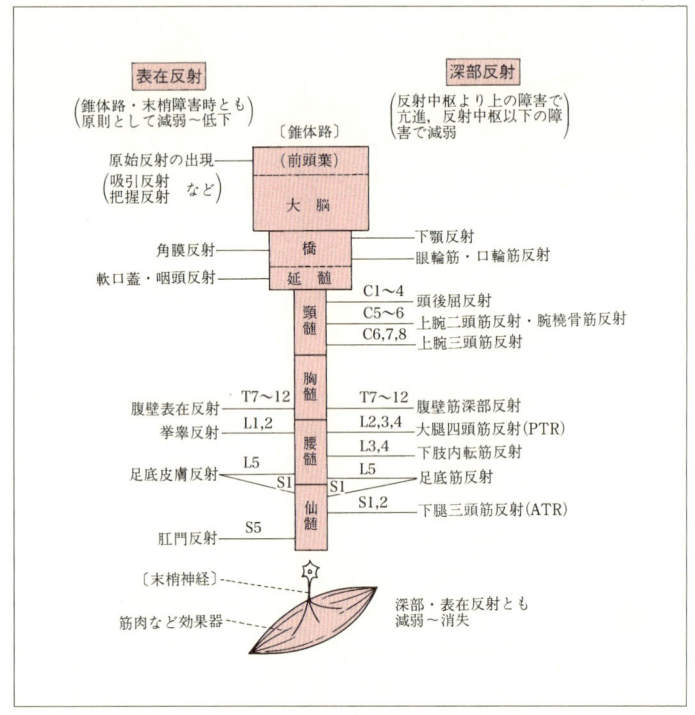

表在反射
（錐体路・末梢障害時とも原則として減弱～低下）

深部反射
（反射中枢より上の障害で亢進，反射中枢以下の障害で減弱）

〔錐体路〕

原始反射の出現
（吸引反射・把握反射 など）————（前頭葉）大脳

角膜反射————橋————下顎反射
　　　　　　　　　　　眼輪筋・口輪筋反射
軟口蓋・咽頭反射————延髄

頸髄
　C1～4　頭後屈反射
　C5～6　上腕二頭筋反射・腕橈骨筋反射
　C6,7,8　上腕三頭筋反射

胸髄

腹壁表在反射————T7～12　　T7～12　腹壁筋深部反射
挙睾反射————L1,2　　L2,3,4　大腿四頭筋反射（PTR）
　　　　　　腰髄　　L3,4　下肢内転筋反射
足底皮膚反射————L5　　L5　足底筋反射
　　　　　　　　S1　　S1,2　下腿三頭筋反射（ATR）
仙髄
肛門反射————S5

〔末梢神経〕
筋肉など効果器　　深部・表在反射とも減弱～消失

（島田康夫・中西孝雄：反射異常出現の組合せと神経疾患の部位診断．治療，**56**：1633，1974．一部改変）

2 - α 運動系と γ 運動系

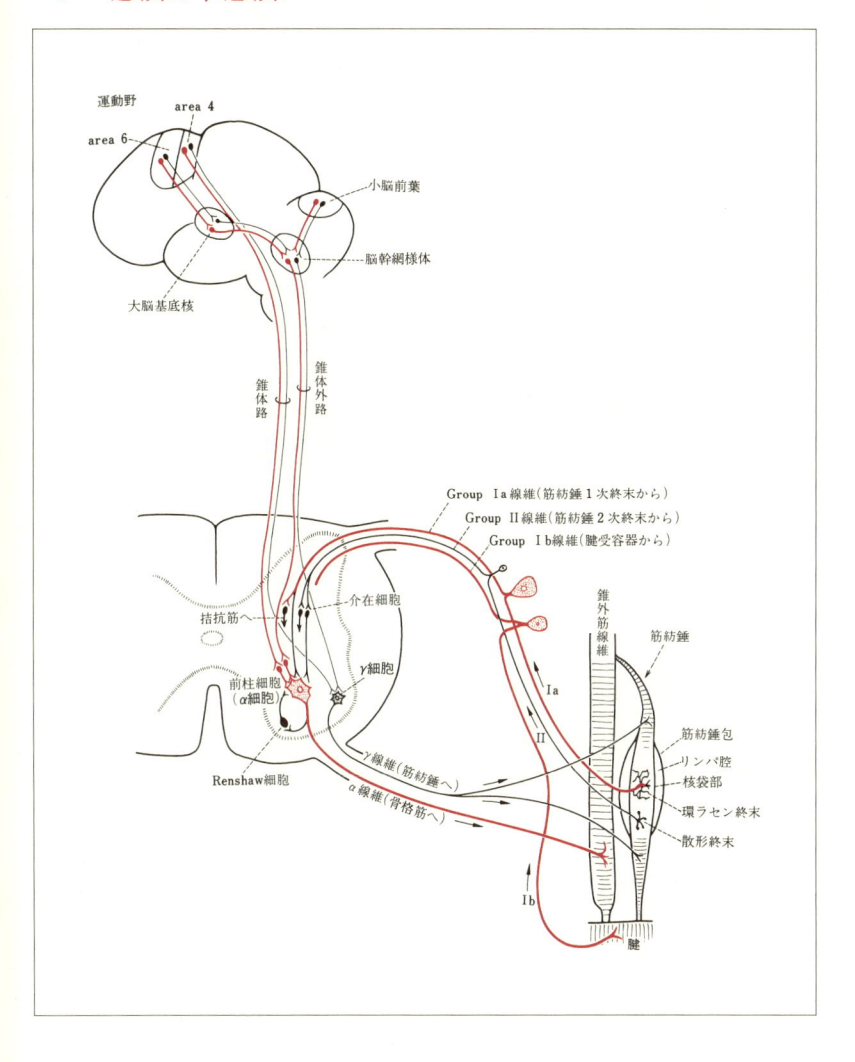

運動野 area 4
area 6
小脳前葉
大脳基底核
脳幹網様体
錐体路
錐体外路

Group Ia 線維（筋紡錘 1 次終末から）
Group II 線維（筋紡錘 2 次終末から）
Group Ib 線維（腱受容器から）

拮抗筋へ
介在細胞
γ細胞
前柱細胞（α細胞）
Renshaw 細胞
γ線維（筋紡錘へ）
α線維（骨格筋へ）

錐外筋線維
筋紡錘
筋紡錘包
リンパ腔
核袋部
環ラセン終末
散形終末
腱

Ia
II
Ib

3 - 基本的共同運動 (synergy) パターン

		屈筋共同運動	伸筋共同運動
上肢	肩甲帯	挙上と伸展	屈
	肩関節	屈曲・外転・外旋	伸展・内転・内旋
	肘関節	屈 曲	伸 展
	前 腕	回 外	回 内
	手関節*	掌屈・尺屈	背屈・橈屈
	手 指*	屈 曲	伸 展
下肢	股関節	屈曲・外転・外旋	伸展・内転・内旋
	膝関節	屈 曲	伸 展
	足関節	背屈・内がえし**	底屈・内がえし**
	足 指	伸 展	屈曲 (clawing)
骨盤帯		挙 上	

*手関節と手指のパターンは個人差が大きい。ここでは比較的多い型を示した.
**内がえしはどちらのパターンでも起こる. 外反が共同運動として起こることはない.

4 - 連合反応　associated reaction

1. 対側性連合反応
   (contralateral associated reactions)
   A. 上肢―対称性*
      健肢の屈曲→患肢の屈曲
      健肢の伸展→患肢の伸展
   B. 下肢
      1) 内外転・内外旋については対称性
                              (Raimiste の現象)
         健肢の内転→患肢の内転 (と内旋)
         健肢の外転→患肢の外転 (と外旋)
      2) 屈伸に関しては相反性*
         健肢の屈曲→患肢の伸展
         健肢の伸展→患肢の屈曲
2. 同側性連合反応
   (homolateral associated reactions) 主に同種*
   上肢の屈曲→下肢の屈曲
   下肢の伸展→上肢の伸展，など

*例外もけっして少なくない.

5 - 姿勢反射　postural reflex

1 姿勢反射 (Monnier による)

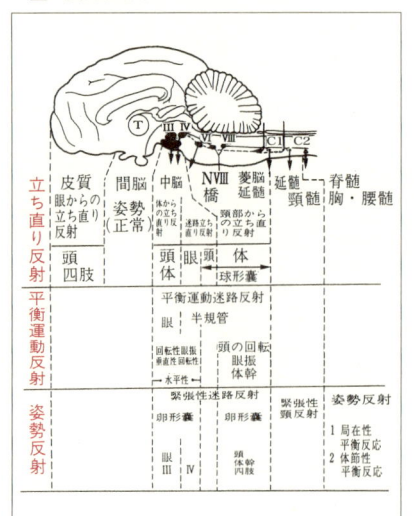

	皮質	間脳	中脳	N VIII 橋	菱脳 延髄	延髄 頚髄	脊髄 胸・腰髄
	眼からの立ち直り反射	姿勢正常	頚からの立ち直り反射 頭部からの立ち直り反射				
立ち直り反射	頭 四肢		頭 体	眼	頭 体	球形嚢	
平衡運動反射			平衡運動迷路反射				
			眼	半規管			
				回転性眼振垂直性眼振 水平性	頭の回転眼振体幹		
姿勢反射				緊張性迷路反射		緊張性頚反射	姿勢反射
				卵形嚢		卵形嚢	1 局在性平衡反応 2 体節性平衡反射
				眼 III IV		頭 体 幹 四肢	

2 姿勢反射

A 緊張性頚反射 (TNR) ――上部頚髄―脳幹レベル
   1) 非対称性緊張性頚反射 (ATNR) ――
      頚部の捻転→顔の向いた側の上下肢の伸筋優位
              →反対側の屈筋優位
   2) 対称性緊張性頚反射 (STNR)
      (1) 頚の屈曲→上肢屈筋優位
              下肢伸筋優位
      (2) 頚の伸展→上肢伸筋優位
              下肢屈筋優位
B 緊張性迷路反射 (TLR) ――脳幹レベル
   (1) 背臥位→上下肢伸筋優位
   (2) 腹臥位→上下肢屈筋優位
C 緊張性腰反射 (tonic lumbar reflex)
         (島本・時実――脊髄レベル?)
   上半身を右に捻転したとき
   (1) 右→上肢屈筋優位
       下肢伸筋優位
   (2) 左→上肢伸筋優位
       下肢屈筋優位
D その他
   (1) 側臥位→上位側の上下肢の屈筋優位
              →下位側の上下肢の伸筋優位
   (2) 立　位→上肢屈筋優位
              →下肢伸筋優位

6-運動学　kinesiology

1-筋の作用

1 上肢の筋

<table>
<tr><th colspan="2">筋名</th><th>支配神経(N)(レベル)</th><th colspan="2">筋の作用</th></tr>
<tr><td rowspan="9">肩・肩甲部</td><td rowspan="2">大胸筋</td><td rowspan="2">内側・外側胸筋N
(C5, 6, 7, 8, T1)</td><td>鎖骨部</td><td>①肩関節の屈曲
②肩関節の水平屈曲
③肩関節の内旋・内転</td></tr>
<tr><td>胸骨部</td><td>①肩関節の水平屈曲
②肩関節の内旋・内転
③上部線維：肩関節屈曲をある程度補助
④下部線維：肩関節屈曲位よりの伸展（中間位まで）</td></tr>
<tr><td>小胸筋</td><td>内側胸筋N (C8, T1)</td><td colspan="2">肩甲骨の引き下げ・肩甲骨の下方回旋を補助</td></tr>
<tr><td>胸鎖乳突筋</td><td>副N (C2, 3)</td><td colspan="2">下部を固定したとき { 頸椎の反対側への回旋
　　　　　　　　　頸椎の同側への側屈
頭部を固定したとき…鎖骨と胸骨を上げることによって，呼吸の補助筋となる</td></tr>
<tr><td>鎖骨下筋</td><td>鎖骨下N (C5, 6)</td><td colspan="2">①鎖骨の胸骨端を一定の場所に保持する
②鎖骨をわずかに引き下げる。また鎖骨が挙上する際には第１肋骨の挙上を補助する
③鎖骨骨折のとき骨片が鎖骨下動脈を損傷するのを防ぐ</td></tr>
<tr><td>僧帽筋</td><td>副N (C3, 4)</td><td colspan="2">(1)上部：両側一緒で { ①肩甲骨を固定したとき頸椎を後屈
　　　　　　　　　　②頭部を固定したとき肩甲を挙上する
　　　　　　片側のみで { ①頸椎の同側への側屈，反対側への回旋
　　　　　　　　　　　②肩甲骨の上方回旋
(2)中部：肩甲骨の伸展
(3)下部：肩甲骨の上方回旋と伸展</td></tr>
<tr><td>肩甲挙筋</td><td>肩甲背N (C4, 5)</td><td colspan="2">肩甲骨の下方向回旋と伸展</td></tr>
<tr><td>大・小菱形筋</td><td>肩甲背N (C5)</td><td colspan="2">肩甲骨の伸展と下方回旋</td></tr>
<tr><td>前鋸筋</td><td>長胸N (C5, 6, 7)</td><td colspan="2">①肩甲骨の上方回旋と屈曲
②肩甲骨を固定すると肋骨を持ち上げるので呼吸筋としても働く</td></tr>
</table>

	筋 名	支配神経(N)(レベル)	筋の作用
肩・肩甲部	三角筋	腋窩N (C5, 6)	(1)前部線維 ①肩関節の屈曲 ②肩関節の内旋 ③肩関節の水平屈曲 ④前部と後部線維の下部は肩関節の抵抗にさからっての内転に働く (2)中部線維：肩関節の外転 (3)後部線維 ①肩関節の伸展 ②肩関節の外旋 ③肩関節の水平伸展 ④前・後部線維の下部は肩関節の抵抗にさからっての内転に働く
	棘上筋	肩甲上N (C5, 6)	①肩関節の外転 ②上腕骨頭を肩甲骨窩に保持する(回旋筋腱板)
	棘下筋	肩甲上N (C5, 6)	①肩関節の外旋 ②上腕骨頭を肩甲骨窩に保持する(回旋筋腱板)
	小円筋	腋窩N (C5, 6)	①肩関節の外旋 ②上腕骨頭を肩甲骨窩に保持する(回旋筋腱板)
	大円筋	肩甲下N (C5, 6)	①肩関節の内旋 ②肩関節の伸展 ③肩関節の軽度の内転
	肩甲下筋	肩甲下N (C5, 6)	①肩関節の内旋 ②肩関節の内転 ③肩関節の伸展 ④上腕骨頭を肩甲骨窩に保持する(回旋筋腱板)
上腕部	上腕二頭筋	筋皮N (C5, 6)	①肘関節の屈曲 ②前腕の回外 ③肩関節の屈曲 ④肩関節を外旋すると長頭は外転補助
	烏口腕筋	筋皮N (C5, 6)	①肩関節の屈曲 ②肩関節の内転 ③肩関節の内旋
	上腕筋	筋皮N (C5,6), 橈骨(C5,6)	肘関節の屈曲
	上腕三頭筋	橈骨N (C7, 8)	①肘関節の伸展 ②長頭は肩関節の伸展および内転
	肘筋	橈骨N (C7, 8)	①肘関節の伸展（わずかに） ②前腕の回内（わずかに）

	筋 名	支配神経(N)(レベル)	筋の作用
前腕屈筋群	円回内筋	正中N (C5, 6, 7)	①前腕の回内 ②肘関節の屈曲（弱い）
	長掌筋	正中N (C7, 8)	①手関節の掌屈 ②手掌にくぼみをつくる ③前腕の回内を補助
	橈側手根屈筋	正中N (C6, 7)	①手関節の掌屈，軽度の橈側屈曲 ②前腕の回内を補助
	尺側手根屈筋	尺骨N (C8, T1)	手関節の掌屈と尺側屈曲
	浅指屈筋	正中N (C7, 8, T1)	①指の PIP 関節の屈曲 ②二次的に MP 関節屈曲と手関節掌屈
	深指屈筋	I，II：正中N (C8, T1) III，IV：尺骨N (C8, T1)	①指の DIP 関節の屈曲 ②二次的に PIP 関節，MP 関節の屈曲および手関節の掌屈
	(手の)長母指屈筋	正中N (C8, T1)	①母指の IP 関節の屈曲 ②二次的に母指の MP 関節および手関節の掌屈
	方形回内筋	正中N (C7, 8, T1)	前腕の回内筋
前腕伸筋群	腕橈骨筋	橈骨N (C5, 6)	①肘関節の屈曲 ②回内位の前腕を中間位まで回外 ③回外位の前腕を中間位まで回内
	長橈側手根伸筋	橈骨N (C5, 6, 7)	①手関節を背屈し橈側へ屈曲 ②肘関節の屈曲（弱い） ③前腕の回外
	短橈側手根伸筋	橈骨N (C5, 6, 7)	①手関節の純粋な背屈 ②肘関節の屈曲 ③前腕の回外
	(総)指伸筋	橈骨N (C6, 7, 8)	①指の MP 関節および IP 関節の伸展 ②二次的に手関節の背屈
	小指伸筋	橈骨N (C6, 7, 8)	小指の伸展および外転
	尺側手根伸筋	橈骨N (C6, 7, 8)	手関節の背屈と尺側屈曲
	回外筋	橈骨N (C5, 6)	前腕の回外
	長母指外転筋	橈骨N (C6, 7)	①母指の MP を掌側外転 ②手関節の掌屈と橈側屈曲
	(手の)短母指伸筋	橈骨N (C6, 7)	①母指の MP 関節の伸展 ②手関節の橈側屈曲の補助

	筋 名	支配神経(N)(レベル)	筋の作用
前腕伸筋群	(手の)長母指伸筋	橈骨N (C7, 8)	①母指のIP関節の伸展 ②二次的に母指のMP関節の伸展 ③手関節の伸展を補助
	示指伸筋	橈骨N (C7, 8)	①示指の伸筋 ②示指の内転
手の固有筋	短母指外転筋	正中N (C8, T1)	手掌に対し母指を45°方向に外転
	母指対立筋	正中N (C8, T1)	第1中手骨を対立(回旋, 外転, 屈曲)
	(手の)短母指屈筋	浅:正中N (C8, T1) 深:尺骨N (C8, T1)	①母指のMP関節の屈曲 ②母指の内転の補助
	(手の)母指内転筋	尺骨N (C8, T1)	①母指の掌側内転 ②母指のMP関節の屈曲を補助
	短掌筋	尺骨N (C8, T1)	手掌の尺側皮膚を中央に引き寄せる. すなわち小指球を大きくする
	(手の)小指外転筋	尺骨N (C8, T1)	①小指の外転 ②小指のMP関節の屈曲を補助
	(手の)短小指屈筋	尺骨N (C8, T1)	小指の屈曲
	小指対立筋	尺骨N (C8, T1)	第5中手骨を回旋, 外転, 屈曲し, 母指の方に向かって対立
	(手の)虫様筋	I, II:正中N (C8, T1) III・IV:尺骨N (C8, T1)	MP関節の屈曲とIP関節の伸展
	(手の)背側骨間筋	尺骨N (C8, T1)	①中指から他の指を外転させる ②MP関節の屈曲とIP関節の伸展を補助
	掌側骨間筋	尺骨N (C8, T1)	示指, 環指, 小指を中指に向かって内転 MP関節の屈曲とIP関節の伸展を補助

2 下肢の筋

	筋 名	支配神経(N)(レベル)	筋の作用
大腿部(前面)	縫工筋	大腿N (L2, 3, 4)	①股関節の屈曲 ②膝関節の屈曲 ③股関節の外転 ④股関節の外旋
	腸腰筋	腸骨筋:大腿N (L2, 3) 大腰筋:腰神経叢 (L2, 3)	(1)股関節の屈曲 (2)足が接地していない場合 ①股関節の外旋(軽度) ②股関節の内転(軽度)

	筋 名	支配神経(N)(レベル)	筋の作用
大腿部（前面）	小腰筋	腰神経叢 (L1, 2)	骨盤の上方回旋を補助
	恥骨筋	大腿N (L2, 3)	①股関節の屈曲 ②股関節の内転 ③股関節の外旋
	大腿四頭筋	大腿N (L2, 3, 4)	①膝関節の伸展 ②大腿直筋は股関節を屈曲
	大腿筋膜張筋	上殿N (L4, 5, S1)	①股関節の屈曲 ②股関節の内旋 ③股関節の外転 ④膝関節の伸展を維持する
大腿部（内転筋群）	長内転筋	閉鎖N (L2, 3)	①股関節の内転 ②股関節の屈曲 ③股関節の外旋
	薄筋	閉鎖N (L2, 3, 4)	①股関節の内転 ②膝関節の屈曲 ③下腿の内旋
	短内転筋	閉鎖N (L2, 3, 4)	①股関節の内転 ②股関節の屈曲 ③股関節の外旋
	大内転筋	閉鎖N (L3, 4)	（1）前部：股関節の内転，屈曲および外旋 （2）後部：股関節の伸展および内旋
	外閉鎖筋	閉鎖N (L3, 4)	股関節の外旋
大腿部（後面）	大殿筋	下殿N (L5, S1, 2)	①股関節の伸展 ②股関節の外旋 ③股関節伸展位での内転 ④股関節屈曲位での外転
	中殿筋	上殿N (L4, 5, S1)	①股関節の外転 ②前部線維は股関節の内旋とわずかな屈曲 ③後部線維は股関節の多旋とわずかな伸展
	小殿筋	上殿N (L4, 5, S1)	①股関節の外転 ②前部線維は股関節の内旋とわずかな屈曲 ③後部線維は股関節の外旋とわずかな伸展
	梨状筋	仙骨神経叢 (S1, 2)	①股関節の外旋 ②股関節屈曲時には外転 ③股関節の伸展を補助

	筋 名	支配神経(N)(レベル)	筋の作用
大腿部(後面)	内閉鎖筋	仙骨神経叢 (L5, S1, 2)	①股関節の外旋 ②股関節屈曲時には外転
	上・下双子筋	上：仙骨神経叢 (L5, S1, 2) 下：仙骨神経叢 (L4, 5, S1)	①股関節の外旋 ②股関節屈曲時には外転
	大腿方形筋	仙骨神経叢 (L4, 5, S1)	①股関節の外旋 ②股関節の内転
	半腱様筋	脛骨N (L5, S1)	①股関節の伸展 ②膝関節の屈曲 ③股関節の内転 ④股関節の内旋 ⑤膝関節屈曲時に下腿の内旋
	半膜様筋	脛骨N (L5, S1)	①股関節の伸展 ②膝関節の屈曲 ③股関節の内転 ④股関節の内旋 ⑤膝関節屈曲時に下腿の内旋
	大腿二頭筋	長：脛骨N (L5, S1, 2) 短：総腓骨N (L5, S1)	①股関節の伸展 ②膝関節の屈曲 ③股関節の内転 ④長頭は股関節の外旋 ⑤膝関節屈曲時に下腿の外旋
下腿部(腓腹部)	腓腹筋	脛骨N (S1, 2)	①足関節の底屈・足部内がえし ②足が接地していない場合は膝関節の屈曲 ③足が接地している場合は膝関節の伸展
	ヒラメ筋	脛骨N (S1, 2)	足関節の底屈・足部内がえし
	足底筋	脛骨N (L5, S1)	①足関節の弱い底屈 ②膝関節の弱い屈曲
	膝窩筋	脛骨N (L4, 5, S1)	①膝関節の屈曲 ②足が接地していない場合は下腿の内旋 ③足が接地している場合は大腿の外旋
	(足の)長母指屈筋	脛骨N (L5, S1)	①第1足指のIP関節の屈曲，②二次的にMP関節屈曲と足関節のわずかな底屈，内がえし
	長指屈筋	脛骨N (L5, S1)	①足指のDIP関節の屈曲，②二次的にPIP関節，MP関節の屈曲，足関節の底屈，内がえし
	後脛骨筋	脛骨N (L5, S1)	①足部の内がえし ②足関節の底屈

	筋　名	支配神経(N)(レベル)	筋の作用
下腿部（前・外側部）	長腓骨筋	浅腓骨N (L4, 5, S1)	①足部の外がえし ②足関節の弱い底屈
	短腓骨筋	浅腓骨N (L4, 5, S1)	①足部の外がえし ②足関節の底屈
	長指伸筋	深腓骨N (L4, 5, S1)	①足指の伸展 ②足部の外がえしを補助 ③足関節の背屈を補助
	第三腓骨筋	深腓骨N (L4, 5, S1)	①足関節の背屈 ②足部の外がえし
	（足の）長母指伸筋	深腓骨N (L4, 5, S1)	①第1足指の伸展 ②足関節の背屈 ③足部の内がえし（弱い）
	前脛骨筋	深腓骨N (L4, 5)	①足関節の背屈 ②足部の内がえし
足部	母指外転筋	内側足底N (L5, S1)	①第1足指の外転 ②第1足指のMP関節の屈曲
	短指屈筋	内側足底N (S1, 2)	①足指のPIP関節の屈曲 ②二次的にMP関節の屈曲
	（足の）小指外転筋	外側足底N (L5, S1)	①足小指の外転 ②足小指の屈曲
	足底方形筋	外側足底N (S1, 2)	長指屈筋の働きを補助（長指屈筋の引っ張る方向を後内側より純粋の後方へかえる）
	（足の）虫様筋	Ⅰ：内側足底N (L5, S1) Ⅱ～Ⅳ：外側足底N (S12)	①足指のMP関節の屈曲 ②足指のIP関節の伸展
	（足の）短母指屈筋	内側足底N (L5, S1)	第1足指のMP関節の屈曲
	（足の）母指内転筋	外側足底N (S12)	①第1足指の内転 ②第1足指の屈曲の補助
	（足の）短小指屈筋	外側足底N (S12)	足小指のMP関節の屈曲
	底側骨間筋	外側足底N (S12)	第3，4，5足指の第2足指に向かっての内転
	（足の）背側骨間筋	外側足底N (S12)	第3，4足指の外転 上記足指のMP関節の屈曲およびIP関節の伸展を補助
	短指伸筋	深腓骨N (L5, S1)	第1，2，3，4足指のMP関節の伸展

注：第1足指の短指伸筋を短母指伸筋（足）と呼ぶことがある

3 体幹の筋

	筋名	支配神経(N)(レベル)	筋の作用
前頸部	胸鎖乳突筋	副N (C2, 3)	(1) 両側が同時に働くとき ①頭を支持する張り綱の役目 ②頸椎を前屈し、頭部を前方へ動かし顎を上げる (2) 片側のみが働くとき ①頸椎を同側に側屈し他側の方へ顎を回旋させる ②呼吸の補助筋(頭部を固定したとき)
体幹後部	脊柱起立筋	(T1~12, L1~5, S1~3)	①体を重力に対して起立位に保持する ②脊椎の後屈 ③片側が働くと体幹の同側への側屈 ④片側の腰腸肋筋が働くと骨盤を挙上する ⑤体幹の回旋を補助する
	腰方形筋	腰神経叢 (L1, 2, 3)	①体幹の後屈 ②体幹の側屈を補助 ③胸郭を引き下げ、骨盤を引き上げる ④最下肋骨を固定し引き下げる
	広背筋	胸背N (C6, 7, 8)	(1) 肩関節に対して ①内転 ②伸展 ③内旋 (2) 体幹について ①後屈(とくに胸椎下部を) ②側屈を補助 ③胸郭の回旋を補助(同側の方へ回旋) ④肩甲骨引き下げと骨盤の挙上 ⑤呼吸の補助、胸郭の固定
腹部	外腹斜筋	胸髄N (T8~12, L1)	①脊椎の前屈―胸郭の運動が一次的 ②同側への脊椎の側屈(重力を除いた時) ③胸郭を回旋し、二次的に脊椎を回旋する(他側の内腹斜筋と一緒に働く)
	内腹斜筋	胸髄N (T7~12, L1)	①下部脊椎の前屈 ②骨盤を回旋 ③外側線維は骨盤を挙上し、胸郭を引き下げる
	腹横筋	胸髄N (T7~12, L1)	上腹部および下部肋骨の保持(一次的)
	腹直筋	胸髄N (T5~11)	上部線維は体幹上部を前屈 下部線維は体幹下部を前屈 重力を除けば同側への体幹の側屈を補助

2 - 肩甲骨の運動に関与する筋

	挙 上	引き下げ	屈 曲	伸 展	上方回旋	下方回旋	前 傾
大 胸 筋		△	○			△	
小 胸 筋		○	○			○	○
鎖 骨 下 筋		△					
僧 帽 筋	○(上)	○(下)		○(上,中,下)	○(上,下)		
肩 甲 挙 筋	○			△		○	
菱 形 筋	△			○		○	
前 鋸 筋		○	○		○		
広 背 筋		○		△		△	

注：△は働きが一定していないもの

3 - 肩関節の運動に関与する筋

	屈曲	伸展	外転	内転	外旋	内旋	水平屈曲	水平伸展
大 胸 筋	○(鎖)			○		○	○	
三 角 筋	○(前)	○(後)	○(中)	○(前,後)	○(後)	○(前)	○(前)	○(後)
棘 上 筋			○					
棘 下 筋					○			△
小 円 筋					○			△
大 円 筋		○		△		△		△
肩 甲 下 筋		△		○		○		
上 腕 二 頭 筋	○							
烏 口 腕 筋	○			○		△		
上 腕 三 頭 筋		○(長)		○(長)				
広 背 筋		○		○		○		△

注：△は働きが一定していないもの

4 - 肘関節・前腕・手関節の運動に関与する筋

	肘関節		前腕		手関節			
	屈曲	伸展	回外	回内	背屈	掌屈	橈屈	尺屈
上腕二頭筋	○		○					
上腕筋	○							
上腕三頭筋		○						
肘筋		△		△				
円回内筋	△			○				
長掌筋	△			△		○		
橈側手根屈筋	△			△		○	○	
尺側手根屈筋	△					○		○
浅指屈筋	△					△		
深指屈筋						△		
長母指屈筋						△		
方形回内筋				○				
腕橈骨筋	○		△	△				
長橈側手根伸筋	△		○		○		○	
短橈側手根伸筋	△		△		○		△	
(総)指伸筋					△			
小指伸筋					△			
尺側手根伸筋					○			○
回外筋			○					
長母指外転筋						△	△	
短母指伸筋							△	
長母指伸筋					△		△	
示指伸筋					△			

注:△は働きが一定していないもの

5 - 下肢の関節運動に関与する筋

	股関節						膝関節				足関節・足部			
	屈曲	伸展	外転	内転	外旋	内旋	屈曲	伸展	外旋	内旋	背屈	底屈	外がえし	内がえし
縫 工 筋	○		○		○		○							
腸 腰 筋	○													
恥 骨 筋	○			○	○									
大 腿 四 頭 筋	○							○						
大腿筋膜張筋	○		○			○		△						
長 内 転 筋	○			○	○									
薄 　 　 筋				○			○			○				
短 内 転 筋	○			○	○									
大 内 転 筋	△	△		○	△	△								
外 閉 鎖 筋					○									
大 殿 筋		○			○									
中 殿 筋			○											
小 殿 筋			○			○								
梨 状 筋			△		○									
内 閉 鎖 筋			△		○									
上・下双子筋			△		○									
大 腿 方 形 筋				○	○									
半 腱 様 筋		○		○		○	○			○				
半 膜 様 筋		○		○		○	○			○				
大 腿 二 頭 筋		○		○	○		○		○					
腓 腹 筋							○					○		○
ヒ ラ メ 筋												○		○
膝 窩 筋							○			○				
長 母 指 屈 筋												○		
後 脛 骨 筋												○		○
長 腓 骨 筋												○	○	
短 腓 骨 筋												○	○	
長 指 伸 筋											○		○	
第 三 腓 骨 筋											○		○	
長 母 指 伸 筋											○			○
前 脛 骨 筋											○			○

注：△は働きが一定していないもの

6 - 右足関節における筋の位置と働きの関係

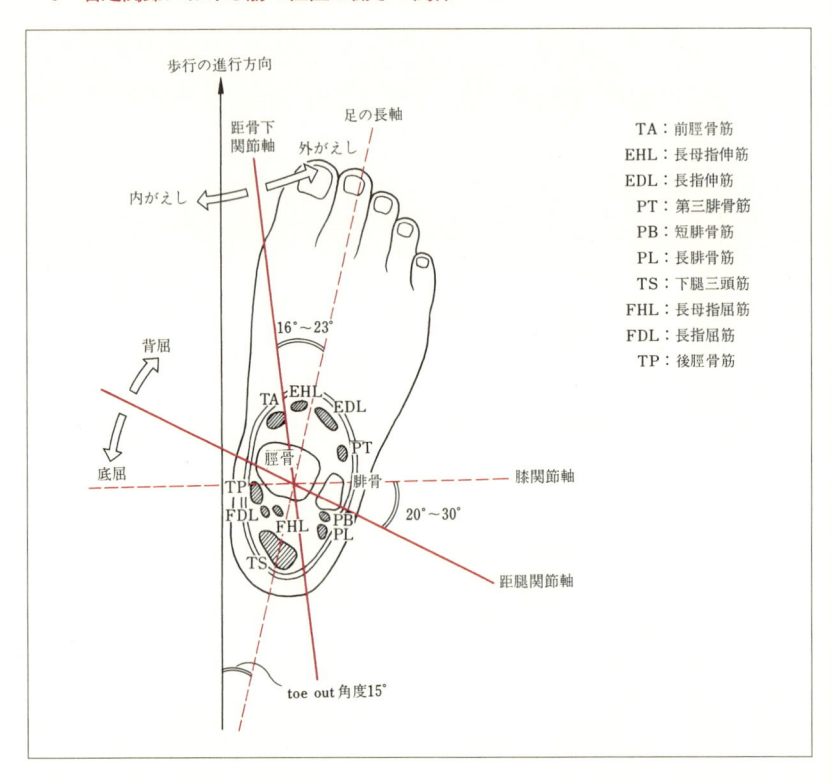

歩行の進行方向
距骨下関節軸
足の長軸
外がえし
内がえし
背屈
底屈
16°～23°
TA EHL
EDL
PT
脛骨
腓骨
膝関節軸
TP
FDL
FHL PB
PL
20°～30°
TS
距腿関節軸
toe out 角度15°

TA：前脛骨筋
EHL：長母指伸筋
EDL：長指伸筋
PT：第三腓骨筋
PB：短腓骨筋
PL：長腓骨筋
TS：下腿三頭筋
FHL：長母指屈筋
FDL：長指屈筋
TP：後脛骨筋

7 - 距骨下関節軸と距腿関節軸

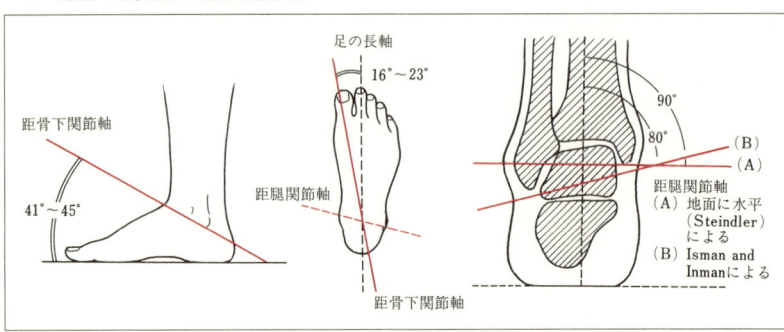

距骨下関節軸
41°～45°

足の長軸
16°～23°
距腿関節軸
距骨下関節軸

90°
80°
(B)
(A)
距腿関節軸
(A) 地面に水平 (Steindler) による
(B) Isman and Inman による

8 - 足縦アーチに関与する筋

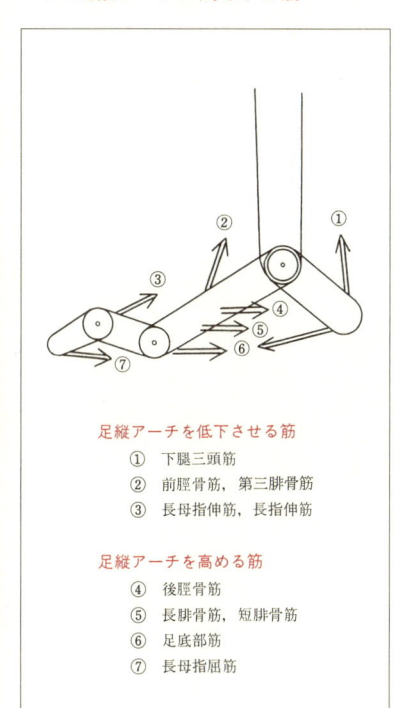

足縦アーチを低下させる筋
① 下腿三頭筋
② 前脛骨筋, 第三腓骨筋
③ 長母指伸筋, 長指伸筋

足縦アーチを高める筋
④ 後脛骨筋
⑤ 長腓骨筋, 短腓骨筋
⑥ 足底部筋
⑦ 長母指屈筋

9 - 肘関節部におけるテコの原理

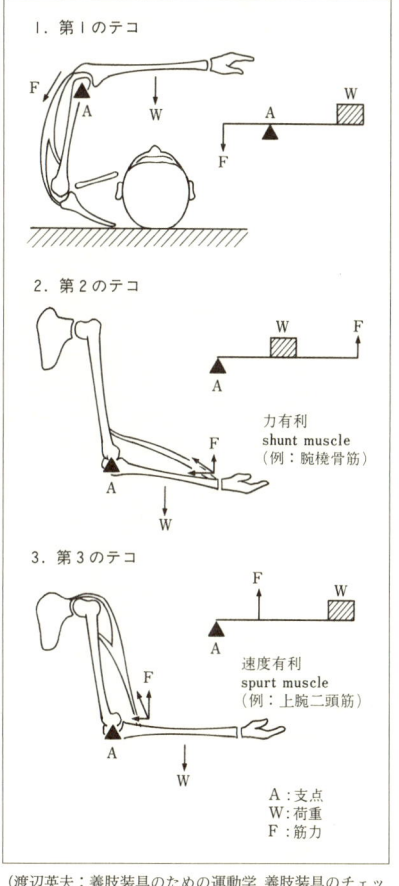

1. 第1のテコ

2. 第2のテコ

　力有利
　shunt muscle
　(例：腕橈骨筋)

3. 第3のテコ

　速度有利
　spurt muscle
　(例：上腕二頭筋)

A：支点
W：荷重
F：筋力

(渡辺英夫：義肢装具のための運動学．義肢装具のチェックポイント，第3版．医学書院，1987，p.261.)

10-左手関節切断面における筋の位置

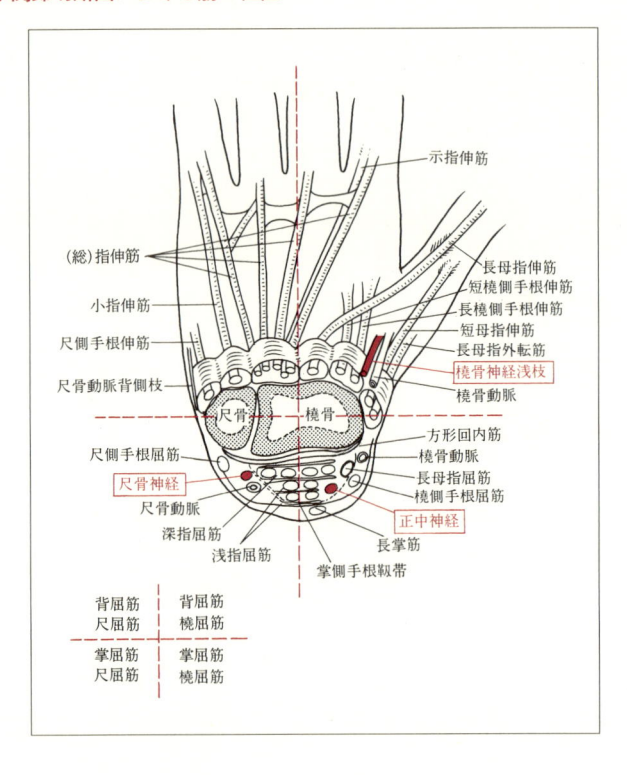

- 示指伸筋
- (総)指伸筋
- 小指伸筋
- 尺側手根伸筋
- 尺骨動脈背側枝
- 長母指伸筋
- 短橈側手根伸筋
- 長橈側手根伸筋
- 短母指伸筋
- 長母指外転筋
- 橈骨神経浅枝
- 橈骨動脈
- 尺骨
- 橈骨
- 尺側手根屈筋
- 方形回内筋
- 橈骨動脈
- 尺骨神経
- 長母指屈筋
- 尺骨動脈
- 橈側手根屈筋
- 深指屈筋
- 正中神経
- 浅指屈筋
- 長掌筋
- 掌側手根靭帯

背屈筋	背屈筋
尺屈筋	橈屈筋
掌屈筋	掌屈筋
尺屈筋	橈屈筋

第5章
リハビリテーション治療学

1 — リハビリテーション処方箋
2 — 理学療法
3 — 作業療法
4 — 主な機能障害に対する
　　　リハビリテーション・アプローチ

リハビリテーション治療学については紙面の都合で最小限にとどめたので，詳しくは他の専門書を参考にしていただきたい．たとえば標準リハビリテーション医学(医学書院)，リハビリテーション医学(朝倉書店)，入門リハビリテーション医学(医歯薬出版)，リハビリテーション技術全書第2版(医学書院)，リハビリテーション必携(金芳堂)，リハビリテーション医学全書(医歯薬出版)，リハビリテーション・クリニックス(医歯薬出版)，外国のでは Rusk，Krusen ら，Hirschberg ら，Licht などのリハビリテーション専門書が参考になると思う．

リハビリテーション処方箋は重要なものであり，各病院や施設でそれぞれ独自のものが使用されている．これは大きく分けて自由書きでやるタイプと，チェック式でやるタイプとがある．チェック式の方はあらゆる項目があらかじめ書かれているので，必要なものをチェックするだけでよいので，簡単でしかも書き落としが少ない利点がある．しかしなるべく自由書きで，順序よく書く習慣をつけるのが教育上も好ましく，また受け取る方も理解しやすいのではないかと考える．

1-リハビリテーション処方箋　rehabilitation prescription

著者らが用いている処方箋

(受付No.　　　　　)

氏名		年齢	所属	主治医

障害名（詳しく）

A 評 価	1. 筋力テスト 2. 関節可動域テスト 3. 片麻痺機能テスト 4. 歩行機能テスト 5. ＡＤＬテスト 6. 運動年齢テスト（Vojtaなども） 7. 失調テスト 8. 失認、失行テスト 9. 感覚テスト 10. 言語聴覚、嚥下機能テスト 11. 心理・知能テスト 12. 義肢・装具評価 13. 車いす、歩行補助具評価 14. その他	B 運 動 療 法	1. 関節可動域維持・改善 2. 筋力維持・改善 3. 神経生理学的アプローチ 4. 起立・歩行訓練 　ティルトテーブル、平行棒、歩行補 　助具、独歩、階段 5. バランス訓練（座位、立位） 6. マット訓練 7. 呼吸訓練 8. 協調性訓練 9. 姿勢矯正体操 10. 腰痛体操 11. 五十肩体操 12. 側弯症矯正体操 13. 心・循環機能改善 14. その他	C 物 理 療 法	1. 温熱（ホットパック、パラフィン） 2. 寒冷（水冷、氷マッサージ） 3. 電気（低周波、超短波、超音波、 　マイクロウェーブ） 4. 光線（赤外線、紫外線） 5. 水冶（ハバードタンク、渦流浴、気 　泡浴、歩行浴） 6. 牽引（頸椎・腰椎　　kg　　分） 7. その他
				D 作 業 療 法 そ の 他	1. 機能的作業療法 2. 心理的作業療法 3. ＡＤＬ訓練 　（移動、食事、更衣、整容、家事） 4. 職業前作業療法 5. 言語聴覚療法 6. ソーシャルワーク 7. 心理療法 8. その他

処方の詳細

処方箋有効期限(　　　　　)

注意事項及び禁忌

リハビリ診療医　　　　　　　

平成　　年　　月　　日　　担当療法士　　　　　　　

佐賀医科大学附属病院リハビリテーション部

2 - 理学療法　physical therapy

[定義]

身体に障害のある者に対し，主としてその基本的動作能力の回復を図るため，治療体操，その他の運動を行わせ，電気刺激，マッサージ，温熱，その他の物理的手段を加えること．

1 - 物理療法（physical therapy modalities）の種類

1. 温熱療法 heat therapy
    - ホットパック hot pack
    - パラフィン浴 paraffin bath
2. 寒冷療法 cold therapy
    - アイスパック ice pack
    - アイスクリッカー（アイスマッサージ）
    - コールドエアー
    - クロルエチルスプレー
    - 冷水浴，冷泉
3. 電気療法 electrotherapy
    - 低周波電気刺激 low frequency current
4. 電磁波療法 electromagnetic wave
    - ジアテルミー diathermy ┌ 超短波 short wave
    - 　　　　　　　　　　　└ 極超短波 microwave
5. 超音波 ultrasound
6. 光線療法 actinotherapy
    - レーザー laser（低出力）
    - 赤外線 infrared ray
    - 紫外線 ultra violet
7. 水治療法 hydrotherapy
    - ハバードタンク Hubbard tank
    - 渦流浴 whirl pool bath
    - 気泡浴 bubble bath
    - 歩行浴 underwater exercise
    - 交代浴 contrast bath
    - サウナ，スチーム浴
8. 機械的療法 mechanical therapy
    - 牽引 traction ┌ 頸椎牽引
    - 　　　　　　　└ 腰椎牽引
    - 持続的他動運動 CPM
    - 間歇的陽圧呼吸法 IPPB
    - 連続的陽圧呼吸法 CPPB
    - 振動 vibration
    - ブラッシング brushing
    - マッサージ massage
    - マニピュレーション manipulation

2 - 運動療法 (therapeutic exercise) の種類

1. 他動運動 passive exercise
   1) 関節可動域訓練 range of motion (ROM) exercise
   2) 伸張訓練 stretching exercise
2. 随意運動 voluntary movement
   1) 自動運動 active exercise
   2) 自動介助運動 active assistive exercise
   3) 抵抗運動 resistive exercise
      a) 等尺性 isometric
      b) 等張性 isotonic (求心性, 遠心性)
      c) 等運動性 isokinetic
   4) 漸増抵抗運動 progressive resistance exercise, PRE
3. 神経生理学的訓練法 neurophysiological approach
   1) 筋再教育 muscle re-education
   2) 固有受容性神経筋促通法 proprioceptive neuromuscular facilitation, PNF (Kabat)
   3) Brunnstrom 法   4) Vojta 法
   5) Bobath 法   6) Rood 法
   7) 交叉性訓練法 cross education
4. 歩行訓練 ambulation exercise
   1) 平行棒内   2) 歩行器
   3) 松葉杖   4) ロフストランドクラッチ
   5) カナディアンクラッチ 6) 杖
   7) 独 歩   8) 不整地
   9) 階 段   10) スロープ
5. バランス訓練 balancing exercise
   1) 座位 (端座位, 長座位), 膝立ち位
   2) 立 位
6. マット訓練 mat exercise
   1) 寝返り   2) 起き上がり
   3) 這い這い   4) 四つ這い
7. 呼吸訓練 breathing exercise
   1) 腹式呼吸訓練
   2) 舌咽呼吸
   3) 体位排痰法
8. 協調性訓練 coordination exercise
   1) Frenkel 体操
9. 姿勢矯正訓練 posture correction exercise
10. その他の訓練
    1) 腰痛体操 (Williams exercise など)
    2) 五十肩体操 (Codman exercise など)
    3) 側彎矯正体操 (Klapp exercise など)
    4) 末梢循環改善体操 (Buerger exercise など)

3 - 作業療法　occupational therapy

[定義]（昭和60年，日本作業療法士協会）
　身体または精神に障害のある者，またはそれが予測される者に対してその主体的な生活の獲得を図るため，諸機能の回復の維持および開発を促す作業活動を用いて行う治療・訓練・指導および援助をいう．

1 - 作業療法の種類

```
1. 身体障害作業療法
  1) 機能的作業療法 functional OT
        関節可動域増大，筋力増強，耐久性増大，協調性改
        善，高次脳機能改善，代償機能増強，など
  2) 心理的作業療法 psychological OT
        不安，緊張，興奮，抑うつなどの発散・解消，障害
        の認識・受容・克服，依頼心除去，レクリエーショ
        ン，などのために
  3) 日常生活動作訓練 ADL exercise
        整容動作，食事動作，更衣動作，利き手交換，家事
        訓練，など ADL の評価ならびに訓練
  4) 義手訓練，装具・自助具の訓練
  5) 職業前作業療法 pre-vocational OT
        興味・適性能力の観察ならびに評価，代表的作業標
        本について身体的・精神的可能性の評価，特殊技能
        の維持ならびに復職に対する準備，など

2. 精神科作業療法
  精神障害者がその能力の範囲で家庭，職場，地域社会におい
  て適切な役割を遂行できるように援助する
```

2 – 作業療法の種目と器具・用具

1 必要な作業種目

作業名	作業種目	必要な器具・用具
手工芸	モザイク細工 絵　画 織物作業（各種機械による） 陶芸細工 手芸（手編，紐編，皮細工など）	モザイク用具 絵画用道具 各種織機（卓上，床上，上・下肢用） 造形用ろくろ（手回し・足回し用）
木工	木地加工 彫刻作業 組立木工 鋸挽作業 塗装作業	一般木工道具 ペダル・足踏み式木工器具（糸鋸機・グラインダー） 作業台（高・中・低）など
金工	板金作業 針金細工 ブリキ板または銅板細工	金工小道具，万力，金床，ペダル・足踏み式金工器具（グラインダー，ドリル） 作業台（高・中・低）など
日常生活動作	日常生活動作訓練	日常生活動作用設備〔とくに和室（押し入れ付き）・浴室・炊事場・必要家具・自助具・日常使用品など〕
屋外作業	園芸作業 農耕作業 運搬作業	グリンハウス（温室）など 農耕労務用道具 シャベルなど
治療用ゲーム	各種駒つまみゲーム 投げゲーム 突きゲーム 敏速動作ゲーム 球技	駒（つまみ用具一式）など 輪なげ用具 シャッフルボード用具 組合わせ用具 ピンポン用具，バドミントン，バスケット

注：上記作業名のうち，金工欄については，精神科および内科関係に限り必須項目でなくともよい．

2 具備したほうが望ましい作業種目

作業名	作業種目	必要な器具・用具
その他の軽作業	縫物 編物 タイプ，ワープロ 製図 簡易印刷 事務 補助具工作 音楽	足踏みミシン（家庭用・工業用）など 毛糸編機など 英文・和文タイプライター，ワープロなど 製図用具など 簡易印刷機など そろばん，計算機 義肢・装具・自助具・副子・つえなど オルガン，タンバリン，ハーモニカなど

（リハビリテーション医療指定施設の指定要領．労働省，1968．）

4 - 主な機能障害に対するリハビリテーション・アプローチ

1 関節拘縮
予防法：ベッドポジショニング，ROM 訓練（朝・夕 5～10回ずつ行う）
運動療法：ROM 訓練，伸張訓練(温熱療法や水治療法と併用)
機械的療法：牽引，CPM 装置
作業療法：機能的作業療法
補装具：装具(ダイアルロック継手，ターンバックル，パッド，ストラップなど付加)
代償：自助具(リーチャー，長柄の靴べらなど)

2 筋力低下
予防法：自動運動，抵抗運動で筋を十分収縮させる
電気療法：低周波電気刺激
運動療法：自動介助運動，自動運動，種々の抵抗運動，神経生理学的訓練法，マット訓練，歩行訓練
作業療法：機能的作業療法
代償・補助：装具，平行棒，松葉づえ，つえ，歩行器，車いす，健側筋力強化

3 痙縮
予防法：痙縮増悪の引き金になる刺激をさける
温熱療法：ホットパック，パラフィン，電気療法のジアテルミー，光線療法の赤外線
寒冷療法：氷マッサージ
水治療法：ハバードタンク，歩行浴
機械的療法：振動 tonic vibration reflex，ブラッシング
運動療法：ベッドポジショニング，反射抑制肢位，筋弛緩訓練，Rood 腱圧迫法

補装具：装具(筋緊張緩和装具など)
その他：フェノールブロック，抗痙縮剤

4 疼痛
温熱療法：ホットパック，パラフィン，光線療法の赤外線，超短波，極超短波，超音波
寒冷療法：氷マッサージ
電気療法：低周波電気刺激(鎮痛)
光線療法：低出力レーザー
機械的療法：牽引，中国鍼，(マッサージ)
水治療法：歩行浴，交代浴，ハバードタンク
運動療法：自・他動運動，疼痛体操，腰痛体操，五十肩体操など
補装具：装具(安静・固定用)
その他：鎮痛剤投与，神経ブロック

5 褥瘡
予防法：体位変換，圧迫部を分散するためのベッドの工夫，マッサージ，局所皮膚を清潔に保つ，局所除圧
光線療法：紫外線
運動療法：体位変換，起立訓練
水治療法：渦流浴，気泡浴，交代浴
その他：抗生物質，局所除圧用スポンジ

6 失調
運動療法：Frenkel 体操
補装具：重量付加を手や足に，歩行補助具
その他：視覚による代償

第6章
各疾患のリハビリテーション

1―脳血管障害
2―外傷性脳損傷
3―脳性麻痺
4―運動失調症
5―脊髄小脳変性症
6―多発性硬化症
7―パーキンソン病
8―対麻痺と四肢麻痺
9―神経・筋疾患
10―末梢神経損傷
11―頸椎症
12―腰痛
13―筋疾患
14―進行性筋ジストロフィー症
15―重症筋無力症
16―皮膚筋炎および多発性筋炎
17―関節リウマチ
18―慢性肺疾患
19―急性心疾患
20―慢性心疾患
21―廃用症候群
22―肩手症候群
23―五十肩

リハビリテーション医学の知識や技術はすべての疾患の診療に役立つものであり，しかもその基本的な考え方は共通しているので，疾患ごとに別々のリハビリテーションがあるわけではない．このような観点からすれば，各疾患のリハビリテーションなどの項目は不要かもしれないが，やはり疾患によってはリハビリテーションにも特徴があるので，本章では比較的よく遭遇する疾患のなかから，脳卒中，外傷性脳損傷，脳性麻痺，運動失調症，脊髄小脳変性症，多発性硬化症，パーキンソン病，脊髄損傷，その他の神経筋疾患，腰痛，関節リウマチ，慢性肺疾患，心疾患，廃用症候群，肩手症候群，五十肩などをとりあげ，基本的で重要な図表を選んで掲載した．

　これらの疾患はそれぞれ特有なリハビリテーション上の問題点も持っているので，詳細に検討する場合にはそれぞれの専門書を参考にする必要がある．

　脳卒中の機能評価としては，Fugel-Meyer Assessment，脳卒中重度スケール (Japan Stroke Scale)，NIH Stroke Scale，SIASなどがよく用いられる．

　本章にとりあげた廃用症候群は低運動性疾患とも呼ばれるが，これはなにも老人に限られたものでなく，あらゆる年齢で，長期臥床を要するすべての疾患に生ずる可能性がある．これは重要な合併症であるが，看護の注意や生活の適切な指導で予防しうるものであり，その点医原性疾患といってもよいものである．"An ounce of prevention is worth a pound of cure（1オンスの予防は1ポンドの治療に値する）"という格言があるが，予防の重要性はもっともっと強調されるべきだと考える．

1 - 脳血管障害　cerebrovascular disease

1 - 片麻痺 hemiplegia のフローチャート

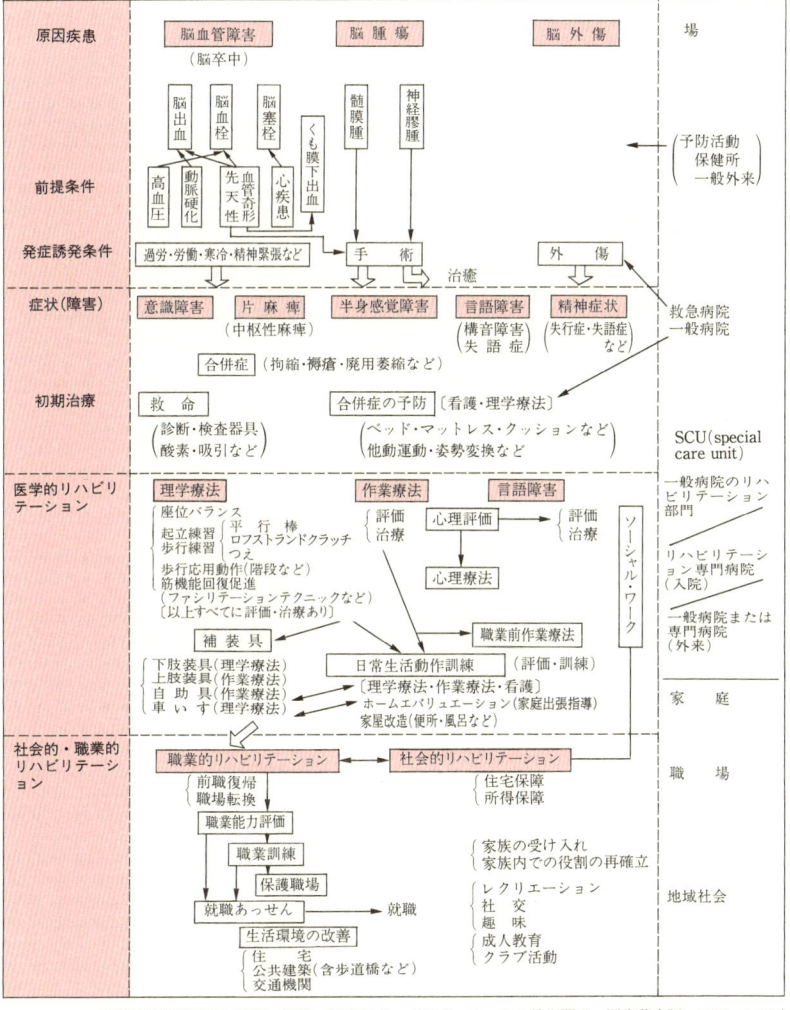

		場
原因疾患	脳血管障害（脳卒中）／脳腫瘍／脳外傷	
	脳出血・脳血栓・脳塞栓・くも膜下出血／髄膜腫・神経膠腫	予防活動（保健所・一般外来）
前提条件	高血圧・動脈硬化・先天性血管奇形・心疾患	
発症誘発条件	過労・労働・寒冷・精神緊張など／手術／外傷　治癒	
症状（障害）	意識障害／片麻痺（中枢性麻痺）／半身感覚障害／言語障害（構音障害・失語症）／精神症状（失行症・失語症など）	救急病院／一般病院
	合併症（拘縮・褥瘡・廃用萎縮など）	
初期治療	救命（診断・検査器具／酸素・吸引など）／合併症の予防〔看護・理学療法〕（ベッド・マットレス・クッションなど／他動運動・姿勢変換など）	SCU（special care unit）
医学的リハビリテーション	理学療法：座位バランス・起立練習・歩行練習・つえ・歩行応用動作（階段など）・筋機能促進（ファシリテーションテクニックなど）〔以上すべてに評価・治療あり〕／作業療法：評価・治療／言語障害：心理評価→心理療法／評価・治療／ソーシャル・ワーク	一般病院のリハビリテーション部門／リハビリテーション専門病院（入院）／一般病院または専門病院（外来）
	補装具／職業前作業療法／日常生活動作訓練（評価・訓練）〔理学療法・作業療法・看護〕／ホームエバリュエーション（家庭出張指導）／家屋改造（便所・風呂など）／下肢装具（理学療法）・上肢装具（作業療法）・自助具（作業療法）・車いす（理学療法）	家庭
社会的・職業的リハビリテーション	職業的リハビリテーション（前職復帰／職場転換）→職業能力評価→職業訓練→保護職場→就職あっせん→就職／生活環境の改善（住宅／公共建築（含歩道橋など）／交通機関）／社会的リハビリテーション（住宅保障／所得保障／家族の受け入れ／家族内での役割の再確立／レクリエーション・社交・趣味・成人教育・クラブ活動）	職場／地域社会

（科学技術庁計画局 監修，加藤一郎 編：リハビリテーションと技術開発．医歯薬出版，1973，p.30．）

2 - 脳血管障害の分類III (NINDS, NIH, 1990)

I. 臨床的分類 A. 無症状性脳血管障害 (asymptomatic dysfunction) B. 局所性脳機能障害 (focal brain dysfunction) 　1. 一過性脳虚血発作 (transient ischemic attack ; TIA) 　2. 脳卒中 (stroke) 　a. 経過・病期 (temporal profile) 　　1) 回復期 (improving) 　　2) 悪化期 (worsening) 　　3) 安定期 (stable stroke) 　b. 脳卒中の病型 (types of stroke) 　　1) 脳出血 (brain hemorrhage) 　　2) くも膜下出血 (subarachnoid hemorrhage ; SAH) 　　3) 動静脈奇形よりの頭蓋内出血 (intracranial hemorrhage from arteriovenous malformation ; AVM) 　　4) 脳梗塞 (brain infarction) 　　a) 発症機序 (mechanisms) 　　　(1) 血栓性 (thrombotic) (2) 塞栓性 (embolic) (3) 血行動態性 (hemodynamic) 　　b) 臨床病型 (clinical categories) 　　　(1) アテローム血栓性 (atherothrombotic) (2) 心原塞栓性 (cardioembolic) (3) ラクナ (lacunar) (4) その他 (other) 　　c) 閉塞血管による症候 (symptoms and signs by sites)	(1) 内頸動脈 (internal carotid artery) 　　　(2) 中大脳動脈 (middle cerebral artery) 　　　(3) 前大脳動脈 (anterior cerebral artery) (4) 椎骨脳底動脈 (vertebrobasilar system)——a) 椎骨動脈 (vertebral artery) b) 脳底動脈 (basilar artery) c) 後大脳動脈 (posterior cerebral artery) C. 血管性痴呆 (vascular dementia) D. 高血圧性脳症 (hypertensive encephalopathy) II. 病理 (pathology) A. 心・血管の病理的変化 (pathologic alteration in heart and blood vessels) B. 脳・脊髄の病理的変化 (pathologic alteration in brain and spinal cord) 　1. 梗塞 (infarct) 　2. 出血 (hemorrhage) 　3. 虚血性神経細胞壊死 (ischemic neuronal necrosis) 　4. 虚血性白質障害 (ischemic leukoencephalopathy) III. 危険因子・予防 (risk factors and prevention) IV. 患者診察 (clinical assessment) V. 臨床検査 (evaluation) VI. 後遺症の評価 (status of patients following stroke) VII. 解剖 (anatomy)

3 - 脳血管障害の分類と診断基準 (厚生省循環器病委託研究会)

(分類) 脳血管障害の新しい分類 A. 明らかな血管性の器質的脳病変を有するもの 　1. 虚血群＝脳梗塞(症)* 　　① 脳血栓症　② 脳塞栓症　③ 分類不能の脳梗	塞 　2. 出血群＝頭蓋内出血 　　① 脳出血　② くも膜下出血　③ その他の頭蓋内出血 　3. その他

臨床的に脳出血,脳梗塞(症)などの鑑別が困難なもの
B．その他
① 一過性脳虚血発作　② 慢性脳循環不全症
③ 高血圧性脳症　④ その他

*脳血管性発作を欠き,神経症候も認められないが,偶然 CT などで見いだされた脳梗塞は,無症候性脳梗塞と呼ぶ.その他の症候を有する脳梗塞は脳梗塞症と呼ぶことが望ましい

(診断基準)
A．明らかな血管性の器質的病変を有するもの
1．虚血群＝脳梗塞症
1) 脳血栓症
(1)臨床症候
　1．安静時の発症が少なくない
　2．局所神経症候は病巣部位によって左右され多彩であるが,片麻痺,半側感覚障害が多い
　3．意識障害はないか,あっても軽い.ただし椎骨脳底動脈系の脳血栓症では高度の意識障害がみられることがある.
　4．症状の進行は比較的緩徐で,段階的な進行を示すことが少なくない
(2)CT 所見
　1．発症1－2日後に責任病巣に相当するX線低吸収域(LDA)が出現する
　2．X線高吸収域(HDA)を欠く
(3)その他
動脈硬化を伴う基礎疾患(高血圧,糖尿病,高脂血圧など)の存在することが多い
2) 脳塞栓症
(1)臨床症候
　1．特定動脈領域の局所神経症候が突発し,数分以内に完成する.大脳皮質を含む病巣が多く,失語,失認などの大脳皮質症状を伴うことが少なくない
　2．軽度の意識障害を伴うことが多い
　3．頸部動脈に血管雑音(bruit)を聴取することがある
(2)CT 所見
　1．発症1－2日後に責任病巣に相当するX線低吸収域(LDA)が出現する
　2．発症直後はX線高吸収域(HDA)を欠くが数日後に出血性梗塞によるHDAの混在を病巣部位にみることが多い
(3)その他
　1．下記の塞栓源の可能性が存在する
心臓疾患(心房細動,弁膜疾患,心筋梗塞など),頸部動脈の動脈硬化性所見,空気塞栓,脂肪塞栓
　2．脳血管造影では閉塞動脈に血管内栓子の存在が証明されることがあり,また経時的には栓子の移動または再開通を認めることが多い
　3．頸部エコー検査などにより頸部動脈に壁在血栓を確認しうることがある

2．出血群＝頭蓋内出血
1) 脳(実質内)出血
(1)臨床症候
　1．通常,高血圧症の既往があり,発症時には著しく血圧が上昇する
　2．日中活動時に発症することが多い
　3．しばしば頭痛がありときに嘔吐を伴う
　4．意識障害をきたすことが多く,急速に昏睡に陥ることもある
　5．局所神経症候は病巣部位によって左右され多彩であるが,被殻,視床の出血の頻度が高く,片麻痺,片側性感覚障害が多い
(2)CT 所見
発症直後から出血部位に一致してX線高吸収域(HDA)が出現する
注：確定診断は脳実質内巣の出血巣を証明することである.高血圧による脳細動脈の血管壊死もしくは類線維素変性が原因となり出血する高血圧性脳出血が一般的である.小出血では頭痛,意識障害を欠き,脳梗塞との鑑別が困難なものがある.臨床症状による診断は蓋然的なものであり,確定診断はCTによる血腫の証明が必須

である

2）くも膜下出血

(1)臨床症候

1．突発する激しい頭痛(嘔気,嘔吐を伴うことが多い)で発症する

2．髄膜刺激症状(項部硬直,Kernig徴候など)がある

3．発症直後は局所神経症候が出現することは少ない(ただし,ときに発症当初より一側性の動眼神経麻痺を呈する)

4．発症時に意識障害をきたしたことがあるが,しばしば一過性である

5．網膜出血をみることがある

6．血性髄液(注)

(2)CT所見

1．くも膜下腔(脳槽,脳溝など)に出血によるX線高吸収(HDA)を認める

2．ときに脳実質内の出血を合併することがある

脳血管造影では脳動脈瘤,脳動静脈奇形などの血管異常を認めることが多い

注：確定診断はくも膜下腔への出血の確認であるが,CTで出血が証明される場合は髄液検査の必要はない

B．その他

1）一過性脳虚血発作

(1)臨床症候

1．脳虚血による局所神経症候が出現するが,24時間以内(多くは1時間以内)に完全に消失する

2．症候は急速に完成し,かつ急速に緩解することが多い

3．出現しうる症候は多彩であるが,内頸動脈系と椎骨動脈系に大別しうる

a．内頸動脈系

a）片側性の運動麻痺,感覚障害が多い

b）失語,失認などの大脳皮質症状をみることがある

c）発作を反復する場合は同一症候のことが多い

d）脳梗塞へ移行しやすい

b．椎骨脳底動脈系

a）症候が片側性,両側性のいずれの場合もありうる

b）脳神経症候(複視,めまい,嚥下障害など)を伴うことがある

c）発作を反復する場合には症候の変動がみられる

d）脳梗塞に移行することは少ない

(2)CT所見

1．責任病巣に一致する器質的脳病変はみられない

2．偶発的に器質的脳病変が認められても症候発現と無関係であると判断しうる場合には「一過性脳虚血発作」と診断しうる

(3)その他

1．脳血管造影では,頸部動脈の動脈硬化性変化(狭窄,潰瘍形成など)がみられる

2．頸部エコー検査などにより,頸部動脈に壁在血栓を確認しうることがある

2）慢性脳循環不全症

脳の循環障害によると考えられる頭重感,めまいなどの自覚症状が動揺性に出没するが,血管性の器質的脳病変を示唆する所見が臨床症候上でも,画像診断上でも認められず,かつ一過性脳虚血発作の範疇に属さないもの

(1)臨床症候

1．脳循環障害によると考えられる種々の自覚症状(頭重感,めまいなど)が出没する．

2．脳の局所神経症候を示さない

3．高血圧を伴うことが多い

4．眼底動脈に動脈硬化性変化を認める

5．脳灌流動脈に血管雑音を聴取することがある

(2)CT所見

血管性の器質的脳病変を認めない

(3)その他

1．脳血管造影,頸部エコー検査などで脳灌流

動脈の閉塞, 狭窄病変を認めることがある 　2. 脳循環検査で脳血流低下を認める 　3. 年齢は原則として60歳以上 　4. 上記の自覚症状が他の疾患によるものでないことを十分に確かめられていること	3) 高血圧性脳症 　急激な血圧, ことに拡張期血圧の上昇に際して, 頭痛, 悪心, 嘔吐, 黒内障などとともにことに痙攣を伴う一過性の意識障害をきたす発作をいう.
＊MRIにより血管性の器質的脳病変がないことを確かめておくことが望ましい	発作を起こす時期には通常高血圧症は悪性の状態になっているが, その他急性糸球体腎炎(高血圧が, 中等度でも発作の起こることがある)や子癇が原因となって起こる場合もある ＊高血圧性脳症の診断基準は1985年のものと同じ

(平井俊策: *Geriatric Medicine*, **32**: 385-391, 1994.)

参考　RIND: reversible ischemic neurological deficit, 3週以内に症状が消失する.

4 - 脳卒中リハビリテーションにおける諸問題

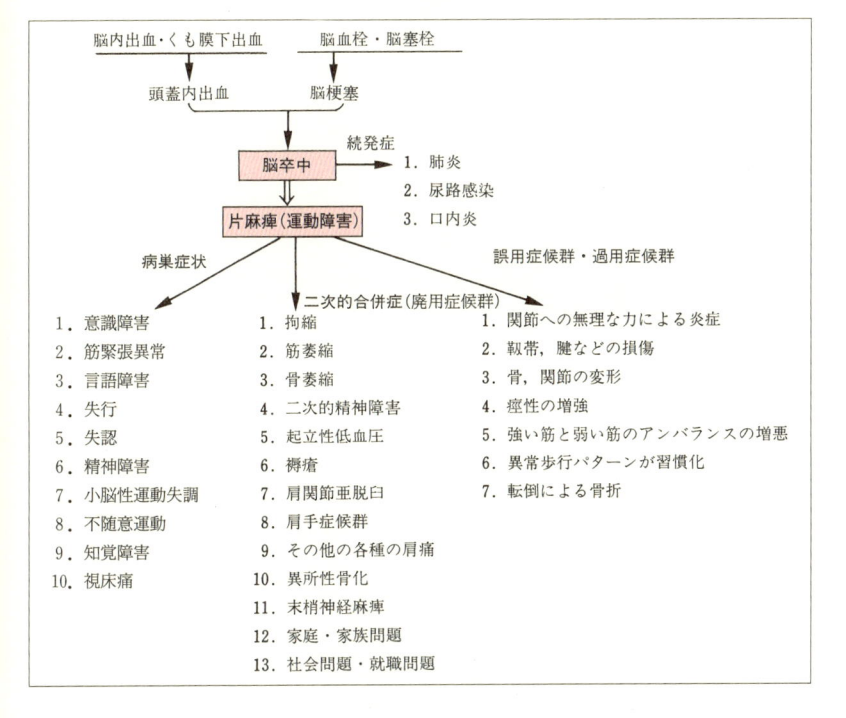

```
脳内出血・くも膜下出血        脳血栓・脳塞栓
      ↓                    ↓
   頭蓋内出血              脳梗塞
           ↓      ↓
          [脳卒中]  → 続発症  1. 肺炎
            ↓              2. 尿路感染
      [片麻痺(運動障害)]     3. 口内炎
```

病巣症状　　　　　　　　　　　　　　　　　　　誤用症候群・過用症候群
　　　　　　　　　　　二次的合併症(廃用症候群)

1. 意識障害
2. 筋緊張異常
3. 言語障害
4. 失行
5. 失認
6. 精神障害
7. 小脳性運動失調
8. 不随意運動
9. 知覚障害
10. 視床痛

1. 拘縮
2. 筋萎縮
3. 骨萎縮
4. 二次的精神障害
5. 起立性低血圧
6. 褥瘡
7. 肩関節亜脱臼
8. 肩手症候群
9. その他の各種の肩痛
10. 異所性骨化
11. 末梢神経麻痺
12. 家庭・家族問題
13. 社会問題・就職問題

1. 関節への無理な力による炎症
2. 靱帯, 腱などの損傷
3. 骨, 関節の変形
4. 痙性の増強
5. 強い筋と弱い筋のアンバランスの増悪
6. 異常歩行パターンが習慣化
7. 転倒による骨折

5 - 片麻痺の体幹・下肢治療プログラム

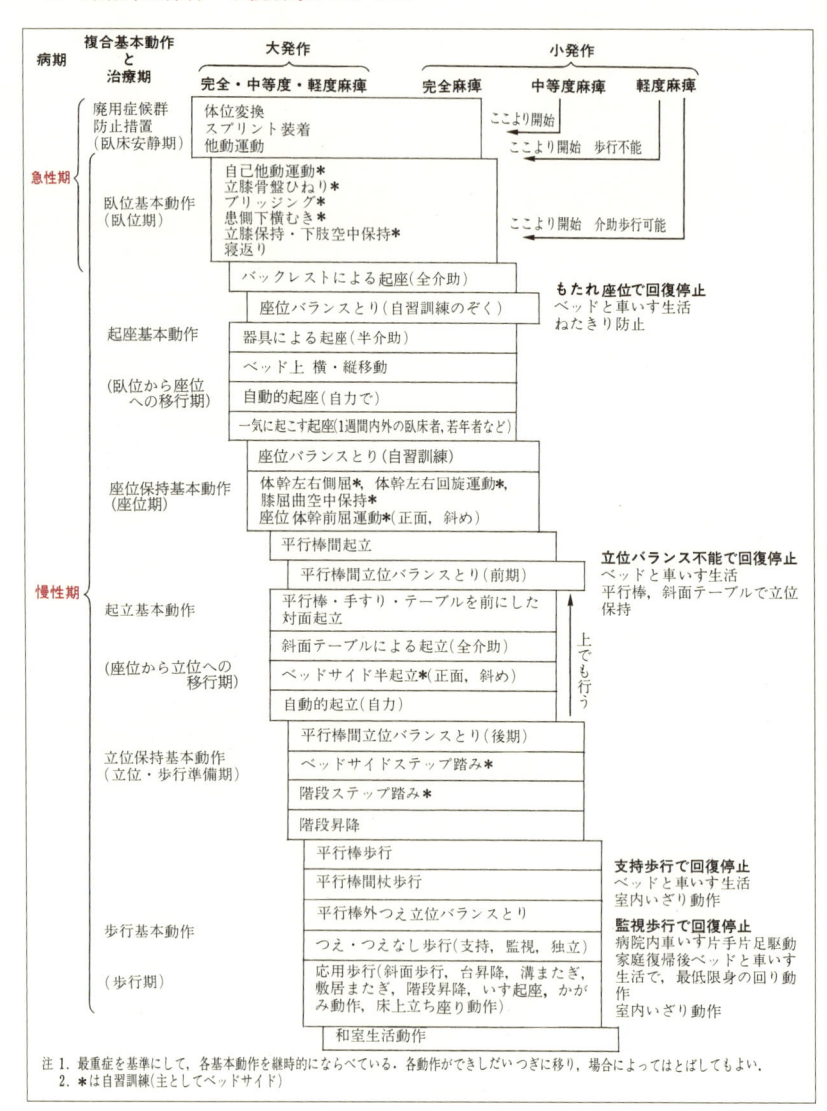

病期	複合基本動作と治療期	大発作 完全・中等度・軽度麻痺	大発作 完全麻痺	小発作 中等度麻痺	小発作 軽度麻痺
急性期	廃用症候群防止措置(臥床安静期)	体位変換 / スプリント装着 / 他動運動		ここより開始	
急性期	臥位基本動作(臥位期)	自己他動運動* / 立膝骨盤ひねり* / ブリッジング* / 患側下横むき* / 立膝保持・下肢空中保持* / 寝返り		ここより開始 歩行不能 / ここより開始 介助歩行可能	
慢性期	起座基本動作(臥位から座位への移行期)	バックレストによる起座(全介助) / 座位バランスとり(自習訓練のぞく) / 器具による起座(半介助) / ベッド上 横・縦移動 / 自動的起座(自力で) / 一気に起こす起座(1週間内外の臥床者,若年者など)		もたれ座位で回復停止 ベッドと車いす生活 ねたきり防止	
慢性期	座位保持基本動作(座位期)	座位バランスとり(自習訓練) / 体幹左右側屈*, 体幹左右回旋運動*, 膝屈曲空中保持* / 座位体幹前屈運動*(正面,斜め)			
慢性期	起立基本動作(座位から立位への移行期)	平行棒間起立 / 平行棒間立位バランスとり(前期) / 平行棒・手すり・テーブルを前にした対面起立 / 斜面テーブルによる起立(全介助) / ベッドサイド半起立*(正面,斜め) / 自動的起立(自力)		立位バランス不能で回復停止 ベッドと車いす生活 平行棒,斜面テーブルで立位保持 上でも行う	
慢性期	立位保持基本動作(立位・歩行準備期)	平行棒間立位バランスとり(後期) / ベッドサイドステップ踏み* / 階段ステップ踏み* / 階段昇降			
慢性期	歩行基本動作(歩行期)	平行棒歩行 / 平行棒間杖歩行 / 平行棒外つえ立位バランスとり / つえ・つえなし歩行(支持,監視,独立) / 応用歩行(斜面歩行,台昇降,溝またぎ,敷居またぎ,階段昇降,いす起座,かがみ動作,床上立ち座り動作) / 和室生活動作		支持歩行で回復停止 ベッドと車いす生活 室内いざり動作 / 監視歩行で回復停止 病院内車いす片手片足駆動 家庭復帰後ベッドと車いす生活で,最低限身の回り動作 室内いざり動作	

注 1. 最重症を基準にして,各基本動作を継時的にならべている. 各動作ができしだいつぎに移り,場合によってはとばしてもよい.
 2. *は自習訓練(主としてベッドサイド)

(服部一郎ほか:リハビリテーション技術全書,第2版.医学書院,1984,pp. 838〜839.)

6 - 失行症・失認症患者のリハビリテーションの原則

I．機能障害 impairment のレベルで
　1．失行・失認症状そのものの改善（治療）
　2．合併症（主に心理的）の予防
　3．運動機能回復への影響の推定（ゴール設定上での考慮）
II．能力障害 disability のレベルで
　4．障害の自覚の促進
　5．残存能力による能力代償
　6．補助手段の使用
III．社会的不利 handicap のレベルで
　7．社会・家庭環境の調整
　8．職業上のゴールの合理的設定

（上田敏：失行症・失認症の本態，診断，リハビリテーションの原理．リハ医学，**13**：10，1976．）

7 - 失行・失認と合併しやすい症状および推定される脳障害部位

症　状	合併しやすい症状	推定される脳障害部位
I．高次レベルの運動障害		
1．無動症	下肢に著明な片麻痺	前頭葉上部
2．多動症		視床下部または皮質の全体的萎縮
3．失行症	失語，空間障害，失算	
1）体幹四肢失行		前頭葉
2）顔面失行	失語（表出性）	前頭葉　手指失行を伴えば側頭－頭頂葉
3）手指失行	顔面失行，触覚失認	優位半球の頭頂葉（辺縁上回）
4）客体を取り扱うときに見られる失行	失語（受容性）	優位半球側頭葉の広汎な障害
5）構成失行	Gerstmann 症状群，空間障害	優位側または劣位側の頭頂－後頭葉
6）着衣失行		劣位半球の頭頂－後頭葉
7）交感性失行	半盲，一側性感覚および運動障害	脳梁
II．認知の障害		
A．視覚認知障害		
1．視覚運動障害		後頭葉
2．変形視		後頭葉
3．視覚失認	失算，空間失認，失語，失行，半盲	両側または優位半球側の後頭葉
1）物体失認		両側または優位側の後頭葉外側
2）状況の認知障害		優位側または両側の後頭葉
3）色彩失認		優位側または両側の後頭葉
4）視覚失認性失読		優位側後頭葉底面
4．視空間失認	身体部失認，構成失行，失算，半盲	優位または劣位側の頭頂－後頭葉
1）半側空間失認		
2）場所的障害		
3）Balint 症状群		
B．聴覚認知障害		
1．精神聾		両側の横側頭回
2．失音楽	失語症	側頭・前頭葉
3．純粋語聾		優位側の側頭葉
C．身体図式の認知障害		
1．身体部位失認		両側性頭頂－後頭葉の広範囲の病巣
2．左右障害	Gerstmann 症状群の部分症状として理解できる	優位半球の頭頂－後頭葉
3．手指失認		優位半球の頭頂－後頭葉
4．Gerstmann 症状群	失語（受容性），構成失行，半盲	優位半球の頭頂－後頭葉背側移行部
5．病態失認	左片麻痺，左感覚障害，半盲	視床－頭頂
D．触覚失認	失語，失行（とくに手指失行）	優位側の頭頂葉

（永江和久：脳障害部位と局所症状．理・作・療法，**5**：413，1971．）

2 - 外傷性脳損傷　traumatic brain injury (TBI)

1 - 外傷性脳損傷の分類 (Gennarelli)

局所性脳損傷	1. 硬膜外血腫 2. 硬膜下血腫 3. 脳挫傷 4. 脳内血腫
びまん性脳損傷	1. 軽症脳震盪 2. 古典的脳震盪 3. びまん性軸索損傷(軽度,中等度,重度)

(Gennarelli, T.A.: Emergency department management of head injuries. *Emergency Medicine Clinics of North America*, **2** : 750, 1984.)

2 - Glasgow Coma Scale (GCS)

開眼反応 (eye opening)	自発的開眼	4
	大声の呼びかけで開眼	3
	痛み刺激で開眼	2
	開眼せず	1
言語反応 (verbal response)	会話ができ,オリエンテーションがよい	5
	やや混乱し,オリエンテーションが悪い	4
	会話はできるが,内容が不適当	3
	発声できるが,意味不明	2
	発語不能	1
運動反応 (motor response)	簡単な指示に応じる	6
	痛み刺激を払いのける	5
	痛み刺激で部分的逃避反応	4
	痛み刺激で屈曲反応(除皮質硬直の肢位)	3
	痛み刺激で伸展反応(除脳硬直の肢位)	2
	痛み刺激で反応なし	1

注)重度：3～8点,中等度：9～13点,軽度：14～15点
(Teasdale & Jennett : Assessment of coma and impaired consciousness. *Lancet*, **2** : 81-84, 1974)

3 - Glasgow Outcome Scale (GOS)

❶死亡(Death)
❷持続的植物状態(Persistent vegitative state)
❸重度障害(Severe disability : conscious but disabled)
❹中等度障害(Moderate disability : disabled but independent)
❺回復良好(Good recovery)

(Jennett & Bond : Assessment of outcome after severe brain damage : A practical scale. *Lancet*, **1** : 480-484, 1975)

4 - 意識障害レベルの分類 (Japan Coma Scale：JCS)

Ⅲ．刺激をしても覚醒しない状態（3桁の点数で表現）
(deep coma, coma, semicoma)
　3．痛み刺激にまったく反応しない　　　　　　　　　　　　　　　　　　　　　(300)
　2．痛み刺激で手足を動かしたり，顔をしかめる　　　　　　　　　　　　　　　(200)
　1．痛み刺激に対し，払いのけるような動作をする　　　　　　　　　　　　　　(100)
Ⅱ．刺激すると覚醒する状態（2桁の点数で表現）
(stupor, lethargy, hypersomnia, somnolence, drowsiness)
　3．痛み刺激を加えつつ呼びかけを繰り返すとかろうじて開眼する　　　　　　　　(30)
　2．大きな声，または体をゆさぶることにより開眼する　　　　　　　　　　　　　(20)
　1．普通の呼びかけで容易に開眼する　　　　　　　　　　　　　　　　　　　　　(10)
Ⅰ．刺激しないで覚醒している状態（1桁の点数で表現）
(delirium, confusion, senselessness)
　3．自分の名前，生年月日がいえない　　　　　　　　　　　　　　　　　　　　　(3)
　2．見当識障害がある　　　　　　　　　　　　　　　　　　　　　　　　　　　　(2)
　1．意識清明とはいえない　　　　　　　　　　　　　　　　　　　　　　　　　　(1)

R：Restlessness（不穏）
I：Incontinence（尿便失禁）
A：Apallic state（自発性喪失）
記載例：100-I. 20-RI, 3-IA

5 - 外傷性脳損傷のリハビリテーションにおける問題点

機能障害として　1．意識障害（種々の程度の）　2．運動障害（麻痺，失調，不随意運動など）　3．行動異常（心理反応，神経心理学的症状，性格の反映など）　4．記憶障害（逆行性健忘，外傷後健忘など）　5．認知障害（認識と判断の障害，注意と集中力の障害，学習と記憶の障害など）　6．言語障害（失語症，構音障害など）　7．感覚障害（知覚障害，聴力障害，嗅覚障害など）　8．視覚障害（視力障害，視野障害など）　9．嚥下障害　10．膀胱・直腸障害　11．性機能障害　12．痙縮
拘縮，異所性骨化，褥瘡，筋萎縮などの二次的合併症が生じやすい
能力障害としての歩行障害，ADL障害，コミュニケーション障害など
社会的不利としての職業問題，家族問題，経済的問題，QOL問題など

3 - 脳性麻痺　cerebral palsy : CP

1 - 脳性麻痺のフローチャート

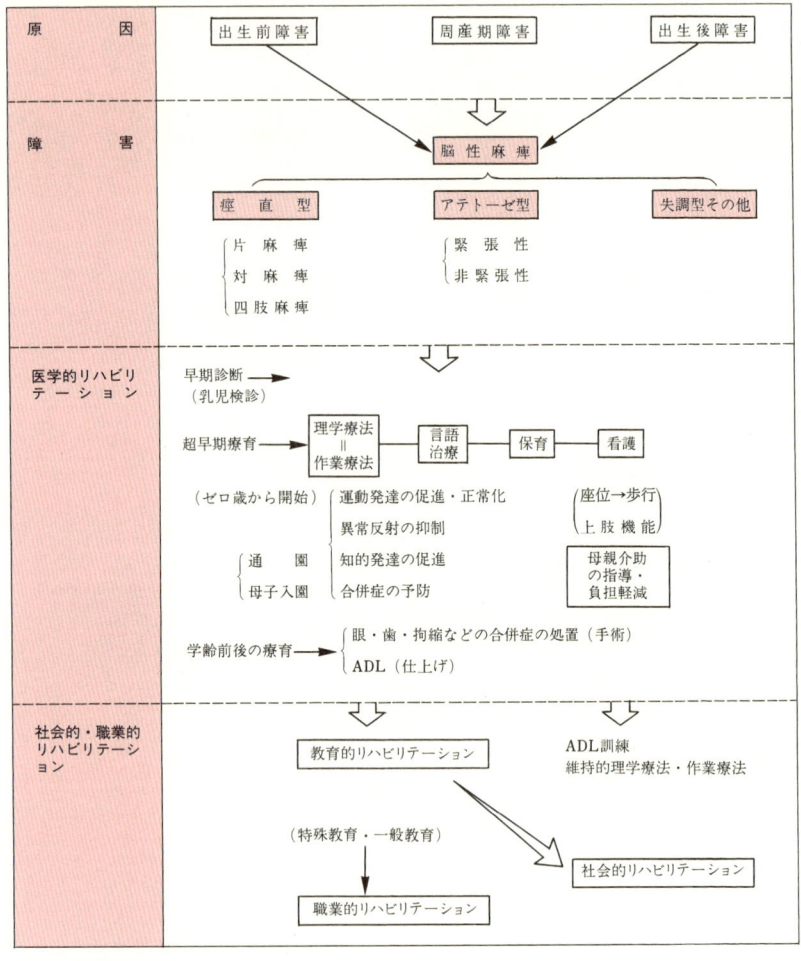

原　　因	出生前障害　　　周産期障害　　　出生後障害
障　　害	脳性麻痺 痙直型／アテトーゼ型／失調型その他 ｛片麻痺／対麻痺／四肢麻痺｝　｛緊張性／非緊張性｝
医学的リハビリテーション	早期診断→（乳児検診） 超早期療育→理学療法＝作業療法─言語治療─保育─看護 （ゼロ歳から開始）運動発達の促進・正常化／異常反射の抑制 ｛通園／母子入園｝知的発達の促進／合併症の予防 （座位→歩行／上肢機能）　母親介助の指導・負担軽減 学齢前後の療育→｛眼・歯・拘縮などの合併症の処置（手術）／ADL（仕上げ）｝
社会的・職業的リハビリテーション	教育的リハビリテーション　　ADL訓練　維持的理学療法・作業療法 （特殊教育・一般教育） 職業的リハビリテーション　　社会的リハビリテーション

(科学技術庁計画局 監修，加藤一郎 編：リハビリテーションと技術開発．医歯薬出版，1973, p.33)

2 - 脳性麻痺の定義

受胎から新生児期（生後4週以内）までの間に生じた，脳の非進行性病変に基づく，永続的なしかし変化しうる運動および姿勢 posture の異常である．その症状は満2歳までに発現する．進行性疾患や，一過性運動障害，または将来正常化するであろうと思われる運動発達遅延は除外する．

(厚生省脳性麻痺研究班, 1968)

3 - アメリカ脳性麻痺学会（AACP）による脳性麻痺の分類

生理学的分類	罹患範囲による分類
① 痙直型 spastic type ② アテトーゼ型 athetoid type 　ⓐ 緊張性 tension 　ⓑ 非緊張性 non-tension 　ⓒ ジストニア性 dystonia 　ⓓ 振戦性 tremor ③ 強剛型 rigidity type ④ 失調型 ataxic type ⑤ 振戦型 tremor type ⑥ 低緊張型 hypotonic type ⑦ 混合型 mixed type ⑧ 分類不能 unclassified	① 単麻痺 monoplegia ② 対麻痺 paraplegia ③ 片麻痺 hemiplegia ④ 三肢麻痺 triplegia ⑤ 四肢麻痺 quadriplegia または tetraplegia ⑥ 両麻痺 diplegia ⑦ 両側性片麻痺 double hemiplegia

(アメリカ脳性麻痺学会, 1956)

4 - 脳性麻痺の早期診断

危険因子 Risikofaktoren について

I. 家族歴 familiäre Belastung
 1) 家族の中の CP や変性疾患患者や知的障害者の有無
 2) 家族あるいは家系の中の先天性奇形の有無
 3) 高年初産
 4) 反復性の流早産および死産の有無

II. 出生前因子 pränatale Risikofaktoren
 1) 4回以上の経産か否か
 2) 妊娠中における婦人科的手術施行の有無
 3) 母親の精神疾患および神経症罹患の有無
 4) 重症妊娠悪阻
 5) { イ) 反覆性性器出血 / ロ) 切迫流産 / ハ) 辺縁胎盤 } の有無
 6) { イ) Rh 不適合 / ロ) ABO の不適合 / ハ) 羊水過多(症) / ニ) 胎性浮腫 } の有無
 7) { イ) 妊娠中毒症 / ロ) (妊娠)腎症 / ハ) 切迫子癇 } の有無
 8) 切迫早産の有無
 9) 予定日より3週間早い分娩
 10) 予定日より2週間遅い分娩
 11) 子宮内発達障害

III. 出生時因子 perinatale Risikofaktoren
 1) 心音が100以下の子宮内低酸素症
 2) 20時間以上の遷延陣痛
 3) 2時間以上の娩出陣痛
  注:陣痛が起こると同時に腹圧を高めてその力を助けることで娩出時に起こる現象
 4) 前置胎盤
 5) 骨盤位, 顔面位
 6) 鉗子分娩, 吸引分娩
 7) { イ) 狭骨盤のための帝王切開 / ロ) 骨盤位のための帝王切開 / ハ) 子癇のための帝王切開 / ニ) その他の分娩困難のための帝王切開 / ホ) 分娩時の子癇 } の有無
 8) { イ) 墜落分娩 / ロ) 抑制分娩 }
 9) クリステレル圧出法
 10) 双胎分娩
 11) { イ) 早期破水における誘発分娩 / ロ) 切迫子癇における誘発分娩 }
 12) 臍帯巻絡
 13) 羊水混濁
 14) 重症の無酸素症
 15) 早期および晩期無酸素性症候群
  { イ) チアノーゼ / ロ) 周産期および周産後の呼吸困難(症) / ハ) 周産期および周産後の循環衰弱 / ニ) 生後1日目から1週間以上のクベースの収容 / ホ) 生直後から数週にわたる温熱床 } の有無
 16) アシドーシスの有無
 17) { イ) 遷延性新生児黄疸 / ロ) 重症新生児黄疸 / ハ) 交換輸血施行 } の有無
 18) 無欲状態の有無
 19) 新生児期の易刺激性の有無
 20) 4,000 g 以上の巨大児

IV. 出生後因子 postnatale Risikofaktoren
 1) 分娩後の { イ) 吸啜なきこと / ロ) 経管栄養 / ハ) 吸啜微弱 / ニ) 嚥下困難 } の有無
 2) 分娩後の痙攣
 3) 分娩後早期の嘔吐
 4) イ) 生後1週間以内の重症栄養障害
    ロ) 生後1週間以内の(重症)貧血
 5) 生理的体重減少の遷延
 6) 分娩後のチアノーゼの発来
 7) 易刺激性乳児
 8) 分娩後早期における中耳炎, 気管支炎, 気管支肺炎の罹患

(Vojta による)

5 - 脳性麻痺の基本障害

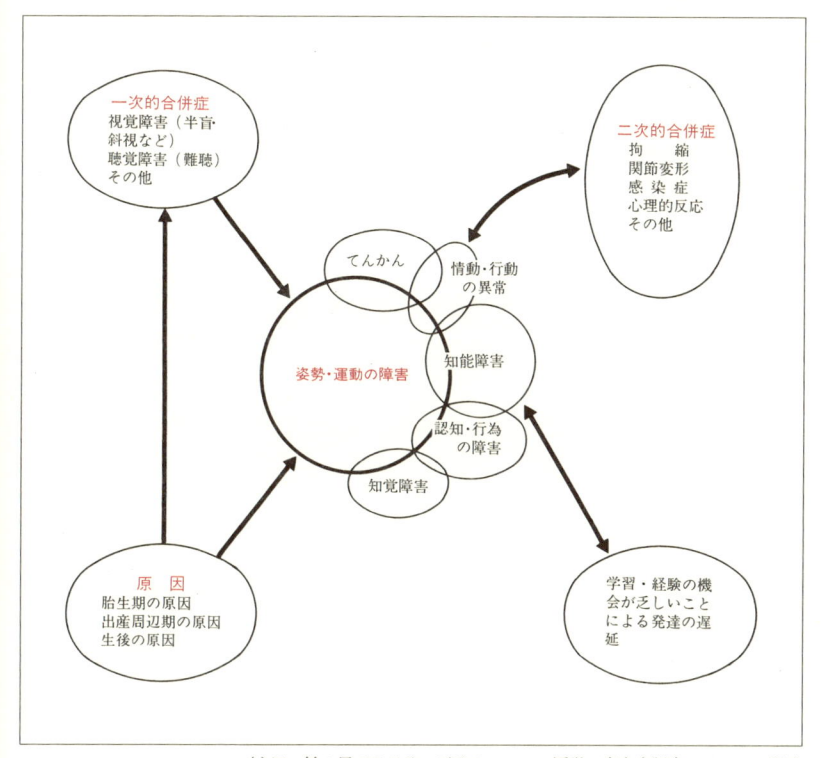

図中テキスト:
- 一次的合併症
  視覚障害（半盲・斜視など）
  聴覚障害（難聴）
  その他
- 二次的合併症
  拘　縮
  関節変形
  感 染 症
  心理的反応
  その他
- てんかん
- 情動・行動の異常
- 姿勢・運動の障害
- 知能障害
- 認知・行為の障害
- 知覚障害
- 原　因
  胎生期の原因
  出産周辺期の原因
  生後の原因
- 学習・経験の機会が乏しいことによる発達の遅延

（上田　敏：目でみるリハビリテーション医学．東大出版会，1971，p.67．）

6 - 脳性麻痺のリハビリテーションにおける問題点

　病態や年齢により種々の発達に関する問題，養育環境や教育に関する問題，一般健康状態に関する問題，整形外科的問題，その他小児科的・耳鼻科的・眼科的・歯科的・精神科的問題，さらに能力障害，社会的不利など多彩な問題点が生ずる．したがって多くの専門職チームによるアプローチが必要である．

　たとえば，運動障害に対するアプローチとしては，種々の運動療法（Bobath法，Vojta法，その他の神経生理学的方法などを含む），装具療法，歩行補助具，自助具，種々の投薬，神経や筋のブロック注射，手術などがよく用いられる．

4 - 運動失調症　ataxia

1 - 運動失調症の鑑別

症　候	小脳性失調	脊髄性（後索性）失調	迷路性（前庭性）失調	末梢神経性失調	前頭葉性失調
四肢失調	測定過大（+） asynergia（+） 変換運動不能（+） など多彩	測定過大（+）	（−）	脊髄性失調に似るが軽い	小脳性失調に似る 微細運動障害 交互迅速運動障害 Romberg（+）
体幹失調	体幹失調（+） 閉眼の影響（−） 失調性歩行	軀幹失調（+） 閉眼の影響（+） Romberg（+） 洗面現象（+） 後索性歩行（下を見る）	起立,歩行時の平衡障害 Romberg（+） 閉眼で患側へ倒れる		
小脳症候	企図振戦（+） 小脳性言語（+） その他	（−）	（−）〜（+）	（−）	（+）
迷路症候	（−）〜（+）	（−）	眼　振（+） めまい（+） 回転試験（+） Caloric test（+）	（−）	（−）
深部覚障害 （振動覚 　位置覚）	（−）	（+）	（−）	（±）	（−）
表在知覚障害	（−）	（±）〜（+）	（−）	（+）	（−）
錐体路症候	（−）	（−）	（−）	（−）	（−）〜（+）

（野木一雄：運動失調症の型と神経疾患診断のコツ．治療，**56**：1647，1974．）

2 - 運動失調の鑑別診断の進め方

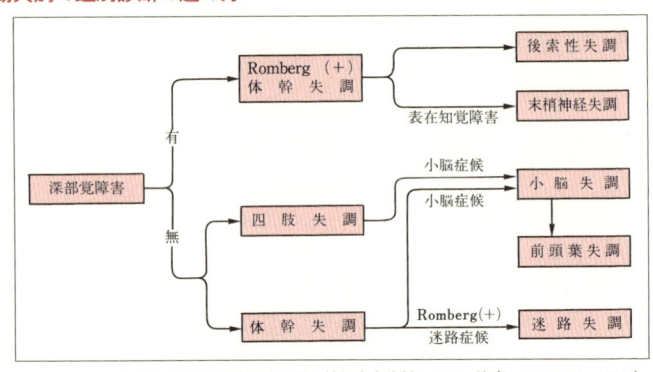

（野木一雄：運動失調症の型と神経疾患診断のコツ．治療，**56**：1647，1974．）

5 - 脊髄小脳変性症　spinocerebellar degeneration：SCD

1 - 脊髄小脳変性症の診断基準（厚生省特定疾患運動失調症調査研究班）

I. 概　念　脊髄小脳変性症とは，運動失調を主症候とし，小脳，脊髄に病変の主座をもつ原因不明の変性疾患の総称である．臨床的には以下の特徴を有する．
① 発病は緩徐で，経過は進行性である．
② 病型によっては家族性，遺伝性に発現する．
③ 主要症候は運動失調（小脳性ないし後索性）であるが，自律神経症候や痙性対麻痺のものもある．
④ その他の症候として錐体外路症候，錐体路症候などを示すものがある．
⑤ 頭部のCTやMRIにより，小脳萎縮や脳幹萎縮がしばしばみられる．

II. 各疾患の診断基準
1. オリーブ橋小脳萎縮症（OPCA）
(1) 家族性，遺伝性はなく中年以降に発病する．
(2) 小脳性運動失調が初発・早期症状として前景に現れる．
(3) 経過とともにパーキンソン症候，自律神経症候が出現することが多い．
(4) 頭部のCTやMRIで小脳，橋萎縮を認める．

2. Menzel型遺伝性運動失調症
(1) 家族性，遺伝性であり，若年・中年に発病する．
(2) 小脳性運動失調が初発・早期症状として前景に現れる．
(3) 眼瞼・眼球運動障害，パーキンソン症候，自律神経症候，錐体路症候，後索症候を伴うことが多く，筋萎縮がみられることがある．
(4) 頭部のCTやMRIで小脳，橋萎縮を認める．

3. 晩発性小脳皮質萎縮症（LCCA）
(1) 家族性，遺伝性はなく中年以降に発病する．
(2) 小脳性運動失調が初発・早期症状として前景に現れる．
(3) パーキンソン症候はみられず，自律神経症候が出現することもない．
(4) 頭部のCTやMRIで小脳萎縮を認めるが，脳幹萎縮は認めない．アルコール中毒症，抗てんかん薬中毒症，悪性腫瘍，甲状腺機能低下症などに基づく小脳性運動失調を除外できる．

4. Holmes型遺伝性運動失調症
(1) 家族性，遺伝性であり，若年・中年に発病する．
(2) 小脳性運動失調が初発・早期症状として前景に現れる．
(3) パーキンソン症候はみられず，自律神経症候が出現することも少ない．
(4) 頭部のCTやMRIで小脳萎縮を認めるが，脳幹萎縮は認めない．

5. 遺伝性痙性対麻痺
(1) 家族性，遺伝性であるが，孤発性にみられるものもある．やや若年に発病する．
(2) 主要症候は下肢優位の錐体路徴候で，痙性歩行を呈する．
(3) 後索症候がみられることがある．
(4) 頭部のCTやMRIでの異常所見に乏しい．症候性痙性対麻痺を除外できる．

6. Friedreich運動失調症
(1) 家族性，遺伝性であるが，孤発性にみられるものがある．若年に発病する．
(2) 主要症候は下肢優位の後索症候であり，腱反射は消失することが多い．
(3) バビンスキー徴候，構音障害，知能障害，足変形，脊柱彎曲などがみられる．
(4) 頭部のCTやMRIで小脳萎縮のみられることがある．

7. 歯状核赤核淡蒼球ルイ体萎縮症
(1) 家族性，遺伝性であるが，孤立性にみられるものもある．若年・中年に発病する．
(2) 病型により主要症候が異なり，小脳性運動失調，舞踏・アテトーゼ様運動，全身けいれん，ミオクローヌス，知能低下がみられる．
(3) 眼瞼・眼球運動障害，筋萎縮，感覚障害，錐体路徴候がみられることがある．
(4) 頭部のCTやMRIで小脳，脳幹萎縮を認め，尾状核の萎縮はない．

8. Joseph病
(1) 遺伝性，家族性であり，若年・中年に発病する．
(2) 主要症候として，小脳性運動失調，アテトーゼ，ジストニー，錐体路徴候，眼瞼・眼球運動障害，筋萎縮がみられる．
(3) 感覚障害，自律神経障害がみられることがある．
(4) 頭部のCTやMRIで小脳，脳幹萎縮を認める．
㊟：本邦における本症の呼称，位置づけには問題が残されている．上記疾患2，7との異同に留意する．

9．Shy-Drager 症候群
(1) 家族性，遺伝性はなく，中年以降に発病する．
(2) 自律神経症状が初発・早期症状として前景に現れる．
(3) パーキンソン症状や小脳症候を伴うことがある．
(4) 頭部 CT や MRI で小脳，橋萎縮を認めることが多い．

10．線条体黒質変性症
(1) 家族性，遺伝性はなく，中年以降に発病する．
(2) パーキンソン症状で発病し，これが主症候で経過する．
(3) 自律神経症候や小脳症候がみられることがある．
(4) 頭部の CT や MRI で小脳萎縮がみられることが多い．
㊟：本症は通常，脊髄小脳変性症には含まれない．

2 - 脊髄小脳変性症の重症度分類（厚生省特定疾患運動失調症調査研究班）

	下肢機能障害	上肢機能障害	会話障害
Ⅰ度（微度）	「独立歩行」独り歩きは可能　補助具や他人の介助を必要としない．	発病前(健常時)に比べれば異常であるが，ごく軽い障害	発病前(健常時)に比べれば異常であるが，軽い障害
Ⅱ度（軽度）	「随時補助・介助歩行」独り歩きはできるが，立ち上がり，方向転換，階段の昇降などの要所要所で，壁や手摺りなどの支持補助具，または他人の介助を必要とする．	細かい動作は下手であるが食事にスプーンなどの補助具は必要としない．書字も可能であるが，明らかに下手である．	軽く障害されるが，十分に聞き取れる．
Ⅲ度（中等度）	「常時補助・介助歩行―伝い歩行」歩行できるが，ほとんど常に杖や歩行器などの補助具，または他人の介助を必要とし，それらのないときは伝い歩きが主体をなす．	手先の動作は全般に拙劣で，スプーンなどの補助具を必要とする．書字はできるが読みにくい．	障害は軽いが少し聞き取りにくい．
Ⅳ度（重度）	「歩行不能―車いす移動」起立していられるが，他人に介助されてもほとんど歩行できない．移動は車いすによるか，四つ這い，またはいざりで行う．	手先の動作は拙劣で，他人の介助を必要とする．書字は不能である．	かなり障害され聞き取りにくい．
Ⅴ度（極度）	「臥床状態」支えられても起立不能で，臥床したままの状態であり，日常生活動作はすべて他人に依存する．	手先のみならず上肢全体の動作が拙劣で，他人の介助を必要とする．	高度に障害され，ほとんど聞き取れない．

㊟：下肢機能障害，上肢機能障害，会話障害を5段階に分けてあるが，これらの障害は必ずしも平行しない．障害度の最も重いところをもって（その患者のその時期における）障害度とする．

3 - 脊髄小脳変性症のリハビリテーションにおける問題点

本症には多くの疾患が含まれるが，共通する徴候は運動失調である．特徴として，①四肢の測定異常，動揺，②2関節運動時の動作の分解，③運動パターンの切り替えの遅れ，④姿勢保持困難，などがある．重症度分類のステージによってリハビリテーションの内容が異なるが，運動療法（筋力強化，cocontraction，種々の立位訓練・歩行訓練，フレンケル体操，PNF，マット上訓練，呼吸訓練など），嚥下訓練，言語訓練，上肢・下肢への重り付加，弾性包帯，歩行補助具，ヘルメット，車いす，トイレ・風呂などの改造などが行われる．

6 - 多発性硬化症　　multiple sclerosis : MS

1 - 診断基準（厚生省多発性硬化症調査研究班）

1. **多発性硬化症**
   a．中枢神経に多発性の病巣に基づく症状がある．
   （脳，脊髄，視神経などに2カ所以上の病巣症状を有す）．
   b．症状の緩解や再発がある（時間的多発性という）．
   c．他の疾患を除外できる．
   （腫瘍，梅毒，脳血管性障害，頸椎症，血管腫，SMON，ニューロベーチェット病，小脳変性症など）．

2. **視神経脊髄炎（Devic 病）**
   急性両眼視力障害（視神経炎）と横断性脊髄炎があいついで起こる（数週間以内）．

   〔診断の基準〕
   　確実例：①または②の条件をみたしたもの
   　疑い例：①のa～cの条件のうち，いずれかを欠くもの

2 - 多発性硬化症のリハビリテーションにおける問題点

　本症には筋力低下，痙縮，協調運動障害，知覚障害，視覚障害，疼痛，疲労，記憶・認識障害，セルフ・ケア障害，膀胱・直腸障害，性機能障害，構音障害，嚥下障害，精神障害，などが問題点としてある．また廃用症候群も生じやすい．
　リハビリテーションとしては，運動療法，装具，自助具，車いす，排尿・排便訓練，言語療法，嚥下訓練，心理療法などのアプローチが必要となる．

7 - パーキンソン病　　Parkinson disease

1 - 概　　　念（厚生省特定疾患調査研究班）

主として中年以後に，徐々に発症し慢性に進行する非遺伝性の神経疾患で，黒質をはじめ大脳基底核の変性病変に起因する．生化学的にはドーパミン系の代謝異常が考えられている．全身の動作緩慢，振戦，仮面様顔貌，前屈姿勢，歩行障害，言語障害などの特有な症状を呈する．

類似の症状を示すほかの原因による二次的あるいは症候性のパーキンソニズムは除外する．

2 - 疫学的事項

1) 性：男女いずれにも起こる．
2) 発病年齢：中年以後に発病し，徐々に進行する．
3) 有病率：10万対10.8（推定）．

3 - 診断のポイント

無動症〜寡動症(akinesia, bradykinesia)，筋固縮(rigidity)，静止時振戦(resting tremor)は本症の3大徴候で，進捗した症例ではほとんど全例に見られる．姿勢反射障害を加えると四大徴候．

<u>無動症〜寡動症</u>：動作の開始や切り換えが緩徐となり，運動の振幅と速度の減少，連合運動の欠如が目立つ．

<u>筋固縮</u>：関節を被動的に動かすときの鉛管様あるいは歯車様の抵抗によって検出される．筋固縮は項部，体幹，四肢のいずれにも認められる．

<u>静止時振戦</u>：4〜6 Hz/sec の規則正しい交代性振戦で静止時にみられ，随意運動時には抑制される．多くは手指，前腕，下肢遠位部に見られるが，下顎，口唇，頭部，ときには全身に及ぶこともある．発病初期には，振戦が一側上肢に限局することがあるが，後には同側下肢あるいは対側上肢に及ぶ．

以上の3徴候のほかに，本症の診断上重要なポイントとなる症候は以下のとおりである．

<u>前屈姿勢</u>：特有な前かがみの姿勢で，ほとんど全例に見られる．体幹だけでなく，肘関節，膝関節も屈曲位をとりやすい．

<u>仮面様顔貌</u>：表情に乏しい固い表情で，瞬目も少ない．

　　　　マイアーソン徴候：鼻根部を軽く叩いたり，検者の指を急に患者の眼の前に突き出したりすると，瞬目が頻回に強く起こったりする現象．ときには眼瞼スパズムを起こすこともある．

<u>特有な歩行障害</u>：まず，歩行の開始に手間どり，手を振らずに小刻みに歩く．歩きはじめると速度が急に増し，小走りの歩き方になることもしばしば見られる．

　　　　なお，歩行の第1歩を踏み出すことが著しく困難で足が床面にくっついたまま離れない frozen gait（すくみ足現象）を見る例もある．

<u>突進現象</u>：姿勢反射の障害で，本症には高頻度に見られる．立位の患者をある方向に押すと，バラ

ンスを保つ平衡機能が失われているため,木が倒れるように倒れてしまうか,足をとめることのできない突進現象が現れる.

<u>言語障害</u>:進捗した本症患者では,言語は抑揚に乏しく,小声で早口の言語となる.末期にはほとんど聞きとりがたくなる.

<u>書字障害</u>:手指の振戦のために線に凹凸が現れ,振幅の減少のためにしだいに字が小さくなる傾向がある.

<u>自律神経症候</u>:便秘が大部分の患者にみられ,脂顔,垂涎(唾液分泌亢進),多汗,起立性低血圧などを伴うことが少なくない.膀胱障害,陰萎も見られることがある.

<u>精神症状</u>:抑うつ傾向,自発性欠如,不安,幻覚症状を見ることがある.末期になると,多少とも知能の低下を見ることが多い.

上記の臨床特徴に留意すれば診断は困難ではないが,発病初期には振戦,筋固縮,運動の緩慢が半側に限られ(いわゆる hemiparkinsonism),軽い不全片麻痺と誤まることが少なくないので注意を要する.検査所見としては,尿中ドーパミン排泄量の低下,髄液中の HVA の低下が本態性パーキンソン病とほかの二次的パーキンソン症候群との鑑別に役立つことがある.

4 - 重症度分類

Yahrの重症度分類 (Hoehn & Yahr, 1967)	生活機能障害度 (厚生労働省分類)
Stage I:一側性障害で体の片側だけの振戦,固縮を示す.軽度例である.	I度:日常生活,通院にほとんど介助を要さない.
Stage II:両側性の障害で,姿勢の変化がかなり明確となり,振戦,固縮,寡動〜無動とも両側にあるため日常生活がやや不便である.	
Stage III:明らかな歩行障害がみられ,方向変換の不安定など立ち直り反射障害がある.日常生活動作障害もかなり進み,突進現象もはっきりとみられる.	II度:日常生活,通院に介助を要する.
Stage IV:起立や歩行など日常生活動作の低下が著しく,労働能力は失われる.	
Stage V:完全な廃疾状態で,介助による車いす移動または寝たきりとなる.	III度:日常生活に全面的な介助を要し,歩行,起立不能.

〔註〕厚生省特定疾患対策の治療対象疾患として特定疾患に認定されるのは,YahrのIII度,生活機能障害度II度以上である.

5 - パーキンソン病のリハビリテーションにおける問題点

本症に治療としては薬物療法,定位脳手術もあるが,リハビリテーション・アプローチとしては歩行訓練,パーキンソン体操,拘縮予防の ROM 訓練,筋力増強訓練,姿勢矯正訓練,呼吸訓練,バランス訓練,種々の ADL 訓練,応用歩行訓練などを行う.

また能力障害や社会的不利に対する自助具,車いす,家屋の段差解消,トイレや浴槽の改良なども重要である.

8 - 対麻痺と四肢麻痺　paraplegia and quadriplegia

1 - 対麻痺および四肢麻痺のフローチャート

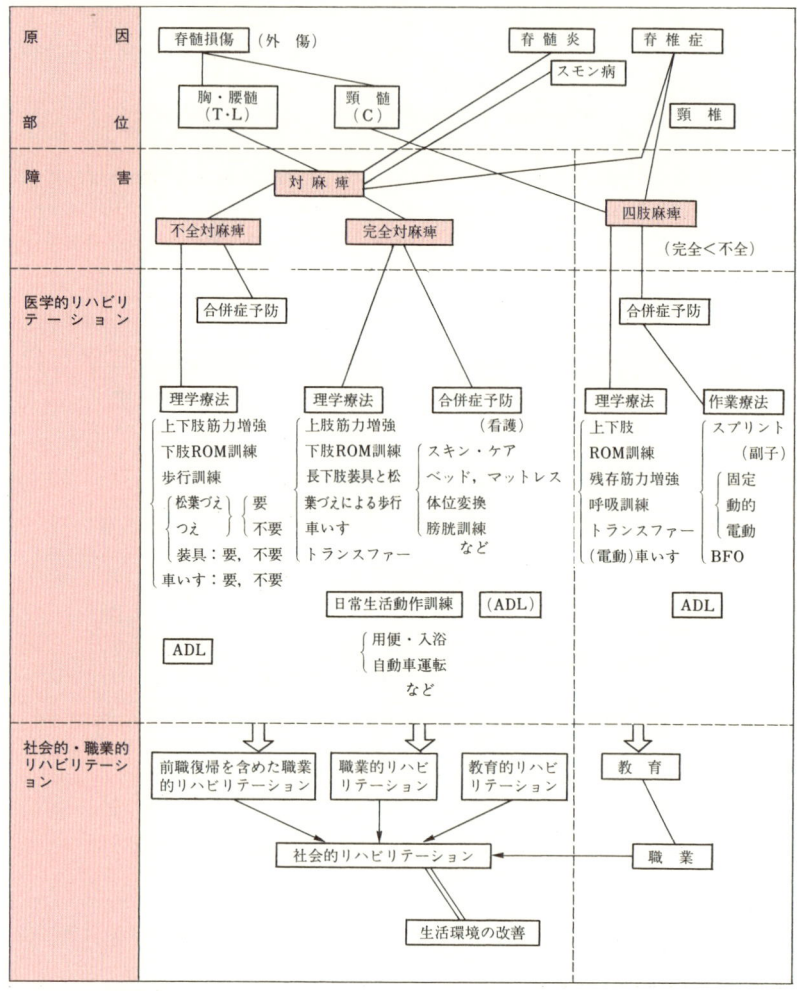

原因: 脊髄損傷（外傷） / 脊髄炎 / 脊椎症 / スモン病

部位: 胸・腰髄（T・L） / 頸髄（C） / 頸椎

障害: 対麻痺（不全対麻痺／完全対麻痺） / 四肢麻痺（完全＜不全）

医学的リハビリテーション:

- 合併症予防

- 〔不全対麻痺〕
  - 理学療法
    - 上下肢筋力増強
    - 下肢ROM訓練
    - 歩行訓練
    - 松づえ／つえ：要／不要
    - 装具：要, 不要
    - 車いす：要, 不要
  - ADL

- 〔完全対麻痺〕
  - 理学療法
    - 上肢筋力増強
    - 下肢ROM訓練
    - 長下肢装具と松葉づえによる歩行
    - 車いす
    - トランスファー
  - 合併症予防（看護）
    - スキン・ケア
    - ベッド，マットレス
    - 体位変換
    - 膀胱訓練
    - など
  - 日常生活動作訓練（ADL）
    - 用便・入浴
    - 自動車運転
    - など

- 〔四肢麻痺〕
  - 合併症予防
  - 理学療法
    - 上下肢ROM訓練
    - 残存筋力増強
    - 呼吸訓練
    - トランスファー
    - （電動）車いす
  - 作業療法
    - スプリント（副子）
    - 固定
    - 動的
    - 電動
    - BFO
  - ADL

社会的・職業的リハビリテーション:
- 前職復帰を含めた職業的リハビリテーション
- 職業的リハビリテーション
- 教育的リハビリテーション
- 教育 → 職業
- → 社会的リハビリテーション → 生活環境の改善

(科学技術庁計画局 監修, 加藤一郎 編: リハビリテーションと技術開発. 医歯薬出版, 1973, p.32.)

2 - ASIA 機能障害尺度（1992）

A＝完全麻痺：S4-S5 仙髄節の運動・感覚機能の欠如	
B＝不全麻痺：運動機能の欠如．感覚は損傷レベルから S4-S5 仙髄節にかけ残存している	
C＝不全麻痺：運動機能は損傷レベル以下で残存．key muscles の大多数は筋力3未満である	
D＝不全麻痺：運動機能は損傷レベル以下で機能残存．key muscles の大多数は筋力3かそれ以上である	
E＝正常：運動・感覚機能は正常．反射の異常はあってもよい	
臨床症候群	□脊髄中心 □ブラウン-セカール □前脊髄 □脊髄円錐 □馬尾

(American Spinal Injury Association, 1992)

3 - フランケル（Frankel）尺度

A：完全麻痺　complete
B：感覚のみ残存　sensory only
C：運動機能障害著明　motor useless
D：運動機能障害軽度　motor useful
E：回復　recovery

4 - 脊髄損傷 (spinal cord injury) の神経学的分類 (ASIA 基準)

運 動

	右	左	標的筋群
C2			
C3			
C4			
C5	□	□	肘屈筋群
C6	□	□	手背屈筋群
C7	□	□	肘伸筋群
C8	□	□	指屈筋群(第3指遠位指節関節)
T1	□	□	指外転(小指)
T2			
T3			
T4			
T5			
T6			
T7			
T8			
T9			
T10			
T11			
T12			
L1			
L2	□	□	股屈筋群
L3	□	□	膝伸筋群
L4	□	□	足背屈筋群
L5	□	□	長趾伸筋群
S1	□	□	足底屈筋群
S2			
S3			
S4-5			

```
0 = 完全麻痺
1 = 収縮が触知あるいは観察できる
2 = 重力を除いての自動運動可能
3 = 重力に抗しての自動運動可能
4 = ある程度の抵抗に抗しての自動運動可能
5 = 最大抵抗に抗しての自動運動可能
NT = 検査不能
```

□ 随意的肛門収縮(可/否)

総計 □ + □ = □ 運動スコア
(最大) (50) (50) (100)

触覚

	右	左
C2	□	□
C3	□	□
C4	□	□
C5	□	□
C6	□	□
C7	□	□
C8	□	□
T1	□	□
T2	□	□
T3	□	□
T4	□	□
T5	□	□
T6	□	□
T7	□	□
T8	□	□
T9	□	□
T10	□	□
T11	□	□
T12	□	□
L1	□	□
L2	□	□
L3	□	□
L4	□	□
L5	□	□
S1	□	□
S2	□	□
S3	□	□
S4-5	□	□

総計 □ + □
(最大) (56) (56)

神経学的レベル		右	左	完全麻痺/不全麻痺
正常機能をもつ最も下位の髄節	感覚	□	□	不全麻痺=最下位仙髄の感覚・運動機能の残存
	運動	□	□	

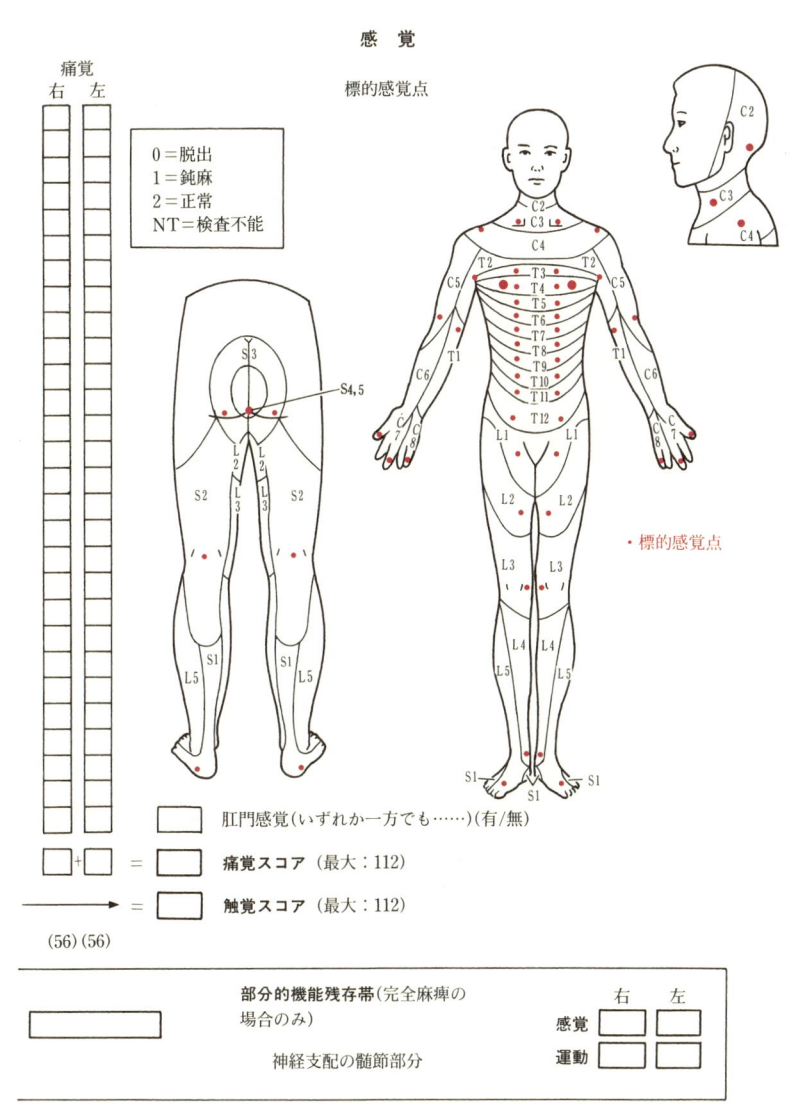

第6章 各疾患のリハビリテーション　143

感覚

標的感覚点

痛覚
右　左

0＝脱出
1＝鈍麻
2＝正常
NT＝検査不能

・標的感覚点

肛門感覚（いずれか一方でも……）（有／無）

☐ ＋ ☐ ＝ ☐ **痛覚スコア**（最大：112）

──→ ＝ ☐ **触覚スコア**（最大：112）

(56)(56)

☐	**部分的機能残存帯**（完全麻痺の場合のみ） 神経支配の髄節部分	右　　左 感覚　☐　☐ 運動　☐　☐

(American Spinal Injury Association, 1992)

5 - 脊髄損傷レベルと ADL 機能, 筋支配との関係

ADL可能の上限界と治療方針 (矢部,大井,東海林,赤津,服部らの成績を基として)	RossierによるADLと髄節の高さ							損傷
	自動車運転	車いす	歩行パターン	装　具	独立性	肺活量	
電動車いす介助されて食事,車いす駆動 上限界　C4・C5 C6→	不　能	絶対必要	歩行不能		完全に他人の介助を要す		C5
自力で起座できる 上限界　C7→				前腕と手に対して装具・スプリント必要	ほとんど他人の介助を要す		C7
車いす動作(移乗・駆動)と身の回り動作の上限界 C8→ T1→ 立位・座位訓練,車いす訓練を主として行う	C8 可能(手動装置付自動クラッチ式)		小振り歩行(ロフストランド型または普通松葉づえ)	骨盤帯と股継手(固定付)のついた長下肢装具,ナイト式脊柱装具必要なときと,不要なときあり	一部他人の介助を要す	減少	C8〜T1
	T1 可能(自動クラッチ必ずしも必要でない,手動装置式)		大振り歩行(ロフストランド,松葉づえ)	長下肢装具,骨盤帯必ずしも必要でない			T1〜T2
実用性のある歩行動作の上限界 T10 T12 車いす訓練を主とし,立位歩行訓練は従	T6 T12 可能(手動装置付)		大振りまたは4点歩行(ロフストランド,松葉づえ)		完全に他人の介助不要		T7
				長下肢装具			T12〜L1
MMTを行い,阻害因子も考慮に入れた上で実用性歩行可能のものには歩行訓練を主とする.実用性はないが,歩行可能なものには歩行訓練とともに車いす訓練を行う	必ずしも必要でない		正常歩行	下垂足に対する足関節装具	家庭などで完全に自立できる		L4
							馬尾

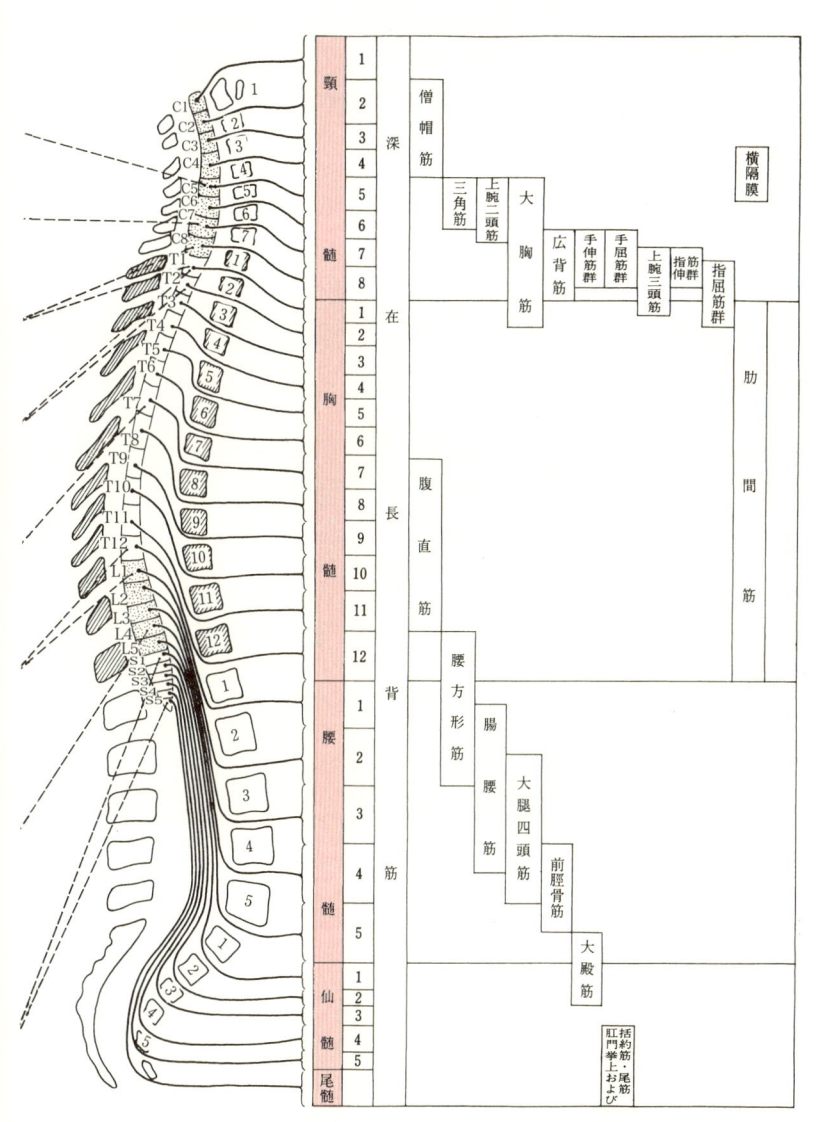

第6章 各疾患のリハビリテーション

脊髄	分節	深在長背筋	筋							
頸髄	1									
	2	僧帽筋								
	3									横隔膜
	4			大胸筋						
	5		三角筋		手伸筋群					
	6					手屈筋群		指伸筋群		
	7			広背筋			上腕三頭筋		指屈筋群	
	8		上腕二頭筋							
胸髄	1									肋間筋
	2									
	3									
	4									
	5									
	6									
	7	腹直筋								
	8									
	9									
	10									
	11									
	12		腰方形筋							
腰髄	1			腸腰筋						
	2									
	3				大腿四頭筋					
	4					前脛骨筋				
	5						大殿筋			
仙髄	1									
	2									
	3									
	4						括約筋・肛門挙上・尾筋および			
	5									
尾髄										

(服部一郎ほか：リハビリテーション技術全書，第2版．医学書院，1984，pp.876〜877．)

6 - 頸髄損傷レベルと運動機能

頸髄損傷四肢麻痺者の日常生活動作能力

レベル	主要な筋	機能的グループ	可能な日常生活動作	必要な補助具
C2,3 C4	胸鎖乳突筋 横隔膜 頸部屈筋・伸筋 僧帽筋		ページをめくる（マウスティックを使用，その他） 電動車いすの運転	← BFO ← 電動・ガス駆動スプリント ← 特殊な電動車いす
C5	三角筋 上腕二頭筋 回外筋	I	食事をする，歯をみがく，髪に櫛を入れる，サインする ワープロを打つ 電動車いすの運転	← 用具保持用スプリントおよびフィーダースリングなど ← ワープロ ← 電動車いす
	菱形筋 肩内外旋筋群 腕橈骨筋	II	電気カミソリで顔をそる 普通のタイプライターを使う 字を書く，口紅をつける 電話を使う スプリントをつけはずしする 車いすをこぐ（室内のみ）	← 用具保持用スプリント（Spring clip tubular splintなど）または電動・ガス駆動スプリント ← ノブ付き車いす
C6	橈側手根伸筋	III	腱のテノデーシス作用により握り，つまみが可能となる	手関節駆動把持装具
	前鋸筋 回内筋群 大胸筋	IV	車いすをこぐ 上半身の衣類着脱 ベッド上で寝返り 移乗動作（介助必要）	← ノブ付き車いす ← 手関節駆動把持装具 ← トラピーズバーなど
C7	広背筋 上腕三頭筋 橈側手根屈筋	V	ベッド上での起き上がり 移乗動作・独立（男子） 移乗動作一部介助（女子） 衣類着脱（全身）	← ノブ付き車いす，または通常車いす（手掌部にゴムのついた手袋を使用）
	尺側手根伸筋 尺側手根屈筋 手指・母指の外来筋群	VI	上記のすべての動作が独立に容易に行え，車いす上 ADL 独立となる	通常の車いす
C8〜T1	手指・母指の固有筋群	VII		

（上田敏：目でみるリハビリテーション医学．東大出版会，1971, p. 66. 一部変更）

7 - 脊髄障害の高位と生じやすい変形（対麻痺）

1 異常姿勢・肢位による変形（静的）

障害の高さ	脊椎	股関節	膝関節	足部
T6〜T12	後彎：体幹の伸筋群が利いていないか，弱い 側彎：股関節の屈曲・外転拘縮が左右非対称に存在する	屈曲・外転・外旋変形が対称的にみられる場合と一側が屈曲・外転で，他側が屈曲・内転の場合がある．内転側には亜脱臼・脱臼が起こりやすい	屈曲変形：座位の習慣からくる 外反膝：体重負荷による	しばしば内反尖足（アキレス腱および足内側部靱帯の短縮） ときに踵足（足関節前部組織の短縮）
L1〜L3	側彎：股関節の屈曲拘縮が左右非対称に存在する 前彎：股関節の屈曲拘縮が左右対称性に存在する	T6〜T12の場合と同様	外反膝：体重負荷による 屈曲変形：L3レベルでは一般傾向としては少ない	T6〜T12の場合と同様
L4, 5	L1〜L3の場合と同様	L5レベルでは，屈曲変形は傾向的にみて少ない		

2 筋力不均衡による変形（動的）

障害の高さ	脊椎	股関節	膝関節	下腿	足部
T6〜T12	<u>後彎，側彎</u>				
L1	<u>側彎</u>：股屈筋力左右非対称	亜脱臼：股屈筋筋力減弱			
L2	<u>側彎</u>	早期脱臼：股屈筋・内転筋が強力で，伸筋・外転筋は利いていない			
L3	<u>側彎</u>	<u>早期脱臼</u>：股屈筋・内転筋が強力で，伸筋・外転筋は利いていない	伸展位拘縮：大腿四頭筋は利いているがハムストリングは利いていない		
L4	<u>側彎</u>	遅発性脱臼：股屈筋・内転筋が強力で，一方外転筋は少し利いている	伸展位拘縮：大腿四頭筋はL_3の障害時以上に強いがハムストリングは利いていない	外側方捻転：腸脛靱帯が利かない	内反踵足：前脛骨筋が利いていて，下腿三頭筋と長腓骨筋が利いていない
L5		亜脱臼：股伸筋筋力減弱			<u>踵足</u>：背屈筋が利いていて，底屈筋が利いていない
S1					踵足：底屈筋筋力減弱
S2					凹足：固有筋麻痺

═══：しばしばみられるもの　───：ときどきみられるもの　アンダーラインなし：まれにみられるもの
（髙橋勇：二分脊椎．リハビリテーション医学全書，第15巻（小池文英編）．医歯薬出版, 1974, p. 445, p. 447.）

8 - 対麻痺および四肢麻痺の基本障害

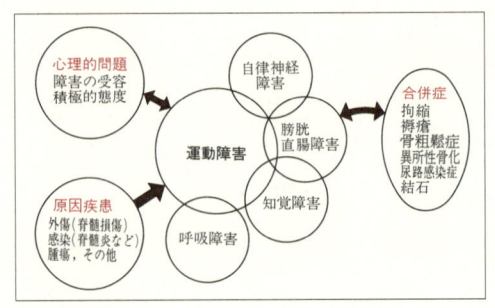

(上田敏：目でみるリハビリテーション医学．東大出版会, 1971, p.63.)

9 - 頸髄損傷四肢麻痺治療プログラム

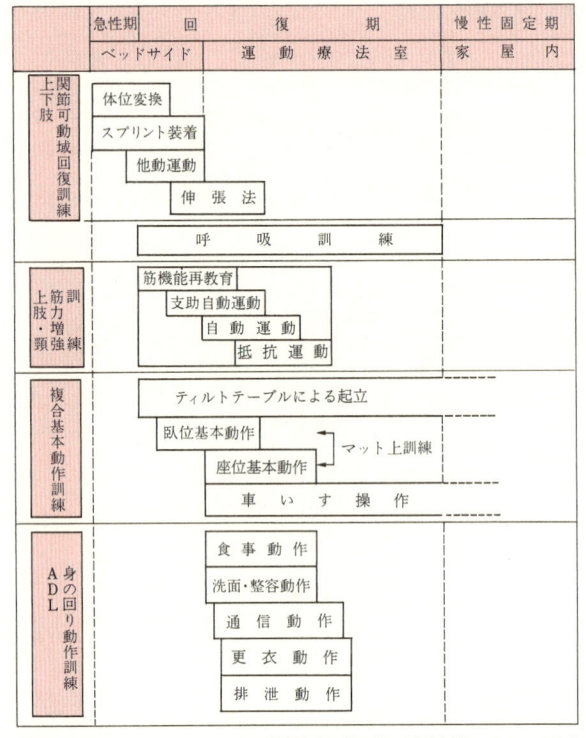

		急性期	回　　復　　期	慢性固定期
		ベッドサイド	運　動　療　法　室	家　屋　内
関節可動域回復訓練	上下肢	体位変換 スプリント装着 他動運動 伸　張　法		
		呼　　吸　　訓　　練		
筋力増強訓練	上肢・頸	筋機能再教育 支助自動運動 自　動　運　動 抵　抗　運　動		
複合基本動作訓練			ティルトテーブルによる起立 臥位基本動作　←マット上訓練 座位基本動作 車　い　す　操　作	
ADL身の回り動作訓練			食　事　動　作 洗面・整容動作 通　信　動　作 更　衣　動　作 排　泄　動　作	

(服部一郎ほか：リハビリテーション技術全書, 第2版. 医学書院, 1984, p.893.)

10- 四肢麻痺の作業療法プログラム (米倉)

障害度段階	重 度 障 害	軽度障害および不全麻痺
ベッド臥床期	1．精神的療法：感情の移入，精神的鼓舞 2．支持的療法：会話，読書，朗読，レコード鑑賞，ラジオを聞く，テレビを見る 3．副子：変形防止の手副子：機能的肢位固定副子 4．自助具および装置：マウススティック，書架，鏡（腹位），プリズムグラス（背位），特製ナースコール 5．機能的療法：（関節可能域の維持および増大，筋力増強）他動運動，呼吸訓練	1．精神的療法：左に同じ 2．支持的療法：左に同じ 3．支持的手副子：背屈位固定副子 　機能的手副子：機能的把持副子 4．自助具および装置：スプーン把持具（背位），喫煙具，そのほか左に同じ 5．機能的療法：自動介助運動，呼吸訓練 　作業種目：駒ゲーム，オセロゲーム，呼気利用の簡単なゲームなど
離床準備期（半座位〜座位）	1．精神的療法：必要に応じて行う 2．支持的療法：上に同じ 3．変形防止の手副子：機能的肢位固定副子 　支持的手副子：背屈位固定副子 4．自助具および装置：マウススティック 5．機能的療法：自動介助運動	1．精神的療法：必要に応じて行う 2．支持的療法：上に同じ 3．支持的手副子：背屈位固定副子 　機能的手副子：機能的把持副子 4．自助具および装置：アームスリングの使用，機能的把持副子がない場合鉛筆把持具 5．機能的療法：自動介助運動→漸増抵抗運動 　ADL：食事動作基礎訓練→食事動作，歯みがき，ひげそり，顔を拭く，整髪，字を書く（必要に応じてスリングを使用）
離床期→回復期（車いす座位）	1．精神的療法：上に同じ 2．支持的療法：上に同じ 3．機能的副子：機能的把持副子 4．自助具および装置：ボールベアリングフィーダー 5．機能的療法：自動介助運動，全身調整の目的で斜面台での起立訓練→スタンディングテーブルでの起立訓練（体幹上部の固定も必要） 　ADL：食事動作，歯みがき，字を書く，電話の操作（手副子を使用） 　作業種目：タイル細工，タイプ（カナ，英文，邦文一身障者用電動タイプもある），木工サンディング（手部固定，スリング使用）	1．精神的療法：上に同じ 2．支持的療法：上に同じ 3．機能的副子：機能的把持副子 4．自助具および装置：必要に応じて使用する 5．機能的療法：肩関節屈曲・伸展・外転，肘関節屈曲，手関節伸展に主力を注ぐ 　漸増抵抗運動，起立訓練（斜面台→スタンディングテーブル） 　ADL：食事動作はほとんど介助なくして可能，ボタンかけ，更衣動作，手副子のとりつけとりはずし，化粧，ひげそり，電話の操作，車いすの操作（必要に応じて車いすでの家事動作および手動式自動車の運転） 　作業種目：簡単な手工芸（革細工，モザイク，タイル→グラベル，木工サンディング，銅板細工），織物，ピンポン，ビリヤード，タイプなど
回復期	5．機能的療法：車いすに独力で移動することはできないが操作できる場合もある．ただし素手では困難で特製の手袋を使用するとか車いすのリムに突起をつけたりして工夫する必要がある．将来とも車いす操作不可能な場合は電動車いすを必要とする．さらに操作方法の工夫（顎での操作ほか）も必要な場合がある．	5．上記の動作を立位で行う．動作を十分に行い，耐容性を増大，できるだけ下肢を使う．歩行可能，必要に応じ前職業訓練

(服部一郎ほか：リハビリテーション技術全書，第2版．医学書院，1984, p. 897.)

11- 脊髄損傷の合併症

急性期	1. 外傷合併：頭部外傷，脊椎骨折・脱臼，四肢骨折，胸郭・肺損傷，腹部臓器損傷（肝臓・脾臓・腎臓・膀胱），皮膚・筋挫滅，その他 2. 呼吸器：血胸・気胸，呼吸筋麻痺による呼吸不全，感染症，肺水腫，肺塞栓 3. 消化器：ストレス潰瘍，イレウス 4. 泌尿器：尿閉，尿路感染症 5. 皮　膚：褥瘡 6. 循環器：血圧低下，深部静脈血栓症
慢性期	1. 泌尿器：尿閉，尿失禁，尿管逆流現象，尿路結石，尿路感染症，尿道狭窄，尿道皮膚瘻，腎機能不全 2. 消化器：慢性便秘，便失禁 3. 自律神経機能：起立性低血圧，発汗不全，体温調節不全，自律神経過反射 4. 皮　膚：褥瘡 5. 四肢関節：拘縮，異所性骨化 6. その他：疼痛，痙性，脊柱変形

（大橋正洋：脊髄損傷．看護 MOOK, 15（上田敏ほか編），金原出版，1985, p. 143. 一部改変）

9 - 神経・筋疾患　　neuro-muscular disease

1 - 神経・筋疾患の分類

	遺伝・変性性	非遺伝性
神経原性	脊髄・前角性 　Werdnig-Hoffmann 病 　Kugelberg-Welander 病 　進行性脊髄性筋萎縮症 (SPMA) 　進行性球麻痺 　筋萎縮性側索硬化症 (ALS) 神経末梢性 　Charcot-Marie-Tooth 病 　Refsum 症候群 　肥厚性間質性ニューロパチー (Déjerin-Sottas)	脊髄・前角性 　脊髄炎，脊髄前角炎，脊髄空洞症，脊髄外傷，軟化，出血，腫瘍 脊髄および根神経性 　Guillain-Barré 症候群，頸部脊椎症，椎間板ヘルニア，クモ膜炎 末梢神経性 　多発性神経炎，糖尿病性筋萎縮症，尿毒症性ニューロパチー 　SMON，膠原病，アミロイドニューロパチー，がん性ニューロパチー 　neuralgic amyotrophy
筋原性	進行性筋ジストロフィー症 　Duchenne型，肢帯型，顔面肩甲上腕型 末梢性筋ジストロフィー症 眼筋型ミオパチー 先天性筋ジストロフィー症 (福山型) 筋緊張性ジストロフィー症 糖原病 (McArdle病，垂井病など) 家族性周期性四肢麻痺 特殊な筋疾患 (central core病，その他)	多発性筋炎 (皮膚筋炎，その他膠原病に伴う筋炎) 内分泌異常性ミオパチー (甲状腺機能低下症ミオパチー) 薬物性：ステロイドホルモン，クロロキンアミロイドミオパチー 重症筋無力症

(野島元雄：筋疾患の病理．理・作・療法，**10**：1077, 1976.)

2 - 神経原性筋萎縮と筋原性筋萎縮の鑑別

検査項目 \ 種類	神経原性筋萎縮	筋原性筋萎縮
罹患筋	遠位筋	近位筋
線維束性攣縮	＋	－
知覚障害	あることがある	－
腱反射	速やかな消失	初期は正常か軽弱，のち消失
筋電図	神経原性変化 high amplitude, long duration NMU voltage 不完全干渉波 at rest で fibrillation voltage や fasciculation voltage が認められる	筋原性変化 low amplitude, short duration NMU voltage 完全干渉波
末梢神経伝導速度	ニューロパチーのときのみ著しく減少	正常範囲内
血清酵素 (GOT, GPT, LDH CPK, Aldolase)	正常範囲内 上昇あっても軽度	上昇 ものによっては高度
筋生検	小径線維筋束	種々の異常筋線維の不規則分布

3 - 筋萎縮性側索硬化症(amyotrophic lateral sclerosis：ALS)の診断の手引き（厚生省特定疾患調査研究班による）

> I．一般に20歳以上で発病するが40歳代以後に多い．
> II．発病は緩徐，経過は進行性（病変が限局性で，経過が非進行性のものは除外する）．
> III．主な症状は以下の如くである．
>   ① 球症状：舌の線維束性攣縮，萎縮および麻痺，構語障害，嚥下障害．
>   ② 上位ニューロン徴候(錐体路徴候)：深部反射亢進（下顎反射を含む），病的反射の出現．
>   ③ 下位ニューロン徴候(前角徴候)：線維束性攣縮，筋の萎縮と筋力低下．
> IV．病型と経過には以下のものがある．
>   a）上肢の小手筋の萎縮（初期には，しばしば一側性）に始まり，次第に上位・下位ニューロン障害の症状が全身に及ぶ形が多い．
>   b）球症状が初発し次いで上肢・下肢に上位・下位ニューロン障害の徴候が現れる．
>   c）下肢の遠位側の筋力低下，筋萎縮に始まり，上位・下位ニューロン障害の症状が上行する場合がある．
>   d）ときには片麻痺型を示したり，痙性対麻痺の形で症状が現れることがある．
>   e）上記のIIIの①，②，③のいずれかの症状のみに終始する場合があり，それぞれ進行性球麻痺，原発性側索硬化症，脊髄性進行性筋萎縮症と呼ばれることがある．
> V．遺伝性を示す症例がある．
> VI．本症は原則として他覚的感覚障害，眼球運動障害，膀胱直腸障害，小脳徴候，錐体外路徴候，痴呆を欠く．以下の疾患を鑑別する必要がある．
> 頸椎症，頸椎後縦靱帯骨化症，広汎性脊椎管狭窄症，遺伝性脊髄性筋萎縮症(球脊髄性筋萎縮症，Kugelberg-Welander 病など)，痙性脊髄麻痺(家族性痙性対麻痺)，HAM，脊髄小脳変性症，神経性進行性筋萎縮症 (Charcot-Marie-Tooth 病)，多発性神経炎 (motor dominant)，多発性筋炎，進行性筋ジストロフィー症，脳幹および脊髄の腫瘍，偽性球麻痺．

4 - 筋萎縮性側索硬化症のリハビリテーションにおける問題点

本症のリハビリテーションとしては筋力低下，嚥下障害，コミュニケーション障害，呼吸障害，疼痛対策，感染症予防，廃用症候群の予防，誤用症候群の予防，心理的問題，介護者問題など広範囲な問題点に対する配慮が必要である．

筋力低下に対しては適切な運動療法(overwork weakness をきたさない)が必要であり，能力障害に対しては短下肢装具，把持装具，BFO，頸椎装具，車いすなどを検討する．呼吸障害に対しては肺理学療法，気管切開，人工呼吸器などが必要となることが多い．

10-末梢神経損傷　peripheral nerve injury

1 - 末梢神経疾患の分類

I. 機能的分類：1）運動性ニューロパチー，2）感覚性ニューロパチー，3）自律神経性ニューロパチー，4）混合性ニューロパチー
II. 解剖学的分類：1）軸索変性型ニューロパチー，2）脱髄性ニューロパチー
III. 分布による分類……1）単ニューロパチー：顔面神経，動眼神経，正中神経，尺骨神経，橈骨神経，腓骨神経などの麻痺がある．2）多発ニューロパチー：遺伝性（シャルコー・マリー・トゥース病，デジェリン・ソッタス病など），中毒性，炎症性（ギラン・バレー症候群），栄養欠乏性，代謝性（糖尿病性ニューロパチーほか）などがある．3）多発性単ニューロパチー
IV. 原因による分類：1）中毒性，2）内分泌代謝疾患，3）ビタミン欠乏性，4）血液疾患（悪性貧血など），5）アルコール性，6）感染後ニューロパチー，7）外傷，圧迫（腕神経叢損傷，絞扼性神経症など），8）膠原病，9）虚血性，10）先天性，11）腫瘍性

2 - 末梢神経損傷の分類と鑑別 (Seddon)

		Neurotmesis 神経断裂	Axonotmesis 軸索断裂	Neurapraxia 神経遮断
病　理	解剖学的断裂 損傷	あり～なし 軸索断裂，髄鞘断裂	なし 軸索断裂，髄鞘保存	なし 軸索損傷なし，髄鞘保存
症　状	運動麻痺 筋萎縮 知覚麻痺 自律神経麻痺	完　全 進行性 完　全 完　全	完　全 進行性 完　全 完　全	完　全 きわめて小 通常ほとんどなし 同　上
電気生理学的反応	脱神経電位 末梢部伝導性 運動活動電位 線維自発電位	＋ － － ＋	＋ － － ＋	－ ＋ － －（ときに＋）
回　復	神経修復必要性 回復速度 予後	あ　り 修復後 1～2 mm/日 常に不完全	な　し 1～2 mm/日 完　全	な　し 数日～数週で回復 完　全

(Seddon H.: Surgical disorders of the peripheral nerves, 2 nd ed. Livingstone, Edinburgh, 1975.)

3 - 末梢神経損傷のリハビリテーションにおける問題点

　本症の治療としては薬物療法（ビタミンB_1，B_{12}，E，循環促進薬，消炎鎮痛剤など），手術療法（神経剥離，神経縫合，神経移植，筋・腱移行など），リハビリテーションがある．リハビリテーション・アプローチとしては温熱療法，マッサージ，低周波電気刺激，関節可動域訓練，筋力増強訓練，機能的作業療法，装具，自助具などである．

4 - 絞扼性神経症 entrapment neuropathy

1 上肢の entrapment neuropathy

	病　名	障害神経	主な entrapment point	頻度	支配筋	皮膚知覚支配領域
腕神叢経部	thoracic outlet syndrome 胸郭出口症候群	上腕神経叢 (鎖骨下動脈伴走)	○前・中斜角筋, 肋鎖間隙 ○鳥口突起下	高		
肩甲骨部	suprascapular nerve syndrome	suprascapular nerve	suprascapular notch と superior transverse scapular lig.	まれ	棘上筋, 棘下筋	なし
	dorsal scapular nerve syndrome	dorsal scapular nerve	中斜角筋通過部	まれ	肩甲挙筋, 菱形筋	通常なし
肩関節周辺部	infraclavicular median nerve entrapment	正中神経	腋窩部	まれ		
	quadrilateral space syndrome	腋窩神経 (後上腕回旋動脈伴走)	腋窩部	まれ	三角筋, 小円筋	上腕外側
	musculocutaneous nerve entrapment	筋皮神経	M. coracobrachialis 入口部	まれ	上腕二頭筋, 上腕筋	前腕外側
	high radial nerve compression	橈骨神経	腋窩部（三頭筋外側頭）〜前腕	まれ		
肘関節周辺部	arcade of Struthers による障害	尺骨神経	Struther arcade 内顆より 8 cm 中枢	まれ	cubital tunnel syndrome と同じ	
	Supracondylar process による障害	正中神経（尺側前腕動脈伴走）	内顆より 3〜5 cm 中枢, Struther lig.	まれ	pronator synd. 障害筋＋円回内筋, 橈側手根屈筋, 長掌筋	pronator synd. と同じ
	anterior interosseous nerve syndrome 前骨間神経麻痺	正中神経（前骨間神経）	○pronator teres ○flexor sublimis bridge	中	長母指屈筋, 第II, III指深指屈筋, 方形回内筋	なし
	pronator syndrome 円回内筋症候群	正中神経	pronator teres	低	carpal tunnel syndrome および ant. interosseous nerve syndrome 障害筋＋浅指屈筋	carpal tunnel synd. 障害部位＋手掌部
	cubital tunnel syndrome 肘部管症候群	尺骨神経	○Osborne lig. ○肘部管 （○滑車上肘筋）	最高	ulnar tunnel syndrome 障害筋＋第IV, V指深指屈筋＋尺側手根屈筋	尺側1½指および手部尺側
	posterior interosseous nerve syndrome 後骨間神経麻痺	橈骨神経（後骨間神経）	arcade of Frohse 外顆 1 cm 末梢	中	指伸筋, 固有示指伸筋, 長母指伸筋, 固有小指伸筋, 短母指伸筋, 尺側手根伸筋, 長母指外転筋	なし
手関節周辺部	carpal tunnel syndrome 手根管症候群	正中神経	carpal tunnel 入口部	高	短母指外転筋, 母指対立筋, 第I, II虫様筋	橈側3½指の掌側
	ulnar tunnel syndrome 尺骨神経管症候群	尺骨神経	ulnar tunnel部 Guyon 管	低	正中神経支配(上記)以外の intrinsic muscle	尺側1½指の掌側
指神経	bowler's thumb	指神経	母指尺側基部	まれ	なし	母指尺掌側

症　　状	特殊診断法	治療 �インシュ…保存的 op…観血的	そ　の　他
○肩こり, 肩甲部痛 ○上肢のしびれ, 痛み, だるさ, 冷感	○Morley, Adson, Wright, Eden, Roos のテスト ○E. M. G., N. C. V. ○血管造影など	�保 $\left\{\begin{array}{l}体操療法\\斜角筋ブロック\end{array}\right.$ op…第1肋骨切除	○頸肋, fibrous band, 第1肋骨, 鎖骨の奇形 ○なで肩の女性に多い
○鈍痛（肩関節部におよぶ）	○E. M. G.	op	五十肩と鑑別
	○肩甲骨の内側上部に検査の指が容易に入る	op	
partial のことが多い	○Wright テスト陽性 ○血管造影 ○Tinel 徴候陽性	�保原則	異常筋や異常血管のほかに小胸筋や三角筋, 胸筋筋膜の肥厚が原因することあり
○肩前面の鈍痛 ○上腕覚異常（他覚所見なし）	○Wright テスト陽性 ○血管造影 ○小円筋停止部の圧痛	�保原則	○筋力強い若者 ○胸郭出口症候群との鑑別
○肘部曲力低下, 脱力 ○前腕外側の知覚異常		�保 3〜4カ月で改善しなければ op	coracoid process 移行術後 ○上腕骨折手術内側侵入後 ○プロスポーツマン
部位により種々の橈骨神経の症状を呈す	○E. M. G., N. C. V. ○Tinel 徴候陽性 ○血管造影	�保 1年半まって回復しなければ op 神経剝離腱移行	○異常筋, 異常血管
	○Tinel 徴候陽性	op 切離	○不完全な尺骨神経前方移行術後, 二次的に出現
○第I〜IV指しびれ感, 疼痛	○回外にて症状増悪, 脈拍の減弱ないし停止 ○Tinel 徴候陽性	op 切除	○欧米人1％, 日本人低率 ○猿100％にあり
○母示指の巧緻運動障害	○"perfect O" にさいし tear drop shape を呈す ○E. M. G., N. C. V.	�保原則	○顆上骨折と合併することあり
○前腕中枢部の疼痛 ○放散痛, 知覚異常 ○第I〜III指屈曲運動障害と母指対立運動障害	○pronator teres および母指球に圧痛 ○手関節および指を強く屈曲して回内運動をすると疼痛増強 ○E. M. G., N. C. V.	○軽症……�保 ○重症……op	○sublimis arch とか lacertus fibrosus による entrapment もある
○第IV, V指放散痛, 知覚障害 ○手の脱力, 巧緻運動障害	○尺骨神経溝造影 ○Froment's sign ○claw finger ○Tinel 徴候陽性 ○E. M. G., N. C. V.	すぐにop	○外反肘（小児, 外顆骨折後含む）による tardy ulnar palsy
○肘部外側の疼痛 ○drop finger deformity（第I〜V指伸展不能, 母指外転力低下, 手関節の背屈可能）	○E. M. G., N. C. V. ○特有な麻痺	�保原則	○テニス肘と関係 ○橈骨近位の手術時に注意
○疼痛, しびれ, 知覚異常 ○母指対立運動障害, 脱力感 ○夜間痛	○手根管撮影 ○wrist flexion test (Phalen test), ○touniquet test	軽症 内因性 $\Big\}\to$ �保 重症 外因性 $\Big\}\to$ op	○ホルモンとの関係
○疼　痛 ○知覚障害 $\Big\{$ 部位により異なる ○運動障害	○E. M. G., N. C. V. ○Froment's sign ○claw finger	op	○ガングリオン多い
○母指の疼痛 ○母指の知覚障害（主に尺側）	○Tinel 徴候陽性 ○索状物を触知	�保（4〜6週） op 神経剝離, 移行	○ボーリング, 野球打者にみられる

② 下肢の entrapment neuropathy

	病　名	障害神経	entrapment point	頻度	支　配　筋
股関節周辺	meralgia paresthetica 異常感覚性大腿神経痛	外側大腿皮神経	鼠径部	高	なし
	piriformis syndrome 梨状筋症候群	坐骨神経	梨状筋	まれ	○膝屈筋群および ○膝下のすべての筋
	obturator syndrome	閉鎖神経	閉鎖孔	まれ	股関節内転筋群
膝関節周辺	Hunter's canal syndrome	伏在神経	Hunter's canal 大腿骨内顆より 10 cm 中枢	まれ	なし
	fibular tunnel syndrome	総腓骨神経	腓骨小頭頸部	低	足関節の背屈，外転および足指の背屈筋群
足関節周辺	tarsal tunnel syndrome 足根管症候群	後脛骨神経	tarsal tunnel 内踝下部	高	内側足底神経 （母指外転筋，短指屈筋，短母指屈筋，第Ⅱ指虫様筋） 外側足底神経 （上記以外の足底筋）
		腓腹神経	足関節足部の外側	まれ	なし
趾神経	Morton's disease モルトン病	趾神経	第Ⅲ，Ⅳ指間 MP 関節部 (deep metatarsal lig.)	中	なし

皮膚知覚領域	症　状	特殊診断法	治療 (�保…保存的 / op…観血的)	そ　の　他
大腿前外側	○疼痛, 灼熱感, 知覚異常	○Tinel 徴候陽性	�保原則	○コルセット, 骨盤牽引 ○腸骨採取時に
○大腿後面 ○下腿前・外・後面 ○足部	○坐骨神経痛 　partial のことが多い	○股関節内旋で症状増悪 (Bonnet's sign) ○E. M. G., N. C. V. 　(殿筋群は正常)	�保原則	pelvic outlet syndrome ともいう
大腿膝内側面	○安静時, 鼠径部より膝に疼痛 ○著明な二次的内転筋スパスム ○股関節内転筋力低下		�保 op	○THR 合併症
膝, 下腿, 足部の内側	○疼痛, 安静時痛 ○間歇跛行	○Tinel 徴候陽性	�保原則	○他の op 中圧迫 ○膝疾患と鑑別
下腿外側, 足背部	○下腿外側や足部背側に放散する疼痛 ○足の脱力, 筋力低下 　　　　　(下垂足)	○足部の内反強制にて症状増悪 ○Tinel 徴候陽性 ○E. M. G., N. C. V.	�保原則 足部外反位固定	
足底部	○足底の疼痛, しびれ感 　灼熱感 ○足部筋力低下 (まれ)	○Tinel 徴候陽性 ○E. M. G., N. C. V. ○足の内反位保持にて症状増悪	内因性──�保 外因性──op	○足における carpal tunnel syndrome ○妊娠と関係
足部外側	○疼痛, 知覚障害	○Tinel 徴候陽性	�保原則	○Pringel (1974) が 4 例報告
第Ⅲ, Ⅳ指	○疼痛, 放散痛は歩行時増強, 安静で消失	Tinel 徴候陽性 ○N. C. V.	�保足底板, 靴, 注射 op 切除	

(堀内行雄, 内西兼一郎：Entrapment neuropathy. 整形外科 MOOK, 19 (伊丹康人ほか 編). 金原出版, 1981, pp. 236～239.)

11 - 頸椎症　cervical spondylosis

1 - 頸部神経根障害(CSR)と高位診断

神経根	深部痛覚	表面感覚	筋力低下	腱反射の変化
C5	肩の頂上	上腕の外側	肩の屈曲, 外旋, 外転, 肘の屈曲	上腕二頭筋腱反射減弱
C6	上腕外側	前腕の橈側, 手の橈骨側, 母指, 示指	肩の屈曲, 外転, 肘の屈曲, 前腕の回外, 手の背屈	上腕二頭筋腱・腕橈骨筋腱反射減弱
C7	前腕背側	手の背側と掌側の中央部, 中指	肩の内旋, 内転, 肘の伸展 前腕の回内, 手の掌屈	上腕三頭筋腱反射減弱
C8	前腕内側	手の尺側 環指, 小指	肘の伸展 前腕の回内, 手の掌屈, 手指の伸展・屈曲	上腕三頭筋腱反射減弱
T1	上腕内側	前腕の内側	手の固有筋	なし

(七川歓次・吉野良平：リウマチと神経痛. 藤沢薬品, 1972, p.198. 一部変更)

2 - 頸椎症性脊髄症(CSM)の分類

> 1. Transverse lesion syndrome：これは corticospinal tract, spinothalamic tract および posterior column が障害高位以下においてほぼ同程度に侵され, 障害高位の前角細胞も segmental に侵される. 頸椎症性脊髄症のうちでもっとも多く, 終局像と思われる.
> 2. Motor system syndrome：corticospinal tract あるいは前角細胞が侵され, 下肢の痙性を伴った運動障害が主体であり, 知覚異常は少ない.
> 3. Central cord syndrome：脊髄の中心部が侵された結果, 下肢に比較し, 上肢により著明な運動および知覚障害を呈する.
> 4. Brown-Séquard syndrome：脊髄の半側が侵された結果, 障害側の運動麻痺と触覚, 振動覚などの麻痺と反対側の温・痛覚の麻痺が障害高位以下に出現し, sensory dissociation の像を呈する.
> 5. Brachialgia and cord syndrome：上肢への疼痛に加えて軽度の体幹, 下肢の知覚, 運動障害を伴うもの.

3 - 頸椎症のリハビリテーションにおける問題点

　本症の検査は四肢・体幹の神経学的検索, 頸椎可動域測定, X線, MRI, 脊髄造影, CTM, 電気生理学的諸検査などがある. 治療法としては薬物療法, 手術療法, リハビリテーションがある.

　リハビリテーション・アプローチとしては, 温熱療法（ホットパック, マイクロウェーブなど）, 電気療法（低周波電気刺激, 干渉波療法, TENS など）, 低エネルギーレーザー, 頸椎牽引療法（持続, 間歇）, 筋力強化訓練, 歩行訓練, ADL 訓練, 機能的作業療法, 頸椎装具（頸椎カラー, 支柱付き, モールド型, ハロー型など）などである.

12 - 腰　　痛　　lumbago

1 - 腰痛の分類

腰痛にはいろいろの分類法があるが，原因別に分類してみると次のようになる．

1) **椎間板によるもの**：椎間板ヘルニア，シュモール軟骨結節，椎体辺縁分離，腰椎不安定症，椎間板症
2) **脊柱の構築上の異常によるもの**：脊椎分離症，脊椎こり症，脊柱管狭窄症，腰仙椎部奇形，二分脊椎
3) **加齢と関係あるもの**：変形性脊椎症，腰椎椎間関節症，脊椎骨粗鬆症
4) **軟部組織によるもの**：筋・筋膜性腰痛症，いわゆる腰痛症
5) **炎症性のもの**：脊椎カリエス，化膿性脊椎炎，強直性脊椎炎，腸腰筋炎，椎間板炎
6) **外傷によるもの**：脊椎圧迫骨折，横突起骨折，仙腸関節捻挫，棘間靱帯断裂，腰椎捻挫，腰部打撲
7) **腫瘍によるもの**：原発性脊椎腫瘍，脊椎転移癌，脊髄腫瘍
8) **内臓器由来のもの**：消化器内科的疾患，消化器外科的疾患，婦人科的疾患，泌尿器科的疾患
9) **心因性のもの**：ヒステリー，心身症

2 - 腰部神経根障害と高位診断

神経根	深部痛覚	表面感覚	筋力低下	腱反射の変化
L2	殿部，大腿近位部	大腿近位部の前面，外側	股関節の屈曲，内転	なし
L3	殿部，大腿上部の前面	膝の前面，内側	股関節の屈曲，内転，膝関節の伸展	膝蓋腱反射減弱
L4	殿部 大腿 { 上部外側 / 下部前面，内側 } 下腿前面，内側	下腿部の内側	股関節の外転，膝関節の伸展，足関節の背屈，足の内がえし	膝蓋腱反射減弱
L5	殿部 大腿外側 下腿後面	下腿部の前面，外側，足背部	股関節の伸展，外転，膝関節の屈曲，足関節・足指の背屈，足の外がえし	なし
S1	殿部 大腿後面 下腿後面	下腿部の後面，足外側，足底	膝関節の屈曲，足関節の底屈，足の外がえし	アキレス腱反射減弱〜消失

（七川歓次・吉野良平：リウマチと神経痛．藤沢薬品，1972, p.154. 一部追加）

3 – 腰痛のリハビリテーション

1 腰痛の治療

1. 薬物療法
   服用薬剤……鎮痛剤,消炎剤,筋弛緩剤,トランキライザー,ビタミン剤,循環促進剤など
   注射療法……鎮痛,消炎剤など
   　局所注射(椎間関節内局麻剤注射,硬膜外ステロイド注射,神経後枝の筋膜穿通部への局麻剤注射)

2. リハビリテーション
   日常生活指導(安静,姿勢,物の持ち上げ方など)
   治療体操(腰痛体操)
   牽引療法
   物理療法(温熱,低周波刺激など)
   作業療法
   装具療法

3. 手術療法
   椎弓切除術
   椎間板摘出術
   後方固定術
   前方固定術

2 腰痛体操の適応

1. 静力学的腰痛
   不良姿勢⇄筋・筋膜・腱・靱帯機能の異常
   (骨盤前傾→腰椎前彎増強→剪力増大→荷重機能低下→疼痛)

2. 動力学的腰痛
   筋バランスの低下………疲労性疼痛
   脊椎機能ユニットのリズムパターンのみだれ………痛み
   荷重機能の低下(椎間板障害が主)
   Cailliet による動力学的腰痛の原因
   1) 正常脊椎への異常ストレス
   2) 異常脊椎への正常ストレス
   3) 正常脊椎への正常ストレスであっても腰部がそのストレスを受けるのに準備不十分であるとき

3 腰痛体操の目的

1) 軟部組織の拘縮除去(下部背筋,腰筋,股屈筋,ハムストリングなど)
2) 可動性,安定性の回復
3) 筋力増強
4) 姿勢改善
5) バランス,協調性の改善

4 Williams の腰痛体操

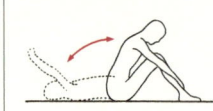

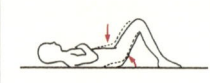

腹筋筋力増強

tail tuck exercise (骨盤後傾,腰椎前彎減少,大殿筋強化)

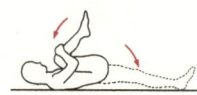

maximal flexion exercise (腰筋群の伸張)

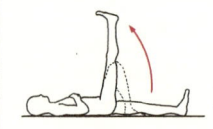

ハムストリングの伸張

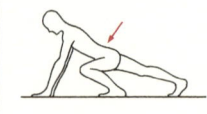

体重を利用して腸腰筋,腸骨大腿靱帯,大腿筋膜張筋の伸張

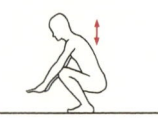

腰背筋伸張と膝伸筋強化とを同時に

5 クラウス・ウェーバーテスト (Kraus-Weber minimum test)

1. 下部腹筋・膝伸筋テスト

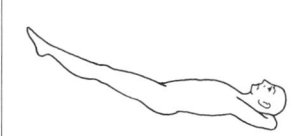

患者は仰臥位で両手を頭の下にしき，下肢を伸ばして足先を底屈する．膝を伸展したまま30°持ち上げさせ，そのまま10秒間保持させる

2. 上腹部筋テスト

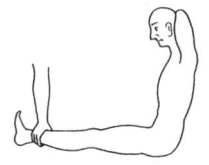

1.の同じ姿勢から検者が患者の足を固定した上で起き上がらせ，座位をとらせる

3. 腹筋テスト（腸腰筋除外）

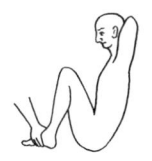

患者は仰臥位で1.と同じ姿勢だが膝を曲げている．検者が足を固定した上で起き上がらせ座位をとらせる

4. 上部背筋テスト

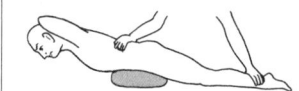

腹部に枕をしいた腹臥位で両手を頭の後におき，検者が足と殿部を固定した上で体幹の最大背屈をさせ10秒間保持させる

5. 下部背筋・股伸筋テスト

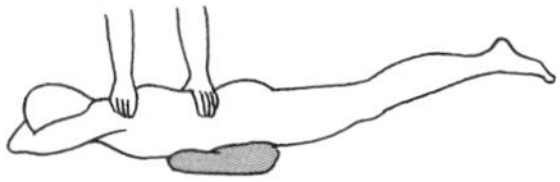

4.と同じ腹臥位だが，検者が背部と殿部を固定して下肢を伸展させ，10秒間その姿勢を保持させる

6. ハムストリング伸張，脊椎前屈テスト

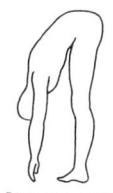

「気をつけ」の姿勢で立ち，膝を曲げないでつま先をそろえた上で指先が床につくまでゆっくり前屈させる（指先床間距離）

(Kraus, H. : Clinical treatment of back and neck pain. McGraw-Hill, New York, 1970.)

4 - 腰痛疾患治療成績判定基準（日本整形外科学会，1986）

I．自覚症状 (9点)	II．他覚所見 (6点)
A．腰痛に関して 　a．全く腰痛はない　　　　　　　　　　3 　b．時に軽い腰痛がある　　　　　　　　2 　c．常に腰痛があるかあるいは時にかな　1 　　　りの腰痛がある 　d．常に激しい腰痛がある　　　　　　　0 B．下肢痛およびしびれに関して 　a．全く下肢痛，しびれがない　　　　　3 　b．時に軽い下肢痛，しびれがある　　　2 　c．常に下肢痛，しびれがあるかあるい　1 　　　は時にかなりの下肢痛，しびれがあ 　　　る 　d．常に激しい下肢痛，しびれがある　　0 C．歩行能力について 　a．全く正当に歩行が可能　　　　　　　3 　b．500m以上歩行可能であるが疼痛，し　2 　　　びれ，脱力を生じる 　c．500m以下の歩行で疼痛，しびれ，脱　1 　　　力を生じ，歩けない 　d．100m以下の歩行で疼痛，しびれ，脱　0 　　　力を生じ，歩けない	A．SLR(tight hamstring を含む) 　a．正常　　　　　　　　　　　　　　　2 　b．30°〜70°　　　　　　　　　　　　　1 　c．30°未満　　　　　　　　　　　　　0 B．知覚 　a．正常　　　　　　　　　　　　　　　2 　b．軽度の知覚障害を有する　　　　　　1 　c．明白な知覚障害を認める　　　　　　0 注1：軽度の知覚障害とは患者自身が認識しな 　　　い程度のもの 注2：明白な知覚障害とは知覚のいずれかの完 　　　全脱出，あるいはこれに近いもので患者自 　　　身も明らかに認識しているものをいう C．筋力 　a．正常　　　　　　　　　　　　　　　2 　b．軽度の筋力低下　　　　　　　　　　1 　c．明らかな筋力低下　　　　　　　　　0 注1：被検筋を問わない 注2：軽度の筋力低下とは筋力4程度をさす 注3：明らかな筋力低下とは筋力3以下をさす 注4：他覚所見が両側に認められるときはより障 　　　害の強い側で判定する

〔参　考〕
——治療成績判定基準の利用方法について——
　この判定基準は腰痛疾患全般（椎間板ヘルニア，分離・辷り症，脊柱管狭窄症など）に応用可能な案として作成したものであるが，利用法として次のような方法が考えられる．
1．点数表示として扱う方法
　各使用者の判断により
ⅰ）自覚症状（9点），他覚所見（6点），日常生活動作（14点）の総合点（29点）により比較する方法
　　たとえば総合点8→29点など．

ⅱ）各項目別に比較し使用する方法
　すなわち自覚症状（9点），他覚所見（6点），日常生活動作（14点）の治療前後のそれぞれを比較する方法
　　たとえば自覚症状5→9点，他覚所見3→5点，日常生活動作7→13点のごとく

ⅲ）一つの症状を取り上げ治療前後で比較する方法
　たとえば脊柱管狭窄症では歩行能力だけを取り上げて比較する方法
　　たとえば0→3点

Ⅲ．日常生活動作			(14点)
	非常に困難	やや困難	容易
a．寝返り動作	0	1	2
b．立ち上がり動作	0	1	2
c．洗顔動作	0	1	2
d．中腰姿勢または立位の持続	0	1	2
e．長時間座位（1時間位）	0	1	2
f．重量物の挙上または保持	0	1	2
g．歩行	0	1	2

Ⅳ．膀胱機能	(−6点)
a．正常	0
b．軽度の排尿困難（頻尿，排尿遅延，残尿感）	−3
c．高度の排尿困難（失禁，尿閉）	−6
注：尿路疾患による排尿障害を除外する	

Ⅴ．満足度（参考）
a．とてもよかった
b．よかった
c．かわらない
d．やらない方がよかった

Ⅵ．精神状態の評価（参考）
a．愁訴の性質，部位，程度など一定しない
b．痛みだけでなく機能的に説明困難な筋力低下，痛覚過敏，自律神経系変化を伴う
c．多くの病院あるいは多数科を受診する
d．手術に対する期待度が異常に高い
e．手術の既往がありその創部痛のみを異常に訴える
f．異常に長く（たとえば1年以上）仕事を休んでいる
g．職場，家庭生活で問題が多い
h．労災事故，交通事故に起因する
i．精神科での治療の既往
j．医療訴訟の既往がある

ⅳ）改善指数あるいは改善率として表現する方法

a．改善指数 $=\dfrac{治療後点数－治療前点数}{治療後点数}$

b．改善率 $=\dfrac{治療後点数－治療前点数}{正常－治療前点数}\times 100(\%)$

2．膀胱機能は障害のみられる場合のみ用い単独評価を行うか，あるいは総合点として用いるが，総合点として用いる場合はマイナス点として評価を行う．

3．判定時期は各使用者が判定時期を明確にして使用する．

4．満足度および精神状態の評価は参考として点数評価は行わない．

13 - 筋疾患　muscle disease

1 - 筋疾患の分類

1. 進行性筋ジストロフィー症
    デュシェンヌ型，ベッカー型，肢体型，先天性筋ジストロフィー症，顔面肩甲上腕型など
2. 炎症性筋疾患
    1) 多発性筋炎
    2) 皮膚筋炎
    3) サルコイドミオパチー
3. 内分泌性筋疾患
    1) 甲状腺中毒性ミオパチー
    2) 甲状腺機能低下に伴うミオパチー
    3) 上皮小体機能亢進症・低下症に伴うミオパチー
    4) クッシング症候群
    5) アジソン病に伴うミオパチー
4. 代謝性筋疾患
    1) 周期性四肢麻痺
        低カリウム性，正カリウム性，高カリウム性
    2) 糖原病
    3) ミトコンドリア脳筋症
5. 神経筋接合部の異常
    1) 重症筋無力症
    2) 筋無力症様症候群
    3) ボツリヌス中毒
6. ミオトニア
    筋緊張性ジストロフィー症
    先天性筋緊張症
    先天性パラミオトニア
    軟骨栄養性ミオトニア

2 - 筋疾患のリハビリテーションにおける問題点

　ミオパチーの治療として原疾患に特有な薬物療法もあるが，リハビリテーションは重要である．リハビリテーション・アプローチにおける問題点には共通性がある．機能障害(impairment)レベルでは筋力低下（残存筋力維持・強化，座位保持訓練などが必要），関節拘縮（温熱療法後に ROM 訓練を行う），呼吸障害(呼吸訓練を行う)，嚥下障害，心機能低下などが生じやすい．能力障害(disability)レベルでは ADL 障害（個々の ADL 訓練，装具，自助具，車いす，電動車いすなどを検討する）が主である．社会的不利(handicap)に対しては家屋改造，職場環境の調整などが必要である．また心理的問題にも配慮が必要である．

14-進行性筋ジストロフィー症
progressive muscular dystrophy (PMD)

1-進行性筋ジストロフィー症のフローチャート

	デュシェンヌ型 (小児型)	顔面肩甲上腕型 (FSH)	肢帯型 (LG)
発病 性別 遺伝 比率	3〜4歳（真には出生時） 男のみ 伴性劣性遺伝（X-染色体） 85%	10〜15歳 男＝女 優性遺伝（常染色体） 5〜10%	10〜40歳 男＝女 劣性遺伝（常染色体） 5〜10%
症状	仮性肥大あり 腰痛よりの初発多く，歩行障害（歩容異常・転倒）が初期よりあり，進行は比較的速い	肩甲帯から初発し，上肢挙上が困難．仮性肥大は稀れ，顔面筋萎縮が必発する．進行は遅く拘縮も少ない	四肢近位部より初発し，仮性肥大は少なく，歩行障害や上肢挙上困難がある．進行性は左2者の中間筋拘縮や変形がしばしば生ずる
その他の経過	8〜11歳頃に歩行不能 ⟶四つ這い移動 ⟶いざり移動 ⟶移動不能 ⟶18〜22歳頃死亡 (呼吸筋萎縮プラス感染または心筋障害)	30歳頃から歩行障害著明となる ⟶40〜50歳で歩行不能 (生命の予後は良好)	左2者の中間

対策： ① 生活全体の活発化（現在能力を毎日発揮）
　　　② 能力維持，関節可動域維持の訓練（主に家庭での訓練）
　　　③ 呼吸訓練
　　　④ 歩行不能となったら車いす（ときに下肢装具）
　　　⑤ 自助具・住宅改造
　　　⑥ 介助を容易にするための工夫（寝返りベッド・起立テーブル・便器など）

(科学技術庁計画局 監修, 加藤一郎 編：リハビリテーションと技術開発. 医歯薬出版, 1973, p.34. 一部追加)

2 - 筋ジストロフィー症の機能障害度—厚生省研究班—(新分類)

```
Stage I  階段昇降可能
          a．手の介助なし
          b．手の膝おさえ
      II  階段昇降可能
          a．片手手すり
          b．片手手すり，ひざ手
          c．両手手すり
      III 椅子から起立可能
      IV  歩行可能
          a．独歩で 5 m 以上
          b．一人では歩けないが，物につかまれば歩ける (5 m 以上)
             i ) 歩行器    ii ) 手すり    iii ) 手びき
      V   起立歩行は不可能であるが，四肢這い (四つ這い) は可能
      VI  四肢這いも不可能であるが，いざり這行は可能
      VII いざり這行も不可能であるが，座位の保持は可能
      VIII 座位の保持も不可能であり，常時臥床状態
```

3 - 筋ジストロフィー症の ADL 評価

```
I  床上動作                              III 立位移動動作
 1．座位姿勢を保つ                        14．立っている
 2．寝ころぶ                              15．片脚で立つ
 3．寝ころがる                            16．両脚でよりかかり立ち
 4．這う                                  17．歩く
 5．起き上がる (臥位—座位)                18．走る
 6．首のすわり
 7．息が続く                              IV 起座昇降動作
                                          19．椅子に座る
II 身のまわりの動作                       20．椅子より立ち上がる
 8．茶わんを持って食事をする               21．坂道をのぼる
 9．顔を洗う                              22．階段をのぼる
10．手拭を絞る                            23．階段をおりる
11．字を書く                              24．床から立ち上がる
12．ズボンをはく                          25．しゃがむ
13．上肢挙上

          (各項を不能から正常に至る段階で 0 ～ 4 点に評価，計 100 点)
```

(厚生省筋萎縮症児収容施設研究班制定)

15-重症筋無力症　　myasthenia gravis

診断基準（厚生省特定疾患調査研究班）

① 必発事項
通常，反復運動を繰り返すことによって眼筋，嚥下筋および全身筋肉の筋力が，急速に低下するが，休息をとることによって一時的な回復をみる．

② 参考事項
（検査事項）
1. 抗コリンエステラーゼ剤の投与により筋力低下などの症状が改善される（アンチレックス 2〜10 mg 静注またはワゴスチグミン 0.5 mg 筋注）．
2. 筋電図検査により waning 現象が認められる（随意収縮時また 50 Hz 以下の最大連続刺激による誘発筋電図による）．

（その他の事項）

3. 寛解，増悪などの症状が，1日中で反復される（日内変動）．
4. 次の諸症状を示すことが多い．
    a 眼瞼下垂
    b 眼球運動障害ないし複視
    c 嚥下困難
    d 言語障害
    e 歩行ないし運動障害
    f 呼吸困難
5. 次の合併症ないし症状を伴うことがある．
    a 胸腺腫
    b 甲状腺機能異常
    c 筋萎縮
6. 錐体路徴候や知覚障害を伴わない．

〔診断の基準〕
　確実例：①があって，②の1．または2．の検査結果が陽性で，さらに3．の条件をみたすもの
　疑い例：①および②の3．は認められるが，②の1．と2．の検査結果が陰性のもの
　　注：②の6．が否定されるもの，すなわち錐体路徴候や知覚障害があるものは，完全に重症筋無力症は否定される．

16-皮膚筋炎および多発性筋炎　　dermatomyositis and polymyositis

多発性筋炎, 皮膚筋炎診断の手引き (厚生省特定疾患調査研究班)

1. 主要症状
   1. 筋症状
      (1) 急性, 亜急性または慢性に進行する.
      (2) ときに筋肉痛を伴う.
      (3) 四肢筋(ことに近位筋), 顔面筋, 頸筋, 咽頭筋, 喉頭節などの筋力の低下および筋萎縮を示す. ただし他の膠原病に伴う筋症状は除外する.
   2. 皮膚症状
      顔面, 上胸部, 四肢伸側ことに関節背面などに対側性にみられる.
      (1) 紫紅色の浮腫性紅斑(とくに上眼瞼部)
      (2) 毛細血管拡張, 色素沈着または脱失, 萎縮 poikiloderma
   3. Raynaud 現象
   4. 関節痛
2. 検査所見
   1. 筋生検
      筋線維の変性と炎症性反応(間質または血管周囲の細胞浸潤), 結合織の増生の確認.
   2. 血清クレアチン・フォスフォキナーゼ(CPK)活性の上昇
   3. 筋電図検査による筋原性病変の確認
3. 参考事項
   1. 遺伝性家族性発現はほとんどみられない.
   2. 進行性筋ジストロフィー症を否定できる.
   3. 悪性腫瘍を合併することがある.
   4. 発熱, 血沈亢進, γグロブリン増加がある.
   5. ステロイド治療に反応することが多い.

〔診断の基準〕
多発性筋炎
　確実例：①の1. 筋症状と②の1. 筋生検の陽性以上の項目をみたすもの
　疑い例：①の1. 筋症状と②の検査所見のうち2項目以上をみたすもの
皮膚筋炎
　確実例：①の1. 筋症状, 2. 皮膚症状と②の検査所見のうち1所見以上をみたすもの
　疑い例：①の2. 皮膚症状と②の検査所見のうち1所見以上をみたすもの

17-関節リウマチ　rheumatoid arthritis：RA

1 - 関節リウマチの診断基準（アメリカリウマチ協会，1987）

> 1．少なくとも1時間以上持続する朝のこわばり（6週以上持続）
> 2．3個以上の関節の腫脹（6週以上持続）
> 3．手（wrist），中手指関節（MCP），近位指関節（PIP）の腫脹（6週以上持続）
> 4．対称性関節腫脹
> 5．手・指のX線の変化
> 6．皮下結節
> 7．リウマトイド因子の陽性
>
> 以上の7項目中，4項目を満たすものをRAと診断する

2 - 早期関節リウマチの診断基準（日本リウマチ学会）

> 1．3関節以上の圧痛または他動運動痛
> 2．2関節以上の腫脹
> 3．朝のこわばり
> 4．リウマトイド結節
> 5．赤沈 20 mm 以上の高値または CRP 陽性
> 6．リウマトイド因子陽性
> 以上6項目中3項目を満たすもの
>
> 　この診断基準に該当する患者は詳細に経過を観察し，病態に応じて適切な治療を開始する必要がある．

（日本リウマチ学会調査研究委員会：リウマチ，**34**：1013-1018，1994．）

3 - 関節リウマチの病期（stage）の分類(Steinbrocker)

Stage Ⅰ (初期)	1．X線写真上に骨破壊像はない 2．X線学的骨萎縮はあってもよい
Stage Ⅱ (中等期)	1．X線学的に軽度の軟骨下骨の破壊を伴う，あるいは伴わない骨萎縮がある．軽度の軟骨破壊はあってもよい 2．関節運動は制限されていてもよいが，関節変形はない 3．関節周辺の筋萎縮がある 4．結節および腱鞘炎のごとき関節外軟部組織の病変はあってもよい
Stage Ⅲ (高度進行期)	1．骨萎縮の他にX線学的に軟骨および骨の破壊がある 2．亜脱臼，尺側偏位，あるいは過伸展のような関節変形がある．線維性または骨性強直を伴わない 3．強度の筋萎縮がある 4．結節および腱鞘炎のような関節外軟部組織の病変はあってもよい
Stage Ⅳ (末期)	1．線維性あるいは骨性強直がある 2．それ以外は Stage Ⅲ の基準を満たす

4 - 関節リウマチの機能障害度（class）の分類(Steinbrocker)

Class Ⅰ (正常)	身体機能は完全で不自由なしに普通の仕事は全部できる
Class Ⅱ (ふつう)	動作の際に，1個所あるいはそれ以上の関節に苦痛があったり，または運動制限はあっても，普通の活動なら何とかできる程度の機能
Class Ⅲ (制限)	普通の仕事とか自分の身の回りのことがごくわずかできるか，あるいはほとんどできない程度の機能
Class Ⅳ (不能)	寝たきり，あるいは車いすに座ったきりで，身の回りのことはほとんどまたはまったくできない程度の機能

5 - ランスバリー活動性指数の算定

朝のこわばり，握力，関節点数，赤沈の4項目の実測値をランスバリー指数換算表より％に換算する．4項目の％の和をランスバリー指数という．これにより薬物治療効果の判定が行われる．

各部位の関節点数は，右の通りである．

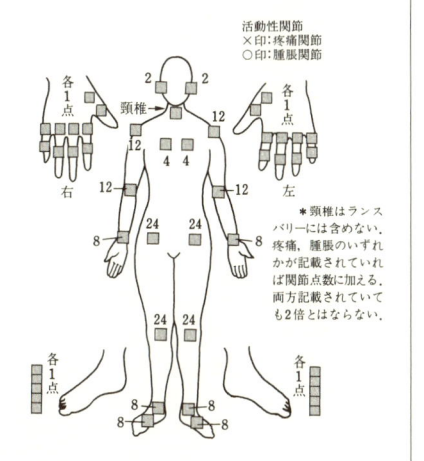

活動性関節
×印：疼痛関節
○印：腫脹関節

各1点　頚椎 2　各1点
12　12
右　12　　12　左
24　24
8　8
24　24
各1点　8 8　8 8　各1点

＊頚椎はランスバリーには含めない．疼痛，腫脹のいずれかが記載されていれば関節点数に加える．両方記載されていても2倍とはならない．

【評価項目判定値の％値換算表】

朝のこわばり <morning stiffness>		握 力 <grip strength>		関節点数 <joint count>		赤沈値 ESR	
min	％	mmHg	％		％	mm/h	％
10	1	260	0	5	1	10	0
20	2	250	1	10	2	15	2
30	3	240	2	15	3	20	3
45	4	230	3	20	4	25	5
60	6	220	4	25	5	30	5
90	9	210	6	30	6	35	8
120	11	200	7	35	7	40	10
150	14	190	8	40	8	45	12
180	17	180	9	45	9	50	13
210	20	170	11	50	10	55	15
240	23	160	12	55	11	60	17
270	26	150	13	60	12	65	18
300	29	140	15	65	13	70	20
330	31	130	16	70	14	75	22
360	34	120	17	75	15	80	23
390	37	110	19	80	16	85	25
420	40	100	20	90	18	90	27
450	43	90	21	100	20	95	28
480	46	80	22	110	22	100	30
		70	23	120	24	105	32
		60	24	130	26	110	33
		50	25	140	28	115	35
		40	26	150	30	120	37
		30	27	160	32	125	38
		20	28	170	34	130	40
		10	29	180	36	135	42
		0	30	190	38	140	43
				200	40	145	45

注) 4項目の％値の総和が活動性指数．
表示以外の判定値では，中間あるいは近似値の％値をとって計算する．その誤差は問題にならない．

6 - 関節リウマチ(RA)の問題点とリハビリテーション

RAの治療は薬物療法と外科的療法とリハビリテーションの3本柱からなると考えてよい．リハビリテーション・アプローチとしては以下の如きものがある．

1. 機能障害(impairment)
1) 痛 み：温熱療法，水治療，寒冷療法
2) 関節拘縮：良肢位保持，ROM 訓練
3) 筋力低下：筋力維持・強化訓練，全身調整訓練，機能的作業療法
4) 関節変形：装具

2. 能力障害(disability)
種々の ADL 障害に対して ADL 訓練，家事動作訓練，前職業訓練，装具(上肢・下肢・体幹)，自助具，歩行補助具，車いす，電動車いす，その他福祉用具

3. 社会的不利(handicap)
社会的不利に対して家屋改造，職場環境調整，種々の福祉用具

4. 心理的問題，家族的問題，経済的問題などへのアプローチ

18-慢性肺疾患　chronic lung disease

1-慢性閉塞性肺疾患（COPD）の鑑別の要点

	気管支喘息	慢性気管支炎	びまん性汎細気管支炎	肺気腫
1. 性別	♂＝♀	♂＞＞♀	♂＞♀	♂＞＞♀
2. 年齢	各年齢	中年以後	10代から発症しうる	中年以後
3. 副鼻腔炎	－	しばしば	高率	－
4. 喫煙	－	＋	－	＋
5. 呼吸困難，息切れ	可逆性	ときどき	必発	必発
6. 喘鳴	発作時	ときどき	しばしば	ときどき
7. せき・痰	発作時	必発	必発	ときどき
8. チアノーゼ	発作時	まれ	しばしば	ときどき
9. ばち状指	まれ	まれ	しばしば	しばしば
10. ビール樽胸郭	まれ	まれ	ときどき	しばしば
11. 胸部理学所見	喘鳴	大中水泡音	毛髪音，小水泡音	鼓音
12. 胸部X線所見	－	肺紋理増強	小粒状陰影	含気量増加
13. 気管支造影	攣縮像	壁の異常	末梢枝の拡張中断	末梢枝の拡張
14. 肺機能	発作時	軽度閉塞性	高度閉塞性	高度閉塞性
15. 動脈血ガス	発作時 $Po_2\downarrow$	変化ない	$Po_2\downarrow$ $Pco_2\uparrow$	ときに $Po_2\downarrow$ $Pco_2\uparrow$
16. 右室肥大（ECG）	－	－	大半	半数
17. 痰　性状	粘液性	膿性	膿性	粘液性
細菌	－	ヘモフィルス菌，肺炎菌	緑膿菌	ときどき
好酸球	増加	－	－	－
18. 白血球	正常	しばしば増加	しばしば増加	－
19. アレルゲン皮膚反応陽性数	多い	少ない	少ない	少ない
20. 予後	良	良	しばしば不良	不良

（本間日臣：慢性閉塞性疾患．新臨床内科学（阿部正和 ほか編）．医学書院，1974, p.79.）

2-肺気腫の機能的診断基準

	あまい基準	きつい基準
1秒率	70%以下	55%以下
%MVV	70%以下	50%以下
%RV	125%以上	50%以上
RV/TLC	35%以上	45%以上
肺内ガス混合指数	1.5%以上	3.5%以上
1秒量改善度	500 ml 以下	300 ml 以下

3 - 呼吸補助装置

1 陽圧呼吸 positive pressure breathing

① 鉄の肺 tank respirator

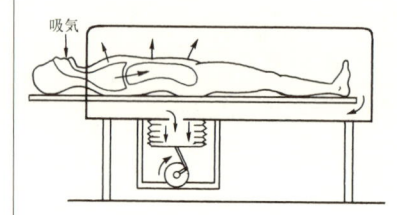

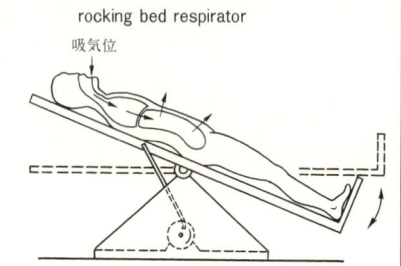

② クイラスレスピレーター Cuirass respirator

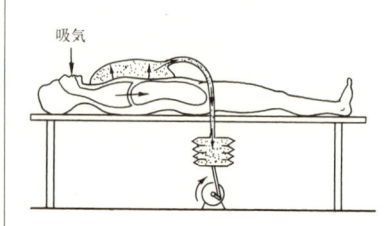

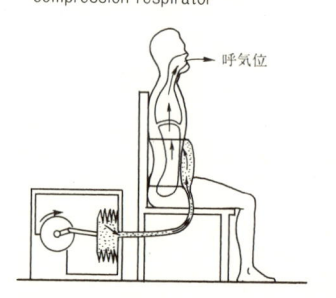

③ 間歇陽圧レスピレーター intermittent positive pressure respirator

2 重力変化による呼吸

rocking bed respirator

3 間歇腹圧式 intermittent abdominal compression respirator

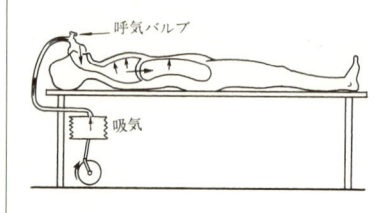

4 電気刺激 electrical stimulation

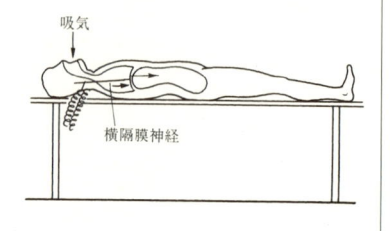

(Clarence, W. D.: Respirators. (Orthotics etc., ed. by Sidney Licht). Elizabeth Licht Publisher, 1966.)

4 – 肺疾患に対する体位排痰法

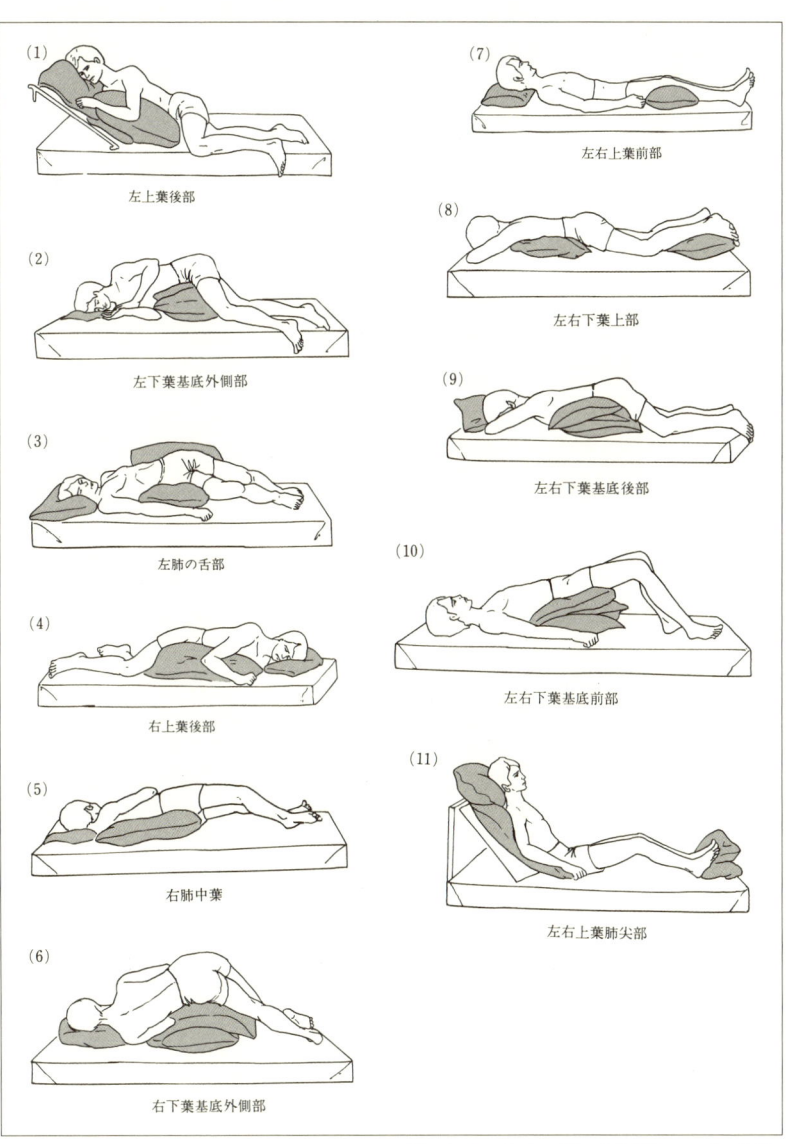

(1) 左上葉後部

(2) 左下葉基底外側部

(3) 左肺の舌部

(4) 右上葉後部

(5) 右肺中葉

(6) 右下葉基底外側部

(7) 左右上葉前部

(8) 左右下葉上部

(9) 左右下葉基底後部

(10) 左右下葉基底前部

(11) 左右上葉肺尖部

(Rancho Los Amigos Hospital, PT manual による)

5 - 呼吸訓練法

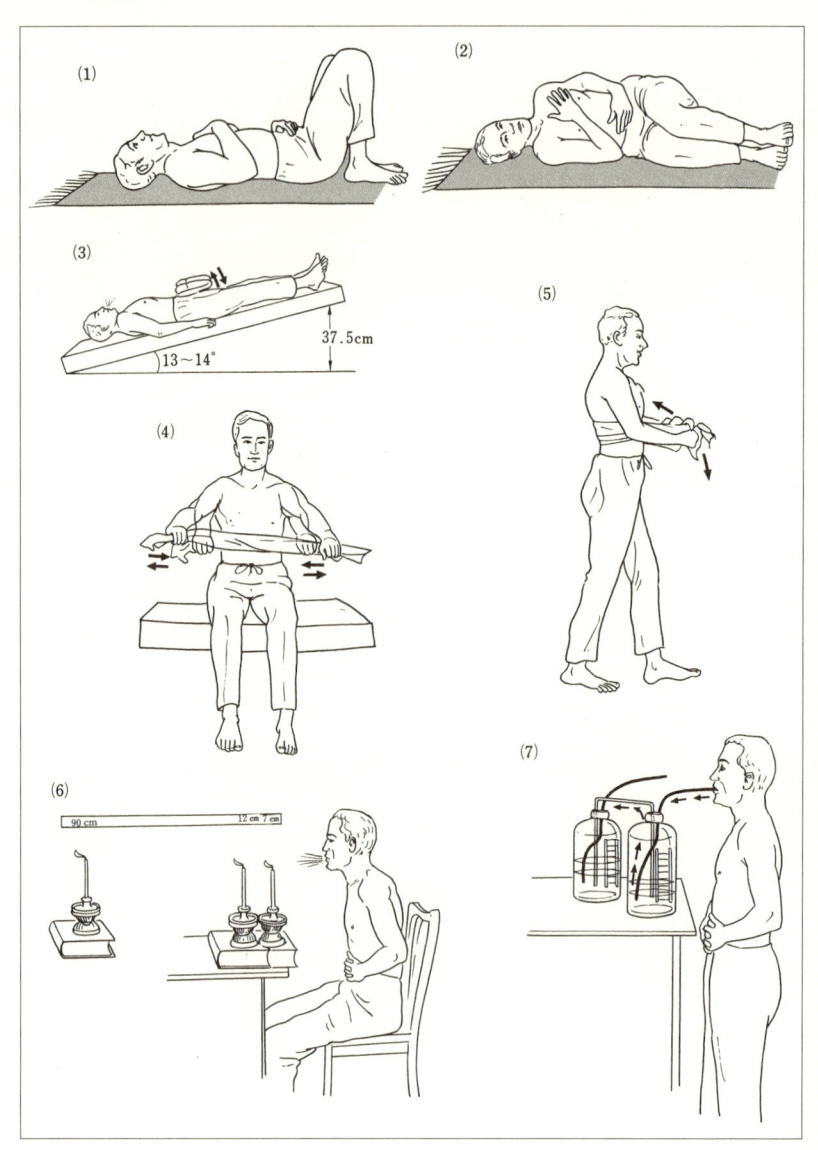

(1)

(2)

(3) 37.5cm 13〜14°

(4)

(5)

(6) 90 cm　12 cm 7 cm

(7)

6 - 慢性閉塞性肺疾患の問題点とリハビリテーション

Chronic obstructive pulmonary disease (COPD) の治療は薬物療法, 生活指導, 肺理学療法, 在宅酸素療法などが主と考えてよい. リハビリテーション・アプローチとしては以下の如きものがある.

1. 生活指導
   労作量の検討, 呼吸困難の早期発見, 住環境の整備, 禁煙, 外出時の注意, 上気道感染の早期治療, 気道の清浄化など
2. 身体的, 精神的リラクセーション
3. 呼吸訓練
   腹式呼吸訓練, 鼻からの吸気, 口からの口すぼめ呼吸
4. 呼吸筋訓練
   筋力強化, 耐久力向上
5. 排痰訓練
   体位排痰法を叩打法, 振動法とともに行う. 咳嗽訓練も
6. 運動療法, ADL 訓練
   ADLに直結した訓練を行う. 歩行等の運動量の負荷を決める. 運動中の酸素吸入の検討も
7. 精神・心理的サポート
8. 社会復帰プログラム
   職場環境調整, 種々の福祉用具の検討

呼吸リハビリテーションとは：呼吸器の病気によって生じた障害をもつ患者に対し, 可能な限り機能を回復, あるいは維持させ, これにより患者自身が自立できるように継続的に支援していくための医療である.

呼吸療法認定士 (1996 年制度が発足) は日本胸部外科学会, 日本呼吸器学会, 日本麻酔科学会が合同で認定する.

19- 急性心疾患　acute heart disease

急性心筋梗塞のリハビリテーションプログラム（合併症のない例）

病　日	1週 1-7	2週 8-14	3週 15-21	4週 22-28
リハの場所	CCU	CCU あるいはそれに準じた病室	一般病棟	一般病棟
活動の程度	絶対安静 → ベッド上の動作	病室内の活動	病棟内の活動	病棟内の活動
運動の強さ (MET ☆)	1 MET	1〜2 METs	2〜3 METs	3〜5 METs
おもな運動	受動座位 → 自動座位	★立位・ベッド周囲歩行 → ★病室内歩行	★廊下歩行 50 m → 200 m（回数/日 1,2,3）	★500 m（あるいは能力に応じた階段昇降）（1,2,3） ★★退院時運動耐容能評価
排泄	ベッド上 → ベッド上あるいはベッドサイド便器	ベッドサイド便器 あるいは室内トイレ	病棟トイレ	
清潔	部分清拭（介助） → 全身清拭（介助）	歯みがき, 洗面, ひげそり	洗髪（介助）	入浴（病態に応じて）
食事	絶食 流動3分（介助） → 5分 全粥（自力）	常食		
娯楽	禁止 → ラジオ（音楽）	新聞, 雑誌, テレビ	ロビーで談話	

☆ 1 MET (metabolic equivalent) = 安静時酸素消費量 ≒ 3.5 mlO_2/kg/min
★ テスト実施　★★ マスターシングル, トレッドミル, エルゴメーターなど

（厚生省循環器病研究班）

20-慢性心疾患　chronic heart disease

1-ニューヨーク心臓協会（NYHA）による分類

A　能力による分類（重症度）
Ⅰ度：心臓病はあるけれど，身体活動を制限する必要のないもの
　　　日常生活における普通の身体活動では息切れ，狭心痛，疲労，動悸など起こらない
Ⅱ度：身体活動をいくらか制限しなければならないもの
　　　安静をとっている間や，軽い仕事ではなんともないが，日常生活で少し激しい仕事をすると，上記の症状を自覚する
Ⅲ度：身体活動に強い制限を必要とするもの
　　　安静をとっている間はなんともないが，日常生活で軽い作業をしただけでも，上記の症状を自覚する
Ⅳ度：どのような身体活動もなし得ないもの
　　　安静をとっていても，心不全の徴候や，狭心症発作をきたし，また少しでも安静を乱すと症状が増悪する

B　治療上の分類（安静度）
Aクラス：身体活動を制限する必要を認めないもの
Bクラス：普通の日常生活をつづけてよいが，運動などには制限を加える必要のあるもの
Cクラス：日常生活にも多少制限を加え，運動などは止めさせる必要のあるもの
Dクラス：日常生活を厳重に制限する必要を認めるもの
Eクラス：ベッドかいすを使っての絶対安静を必要とするもの

2-運動療法実施のための基準

Ⅰ．訓練を行わないほうがよい場合
　1．安静時脈拍数　120/分以上
　2．拡張期血圧　120 mmHg 以上
　3．収縮期血圧　200 mmHg 以上
　4．労作狭心症を現在有するもの
　5．新鮮心筋梗塞1カ月以内のもの
　6．うっ血性心不全の所見の明らかなもの
　7．心房細動以外の著しい不整脈
　8．訓練前すでに動悸，息切れのあるもの
Ⅱ　途中で訓練を中止する場合
　1．訓練中，中等度の呼吸困難，めまい，嘔気，狭心痛などが出現した場合
　2．訓練中，脈拍数140/分をこえた場合
　3．訓練中，1分間10個以上の期外収縮が出現するか，または頻脈性不整脈（心房細動，上室性または心室性頻脈など）あるいは徐脈が出現した場合
　4．訓練中，収縮期血圧 40 mmHg 以上または拡張期血圧 20 mmHg 以上上昇した場合
Ⅲ　次の場合は訓練を一時中止し，回復を待って再開する
　1．脈拍数が運動前の30%をこえた場合．ただし，2分間の安静で10%以下にもどらない場合は，以後の訓練は中止するか，またはきわめて軽労作のものにきりかえる
　2．脈拍数が120/分をこえた場合
　3．1分間10回以下の期外収縮が出現した場合
　4．軽い動悸，息切れを訴えた場合

（土肥　豊：脳卒中のリハビリテーション―リスクとその対策．*medicina*, **13**：1069, 1976．）

3 - 日常生活におけるエネルギー消費 (kcal/min)

仰臥位安静	1.0	歩行 (2.5 mph)	3.6
座 位	1.2	シャワー	4.2
リラックスした状態での立位	1.4	ベッド上での排便	4.7
食 事	1.4	階段降下	5.2
会 話	1.4	歩行 (3.75 mph)	5.6
更 衣	2.3	車いすでの移動	2.4
手洗い,洗顔	2.5	装具,松葉杖での歩行	8.0
ポータブルトイレでの排便	3.6		

(Kottke による)

4 - エネルギー消費量 (METs)

散 歩	4〜5
速 歩　100 m/分	6〜7
ジョギング　160 m/分	10〜11
サイクリング (ゆっくり)	7
ボーリング	2〜4
ゴルフ	4〜7 (平均5)
バドミントン	6
登 山	10以上
なわとび　60〜80回/分	9
テニス	4〜9 (平均6.5)
バレーボール	3〜6
安静時　約1 MET	1 MET=1 kcal/kg/時間

(1 MET=3.5 ml 酸素消費量/kg/分
　　　=210 ml 酸素消費量/kg/時間)

5 - 心臓リハビリテーションの効果

1. 最高酸素摂取量増加,AT 増加
2. 骨格筋の量と質の改善(骨格筋血流量の増加,ミトコンドリア活性化)
3. 精神状態改善
4. 心筋虚血改善(側副血行の促進)
5. 心機能改善(1回拍出量増加)
6. 換気応答改善(VE/VO_2↓)
7. 自律神経バランス改善(SN↓,PSN↑)
8. 心室細動閾値上昇
9. 生活習慣改善
10. 脂質・糖質代謝の改善
11. 血小板凝集抑制

21-廃用症候群（生活不活発病）　disuse syndrome

長期臥床により生じやすい廃用症候群

1. 運動器系
    関節拘縮, 変形
    筋萎縮, 筋力低下
    骨粗鬆症
    腰痛, 肩部痛, 関節痛
2. 循環器系
    起立性低血圧
    心予備力減退
    下肢深部静脈血栓症
    浮　腫
    褥　瘡
3. 精神, 知能
    不安・うつ状態
    仮性痴呆, 痴呆, 知的能力低下
4. その他
    感染症(呼吸器, 尿路)
    異所性骨化
    食欲不振, やせ
    低蛋白血症
    便　秘
    尿失禁, 頻尿

22-肩手症候群　shoulder-hand syndrome

肩手症候群の臨床経過

〈第 I 期〉
　肩の疼痛・運動制限が同側の手（手関節・手指を含め）の疼痛, 腫脹, 血管運動性変化（血流の増加, 皮膚温の上昇, 赤味の増加）に伴って起こる. 手・肩の骨の変化（局所的脱石灰化）がX線上でみられることが多い. 手指は多くの場合, ほとんど伸展した位置をとっていることが多く, 屈曲の可動域が制限されている. 他動的屈曲で強い痛みが起こることが特徴的である. この時期は3～6カ月つづき, 治癒あるいは第2期に移行する.

〈第 2 期〉
　肩・手の自発痛と手の腫脹は消失し, かわって, 皮膚の萎縮, 手の固有筋の萎縮が目立ってくる. ときに, Dupuytrenの拘縮様の手掌筋膜の肥厚が起こる. 指の可動域はますます制限が著しくなる. この時期は3～6カ月つづき, 適切な治療が行われないと第3期にはいる.

〈第 3 期〉
　手の皮膚・筋の萎縮が著明となり, 手指は完全な拘縮となる. X線上広汎な骨多孔症を示す. この時期ではふつう回復は望みえない.

〈同意語〉
　複合性局所疼痛症候群 complex regional pain syndrome (CRPS), reflex sympathetic dystrophy (RSD), reflex neurovascular dystrophy

(Steinbrocker, O. et al.: *Med. Clin. N. Am.*, **42**: 533, 1958. 改変)

23-五十肩（肩関節周囲炎 periarthritis scapulohumeralis）

1 - 五十肩の治療

A) 保存的療法
  1．薬物療法……鎮痛剤，消炎剤，筋弛緩剤，トランキライザー，ビタミン剤，循環促進剤の服用

    局所注射療法 ｛ 関節内局麻剤とステロイド剤注入 / 肩甲上神経ブロック / 星状神経節ブロック / 関節腔内 pumping（生食水で）

  2．リハビリテーション
    日常生活指導
    治療体操（Codman 体操，棒体操，指の壁登り訓練など）
    マニピュレーション
    装具療法（arm sling，肩外転装具，ギプス副子）
    物理療法（温熱，寒冷）
    作業療法

B) 手術療法

2 - 治療体操における運動の種類

1) 他動運動→関節可動域増大
2) 自動介助運動
3) 自動運動
4) 抵抗運動→筋力増強，耐久力増強

この他に Cailliet は rhythmic stabilization（律動的固定）法を提唱．

3 - 治療体操の実際

A) 振子運動（いわゆる Codman 体操）
    患者は上体を 90°に屈曲し，健側の手で机などを支え，患側の上肢をぶらさげて，手に持った錘り（アイロンなどでよい）を前後，左右に振り子のように振る．また，だんだん大きい円を描くように振る．

B) 棒体操
    棒を両手でつかみ，健側上肢を使って肩関節可動域の改善を行う．とくに屈曲，外旋，内旋への可動域を改善する．

C) 滑車訓練
    天井につるした滑車に紐を通し，健側上肢を用いて患側肩関節の屈曲，外転の可動域を改善する．

D) 指の壁登り訓練 wall climbing exercise
    壁に面して（または直角の位置で）立ち，患側の指で壁をつたいながら，肩関節の屈曲（または外転）を行って可動域を改善する．

E) その他，机，鉄棒などいろいろのものを用いて治療体操を行うことができる．

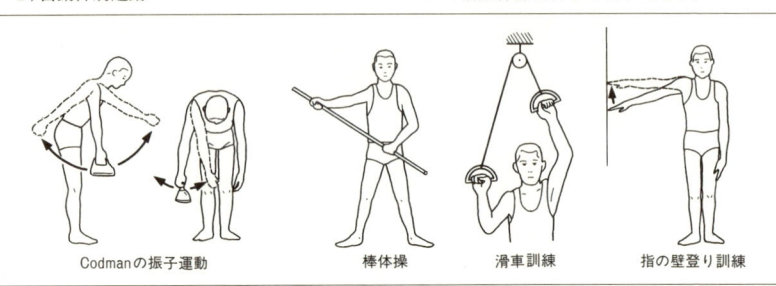

Codman の振子運動　　棒体操　　滑車訓練　　指の壁登り訓練

第7章
切断と補装具

1—切　　　断
2—義　　　手
3—義　　　足
4—上 肢 装 具
5—下 肢 装 具
6—体 幹 装 具
7—装 具 処 方 箋
8—車　い　す
9—歩 行 補 助 具
10—自　助　具

最近の義肢装具の進歩はめざましいものがある．これは単なる義肢装具製作技術の向上や新しい素材の開発によるだけでなく，生体力学や運動解剖学を含めたリハビリテーション医学の進歩に負うところが大きいのではないかと考える．またこの分野に関する学会，研究会，セミナー，講習会，研修会なども多く行われており，さらに関係出版物も増加してきているので，義肢装具に関するわれわれの全体的な知識レベルはかなり向上した．

　本章では，切断，義手，義足，上肢装具，下肢装具，体幹装具，車いす，歩行補助具，自助具についてとりあげたが，できるだけ多くの種類を図表で掲載したので，処方する場合などに参考となるのではないかと考える．

　義肢装具の処方箋については，従来より病院や施設によって独自のものが用いられたりしていたが，昭和57年に日本リハビリテーション医学会と日本整形外科学会が義手，義足，装具，車いす，電動車いすの統一処方箋を制定した．これが昭和61年度に厚生省身体障害者福祉法の改正に伴い，正式な書式として採用された．本書にもその処方箋を掲載したので，使い馴れていただきたい．

　義肢装具の用語についても，従来より著書によってばらばらな名称が用いられていたが，最近は義肢装具のJIS用語（福祉関連機器用語，義肢装具部門 JIS T 0101-1996 改定版）に統一されてきている．JIS用語では，義肢とは"切断により四肢の一部を欠損した場合に，元の手足の形態または機能を復元するために装着，使用する人工の手足"と説明されている．また装具については，"四肢・体幹の機能障害の軽減を目的として使用する補助器具"となっている．

　著者は装具の目的については，1．変形の予防，2．変形の矯正，3．病的組織の保護，4．失われた機能の代償または補助の4つに分けたほうがよいと考えている．

　車いすについては最近，製作販売する会社が急増し，あらゆる種類の車いすが容易に入手できるようになった．したがって障害の種類や程度に応じて，最適の車いすを処方する能力がわれわれに要求されるようになった．このためには車いすの部品とその特徴についての知識 (p. 234) が必要であろう．

　松葉杖，杖，歩行器などの歩行補助具は一般に軽視されがちであるが，これらは下肢障害者にとっては身近なものであり，適応を考え，最適のものを選択し，正しい使用法を指導するのはリハビリテーション・スタッフの重要な役目である．そのためには歩行補助具の十分な知識が必要である．自助具は障害者の能力障害に有用である．

1 - 切　　断　　amputation

1 - 切断部位の選択

1 上　肢

頭脳労働者　肉体労働者
zur Verth

- 上腕骨骨頭および頸部はなるべく残存させる
- 頸上部切断
- 肘関節離断
- 前腕切断ではなるべく長く残存させる
- 中下¾での切断
- 手関節離断

断端長は切断部位にかかわらず長く残存させる

Alldredge, Murphy　　S. Sawamura

2 下　肢

zur Verth (1941)　H.Watermann (1949)　R.Thompson (1963)　S.Sawamura (1971)

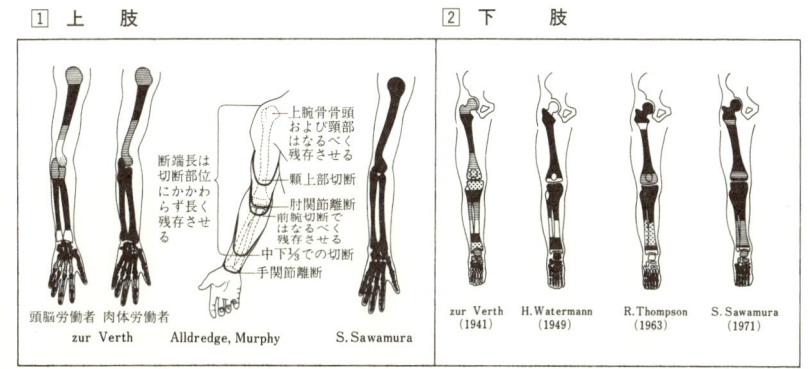

■ 価値が大　▨ 価値が小　▩ 重要でない　□ 有害

(澤村誠志：切断と義肢，第2版．リハビリテーション医学全書，第18巻．医歯薬出版, 1983, p.8, p.14.)

2 - 切断のフローチャート

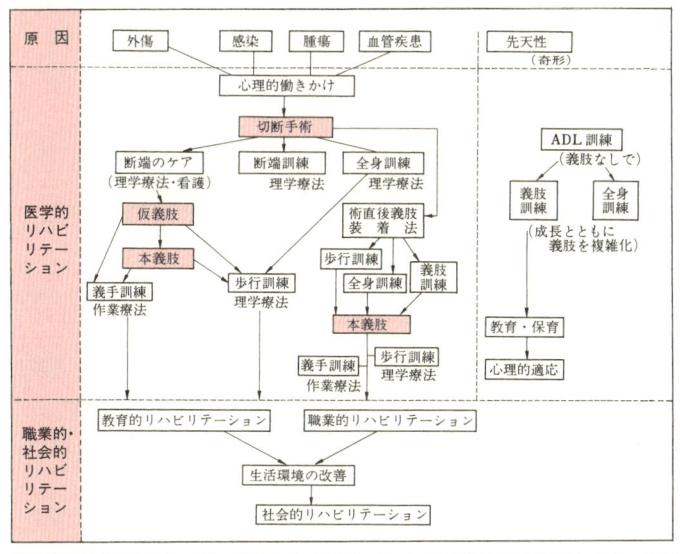

原因	外傷　感染　腫瘍　血管疾患	先天性（奇形）

心理的働きかけ
→ 切断手術

医学的リハビリテーション:
- 断端のケア（理学療法・看護）
- 断端訓練（理学療法）
- 全身訓練（理学療法）
- 術直後義肢装着法
- 仮義肢 → 本義肢
- 歩行訓練（理学療法）
- 全身訓練／義肢訓練
- 本義肢
- 義手訓練（作業療法）
- 歩行訓練（理学療法）
- 義手訓練（作業療法）

先天性側:
- ADL訓練（義肢なしで）
- 義肢訓練／全身訓練（成長とともに義肢を複雑化）
- 教育・保育
- 心理的適応

職業的・社会的リハビリテーション:
- 教育的リハビリテーション
- 職業的リハビリテーション
- 生活環境の改善
- 社会的リハビリテーション

(科学技術庁計画局 監修，加藤一郎 編：リハビリテーションと技術開発．医歯薬出版, 1973, p.35.)

2 - 義　手　upper limb prosthesis

1 - 義手のいろいろ

1 前腕義手 transradial prosthesis

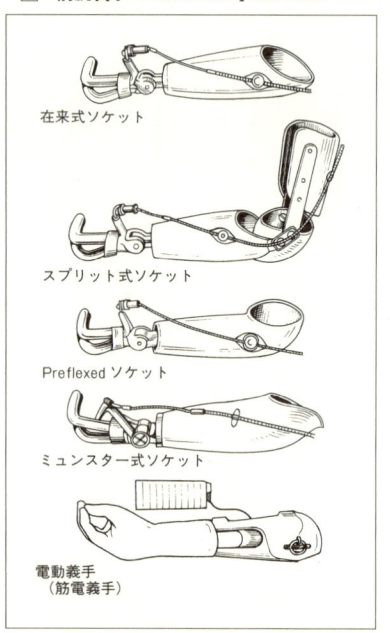

在来式ソケット

スプリット式ソケット

Preflexed ソケット

ミュンスター式ソケット

電動義手
（筋電義手）

2 上腕義手 transhumeral prosthesis

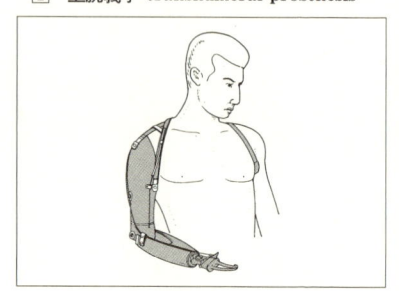

3 肩義手 shoulder disarticulation prosthesis

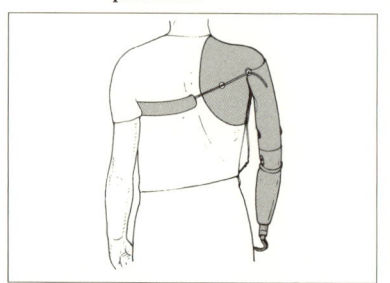

2 - Hook のいろいろと Hand

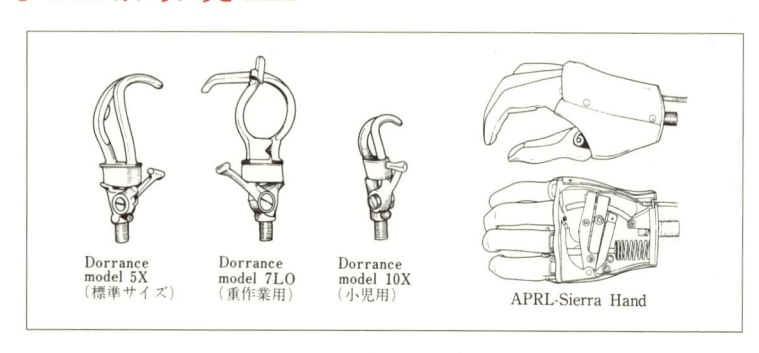

Dorrance model 5X （標準サイズ）

Dorrance model 7LO （重作業用）

Dorrance model 10X （小児用）

APRL·Sierra Hand

3 - 上肢切断部位と義手

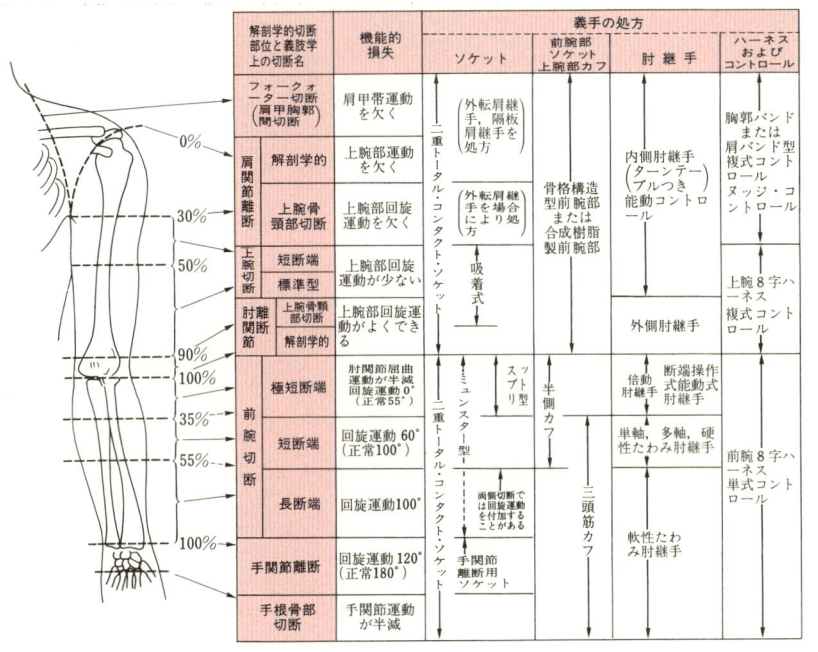

解剖学的切断部位と義肢学上の切断名		機能的損失	義手の処方			
			ソケット	前腕部ソケット上腕部カフ	肘継手	ハーネスおよびコントロール
フォークォーター切断（肩甲胸郭間切断）		肩甲帯運動を欠く	二重トータル・コンタクト・ソケット		（外転肩継手，隔板肩継手を処方）	胸郭バンドまたは肩バンド型複式コントロール ヌッジ・コントロール
肩関節離断	解剖学的	上腕部運動を欠く				
	上腕骨頭部切断	上腕部回旋運動を欠く		骨格構造型前腕部または合成樹脂製前腕部	（外転肩継手場合により処方）	
上腕切断	短断端	上腕部回旋運動が少ない			内側肘継手ターンテーブルつき能動コントロール	上腕8字ハーネス複式コントロール
	標準型					
肘関節離断	上腕骨顆部切断	上腕部回旋運動がよくできる				
	解剖学的				外側肘継手	
前腕切断	極短断端	肘関節屈曲運動が半減 回旋運動0°（正常55°）	ミュンスター型	スプリット型	倍動肘継手	断端操作式能動肘継手	前腕8字ハーネス単式コントロール
	短断端	回旋運動60°（正常100°）		半回カフ	単軸，多軸，硬性たたみ肘継手	
	長断端	回旋運動100°	二重トータル・コンタクト・ソケット	三頭筋カフ		
	手関節離断	回旋運動120°（正常180°）	手関節離断用ソケット		軟性たわみ肘継手	
	手根骨部切断	手関節運動が半減				

切断部位: 0%, 30%, 50%, 90%, 100%（肘関節）, 35%, 55%, 100%（手関節）

（澤村誠志：切断と義肢．リハビリテーション医学全書，第18巻．医歯薬出版，1973．pp 76〜77）

4 - 前腕義手と名称

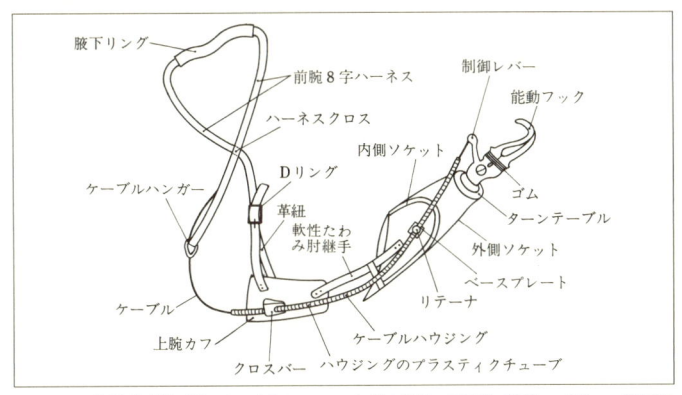

ラベル：
- 腋下リング
- 前腕8字ハーネス
- 制御レバー
- 能動フック
- ハーネスクロス
- 内側ソケット
- Dリング
- ゴム
- ケーブルハンガー
- ターンテーブル
- 革紐
- 軟性たわみ肘継手
- 外側ソケット
- ベースプレート
- ケーブル
- リテーナ
- 上腕カフ
- ケーブルハウジング
- クロスバー
- ハウジングのプラスティクチューブ

（医歯薬出版　編：リハビリテーション知識の整理，第3版．1983，p.346．一部改変）

5 - 前腕義手検査表

	前腕義手検査表			
氏　　名				年齢　　歳　性別　男・女
切断側	長さ	B/E	義手の種類	ハーネス　ハンド　フック
検査月日　　月　　日		検査者氏名		

検査番号	検　査　項　目	成　　績		標　　　準
①	義手装着時および除去時の肘の屈曲度	装着時 除去時	° °	自動屈曲は装着時も除去時も同程度でなければならない
②	義手装着時および除去時の前腕の回旋度	装着時 除去時	° °	装着時の自動回旋角度は除去時の1/2はできなければならない
③	コントロール・システム操作方式の効率		％	効率は70％以上はあるべきである
④	肘90°屈曲位でフックまたは手の開大率あるいは閉鎖率		％	他動的開大，閉鎖の程度まで自動的に完全に開大，閉鎖できなければならない
⑤	口およびズボンの前ボタンの位置でのフックまたは手の開大あるいは閉鎖	口 ボタン	cm ％ cm ％	肘90°屈曲時の自動完全開閉の70％以上はできなければならない
⑥	下垂力に対する安定性（移動の長さ）		cm	約23kgの牽引力で断端からソケットが2.5cm以上ずれてはならない．またハーネスが破損してはならない
⑦	適合とソケット圧迫時の快適さ			加圧力が患者の不具合や痛みの原因となってはならない
⑧	義手の重さ		kg	

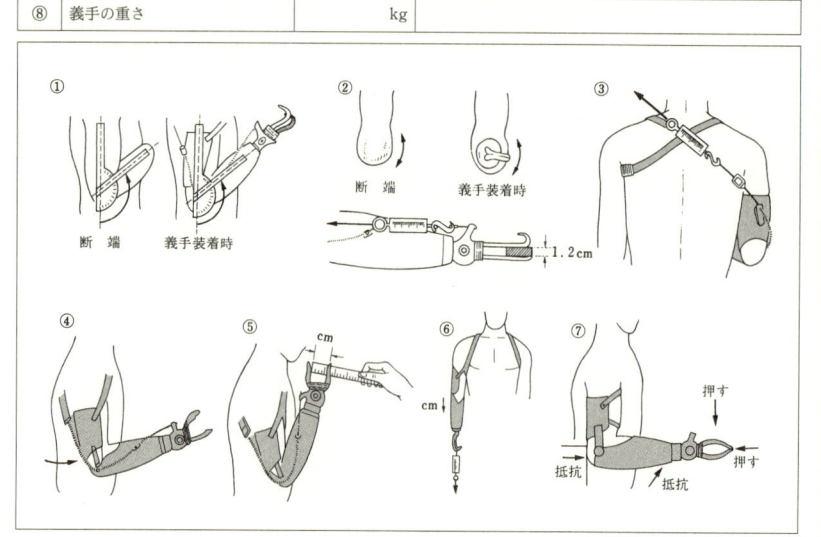

（澤村誠志：切断と義肢，第3版．リハビリテーション医学全書，第18巻．医歯薬出版，1992，pp 178〜179.）

6 - 上腕義手と名称（複式コントロール方式）

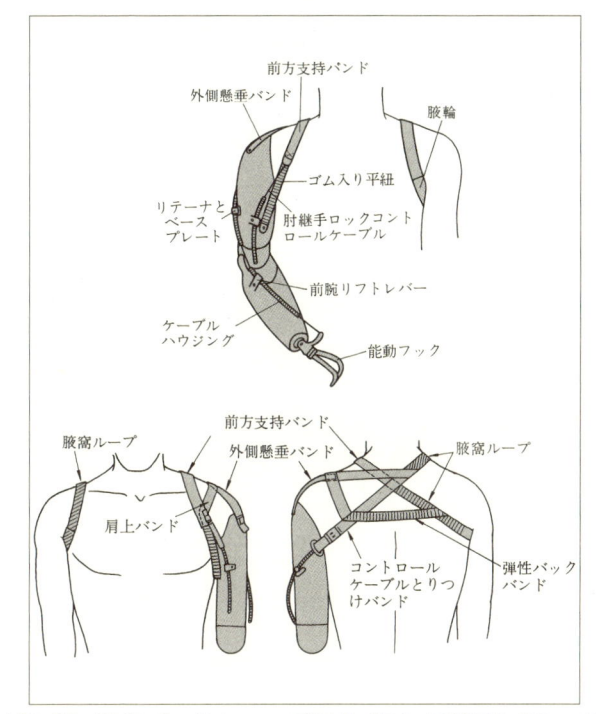

図中ラベル：
- 前方支持バンド
- 外側懸垂バンド
- 腋輪
- ゴム入り平紐
- リテーナとベースプレート
- 肘継手ロックコントロールケーブル
- 前腕リフトレバー
- ケーブルハウジング
- 能動フック
- 腋窩ループ
- 前方支持バンド
- 外側懸垂バンド
- 腋窩ループ
- 肩上バンド
- コントロールケーブルとりつけバンド
- 弾性バックバンド

（澤村誠志：切断と義肢，第3版．リハビリテーション医学全書，第18巻．医歯薬出版，1992, p.189．一部追加）

7 - 肩義手（基本的ハーネス）

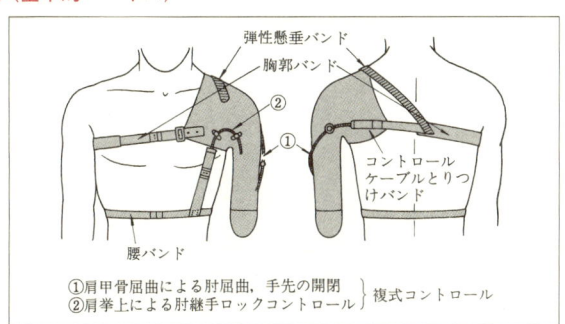

図中ラベル：
- 弾性懸垂バンド
- 胸郭バンド
- ②
- ①
- コントロールケーブルとりつけバンド
- 腰バンド

①肩甲骨屈曲による肘屈曲，手先の開閉 ｝複式コントロール
②肩挙上による肘継手ロックコントロール

（澤村誠志：切断と義肢，第3版．リハビリテーション医学全書，第18巻．医歯薬出版，1992, p.196．一部変更）

8 - 上腕・肩離断義手の検査表

上腕・肩離断義手の検査表					
氏　名					年齢　　歳　　性別　男・女
切断側		長さ		A/E	義手の種類　ハーネス　ハンド　フック
検査月日　　　月　　　日			検査者氏名		
検査番号	検査項目	成　　績		標　　　　準	
		上　腕	肩離断		
①	義手装着時の断端の可動範囲	屈曲　　° 伸展　　° 外転　　° 回旋　　°		屈曲　　90° 伸展　　30° 外転　　90° 回旋　　45°	（健　　180°） （健　　　60°） （健　　180°） （健　　　60°）
②	義手の肘屈曲範囲			義手の肘屈曲	135°
③	義手装着時の肘の能動屈曲範囲	°	°	肘完全屈曲	135°
④	肘完全屈曲に要する肩の屈曲角	°	°	肩の屈曲角は45°を越えてはならない	
⑤	肘を(90°から)屈曲するのに必要な力	kg	kg	4.5 kgを越えてはならない	
⑥	コントロール・システム操作方式の効率	%	%	効率は少なくとも50%以上であること	
⑦	肘90°屈曲位でのフックの開大あるいは閉鎖	cm %	cm %	肘90°屈曲位で末端装置は完全開大あるいは閉鎖すること	
⑧	口およびズボンの前ボタンの位置でのフックの開大と閉鎖	口　　cm 　　　% ボタン cm 　　　%	口　　cm 　　　% ボタン cm 　　　%	末端手部装置の開大あるいは閉鎖は最少限度50%はできなくてはならない	
⑨	トルクに対するソケットの安定性			肘軸より約30 cmの先端部で内外側ともに約1 kgの引っ張りに抵抗できなければならない	
⑩	下垂力に対する安定性	cm	cm	約23 kgの牽引力に対して断端からソケットが2.5 cm以上移動してはならない	
⑪	適合感とソケット圧迫時の快適さ			加圧力が患者に不適合，具合の悪さ，痛みを与えてはならない	
⑫	義手の重さ	kg	kg		

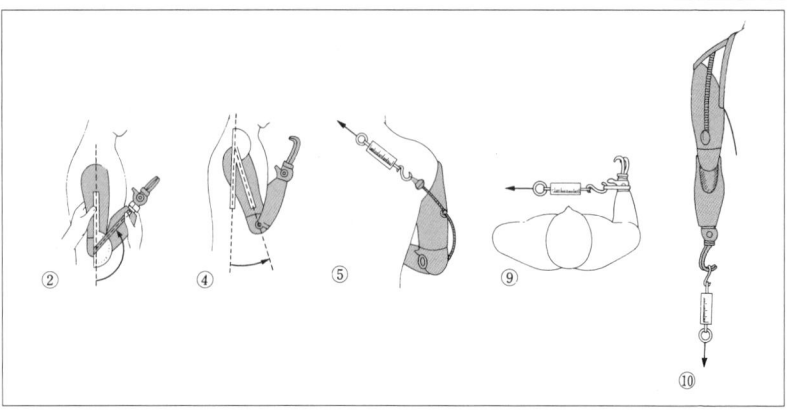

（澤村誠志：切断と義肢，第3版．リハビリテーション医学全書，第18巻．医歯薬出版，1992, pp. 202〜203．）

9 - 義手処方箋(新規・再交付・修理)

氏名		男・女　明・大・昭・平　　年　　月　　日生　(　)歳				
住所(〒　)				TEL：　　(　　)		
				職業：		
切断部位：右・左			断端長　　cm	(左・右　　　　　　　)		
医学的所見：異常　・無　・有→						
交付区分：身障・労災・児童・健保・生保・戦傷・年金・自費・その他(　　　　)						
〈処方義手〉　・殻構造　・骨格構造[使用システム]＿＿＿＿＿＿＿＿＿						
・装飾用　・作業用　・能動式　・手先交換式　・電動式						
	肩	上腕	肘	前腕	手	手根中手　指
ソケット	フォークォーター用 普通用	差込式 吸着式 オープンショルダー オープンエンド	差込式 在来式	差込式 ミュンスター ノースウェスタン スプリット式 オープンエンド	差込式 キャップ式 スプリット式 有窓式	手袋式　キャップ 前腕式　部分ハンド 　　　　差込式
(材質)	・熱硬化性樹脂　・熱可塑性樹脂　・セルロイド　・金属　・皮革					内ソケット：有・無
支持部材	(殻)　・合成樹脂　・セルロイド　・皮革					
手先具	装飾用：・装飾ハンド　・装飾手袋式　・部分ハンド式[使用部品]＿＿＿＿＿＿＿ 作業用：・曲鈎　・双嘴鈎　・鎌持金具　・鍬持金具　・物押え　・その他(　　　) 能動式：・能動フック　・能動ハンド　[使用部品]＿＿＿＿＿＿＿＿＿ 電動式：[使用部品]＿＿＿＿＿＿＿＿〈制御方式〉＿＿＿＿＿＿＿					
手継手	・固定(回旋付き)　・面摩擦式　・迅速交換式　・屈曲式　・回旋式(・電動式) 　　　　　(軸)　　　　　　　　　　　　　　　　　　　　[使用部品]＿＿＿＿					
肘継手(殻)	ヒンジ肘継手：・たわみ　・単軸遊動　・単軸ロック　・多軸　・倍動　・能動式 ブロック肘継手：・単軸遊動式　・手動ロック式　・能動式　・電動式					
(骨格)	・遊動式　・手動ロック式　・多軸式　・能動式　・電動式 　　　　　　　　　　　　　　　　　　　　　　　[使用部品]＿＿＿＿＿					
肩継手(殻)	・隔板式　・屈曲外転式　・屈曲式　・ユニバーサル　・固定(モノリス型)					
(骨格)	・ユニバーサル　・屈曲外転式　　　　　　　　　　[使用部品]＿＿＿＿					
懸垂装置	・胸郭ベルト式　・8字ハーネス　・肩たすき式　・9字ハーネス　・上腕カフ					
外装(仕上) 調整部品 特記事項	・硬性合成樹脂　・軟性合成樹脂　・皮革　・塗装　・骨格外装 ・ターンテーブル　・その他(　　　　　　　　　　)					
医師の所属						
医師	処方	年　　月　　日	㊞	仮合せ　年　　月　　日		良・不良　㊞
義肢装具士	採型・採寸	年　　月　　日	㊞	適合判定　年　　月　　日		良・不良　㊞

3 - 義　足　lower limb prosthesis

1 - 義足のいろいろ

1 股義足 hip disarticulation prosthesis

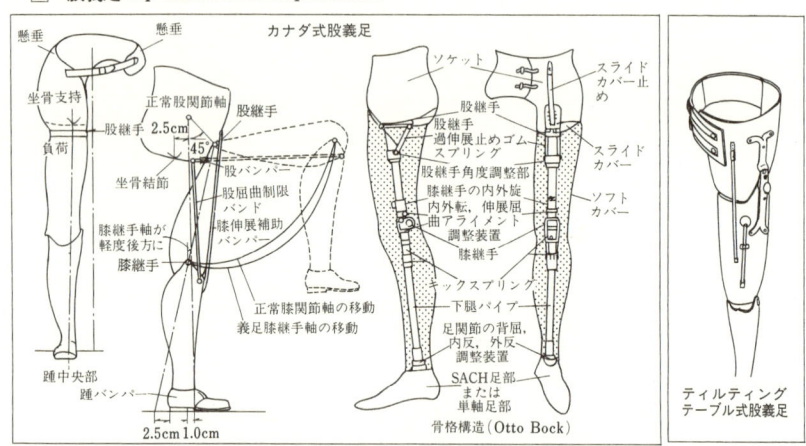

カナダ式股義足

懸垂／懸垂／坐骨支持／股継手／負荷／正常股関節軸／股継手 2.5cm 45°／坐骨結節／股バンド／股屈曲制限バンド／膝伸展補助バンド／膝継手軸が軽度後方に／膝継手／正常膝関節軸の移動／義足膝継手軸の移動／踵中央部／踵バンパー／2.5cm 1.0cm

ソケット／股継手／股継手過伸展止めゴムスプリング／股継手角度調整部／膝継手の内外旋・内外転、伸展屈曲アライメント調整装置／膝継手／キックスプリング／下腿パイプ／足関節の背屈、内反、外反調整装置／SACH足部または単軸足部／骨格構造（Otto Bock）

スライドカバー止め／スライドカバー／ソフトカバー

ティルティングテーブル式股義足

（澤村誠志：義足. 整形外科 MOOK, 40（野島元雄 編），金原出版，1985, p. 107.）

2 カナダ式股義足のソケット

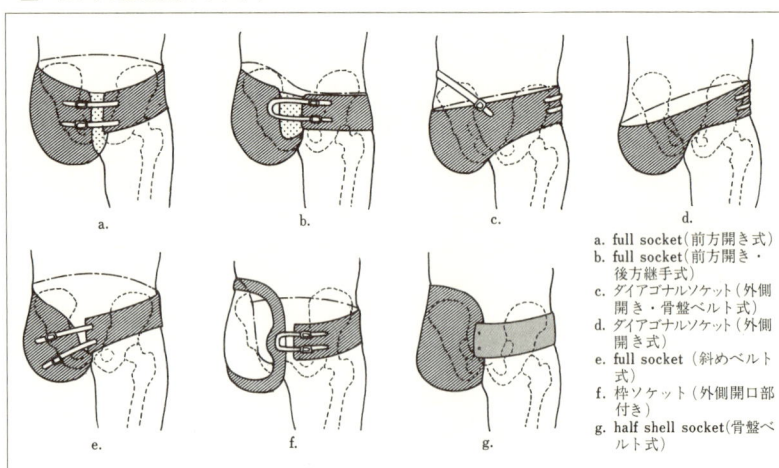

a. full socket（前方開き式）
b. full socket（前方開き・後方継手式）
c. ダイアゴナルソケット（外側開き・骨盤ベルト式）
d. ダイアゴナルソケット（外側開き式）
e. full socket（斜めベルト式）
f. 枠ソケット（外側開口部付き）
g. half shell socket（骨盤ベルト式）

（加倉井周一：義肢. 新臨床整形外科全書，12A（土屋弘吉 編），金原出版，1983, p. 162.）

3 大腿義足 transfemoral prosthesis

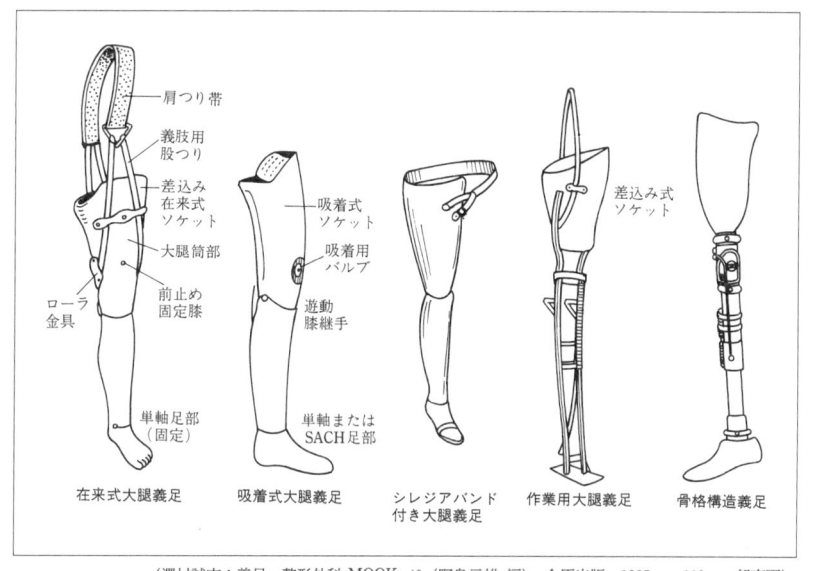

図中ラベル:
- 在来式大腿義足: 肩つり帯、義肢用股つり、差込み在来式ソケット、大腿筒部、前止め固定膝、ローラ金具、単軸足部（固定）
- 吸着式大腿義足: 吸着式ソケット、吸着用バルブ、遊動膝継手、単軸またはSACH足部
- シレジアバンド付き大腿義足
- 作業用大腿義足: 差込み式ソケット
- 骨格構造義足

（澤村誠志：義足．整形外科 MOOK, 40（野島元雄 編）．金原出版，1985, p.109．一部変更）

4 大腿義足のアライメント

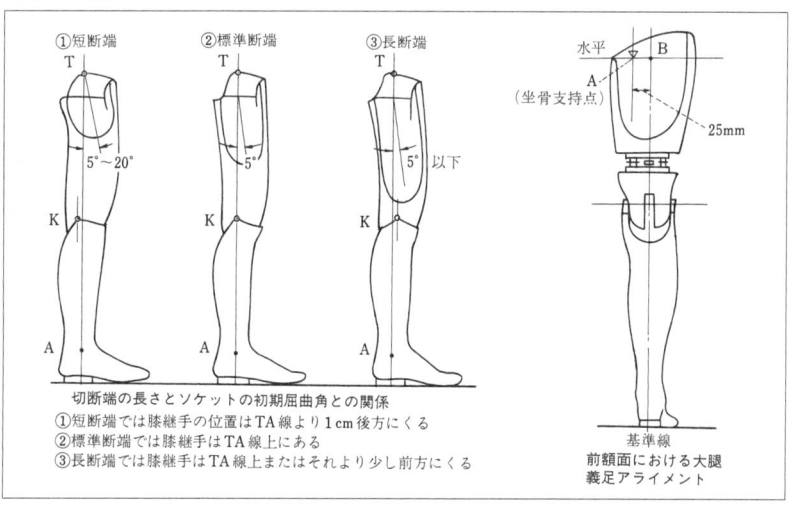

①短断端　②標準断端　③長断端

①5°〜20°　②5°　③5°以下

T, K, A

水平　B　A（坐骨支持点）　25mm

切断端の長さとソケットの初期屈曲角との関係
① 短断端では膝継手の位置はTA線より1cm後方にくる
② 標準断端では膝継手はTA線上にある
③ 長断端では膝継手はTA線上またはそれより少し前方にくる

基準線
前額面における大腿義足アライメント

（加倉井周一：義肢．新臨床整形外科全書，12A（土屋弘吉 編）．金原出版，1983, p.162．）

5 大腿ソケットと筋肉断面

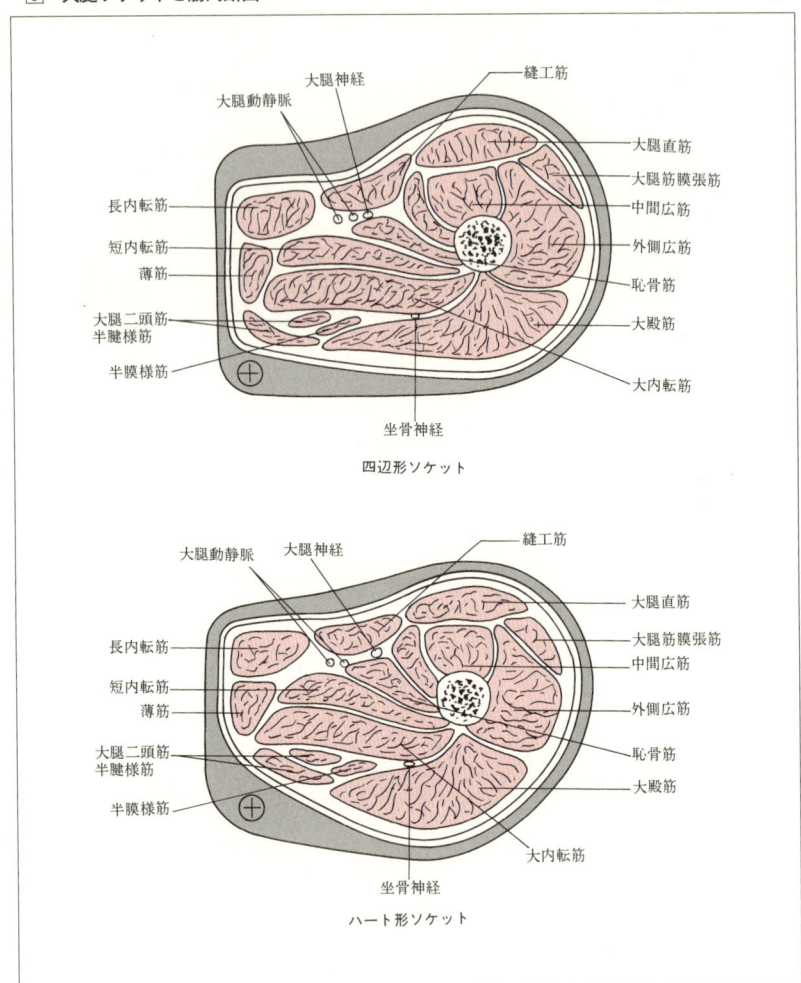

四辺形ソケット

- 大腿動静脈
- 大腿神経
- 縫工筋
- 大腿直筋
- 大腿筋膜張筋
- 中間広筋
- 外側広筋
- 恥骨筋
- 大殿筋
- 大内転筋
- 坐骨神経
- 半膜様筋
- 大腿二頭筋 半腱様筋
- 薄筋
- 短内転筋
- 長内転筋

ハート形ソケット

- 大腿動静脈
- 大腿神経
- 縫工筋
- 大腿直筋
- 大腿筋膜張筋
- 中間広筋
- 外側広筋
- 恥骨筋
- 大殿筋
- 大内転筋
- 坐骨神経
- 半膜様筋
- 大腿二頭筋 半腱様筋
- 薄筋
- 短内転筋
- 長内転筋

(澤村誠志:義足.整形外科 MOOK, 40 (野島元雄 編). 金原出版, 1985, p.110.)

6 ISNY フレキシブルソケットと TC ソケット

① ISNY フレキシブルソケット
(ISNY＝Icelandic-Swedish-New York)

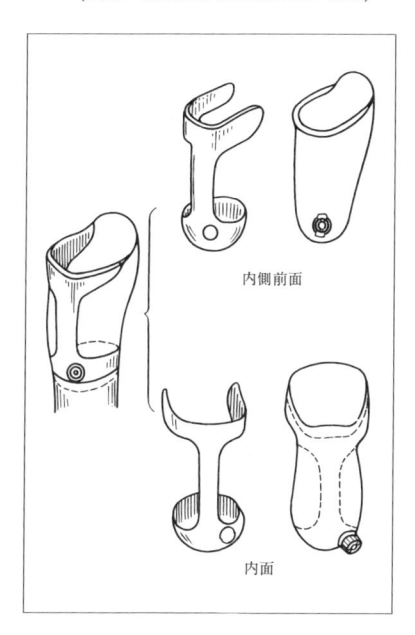

② TC ソケット 5 型
(東京都心身障害者福祉センター)

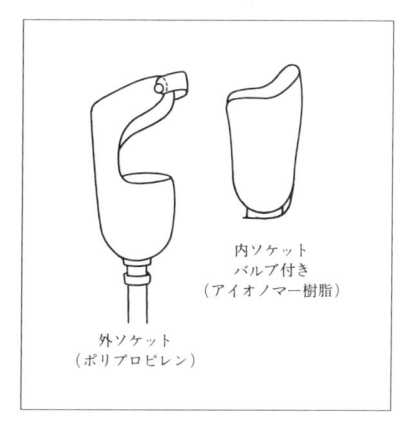

内側前面

内面

外ソケット
(ポリプロピレン)

内ソケット
バルブ付き
(アイオノマー樹脂)

8 坐骨収納ソケット
(Ischial-Ramal-Containment Socket)

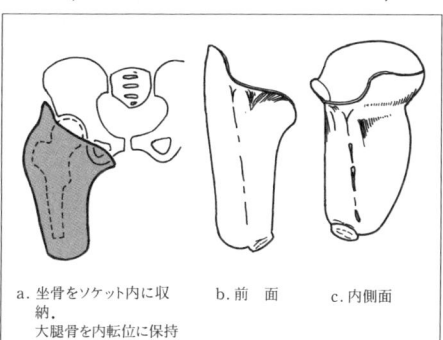

a. 坐骨をソケット内に収納．大腿骨を内転位に保持

b. 前　面

c. 内側面

7 調節ソケット付き大腿義足

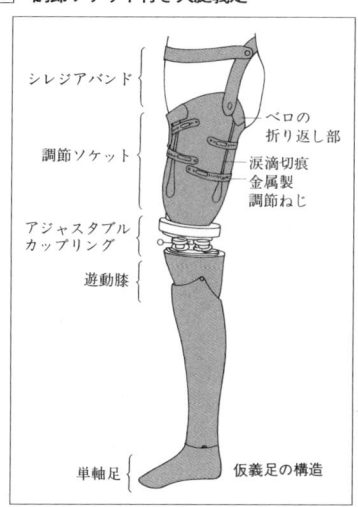

シレジアバンド

調節ソケット

ベロの折り返し部
涙滴切痕
金属製調節ねじ

アジャスタブルカップリング

遊動膝

単軸足

仮義足の構造

(川村次郎：悪性骨腫瘍例の義足装着訓練．別冊整形外科，NO 4（加倉井周一ほか編）．南江堂，1983，p. 60.)

9 膝義足 knee disarticulation prosthesis

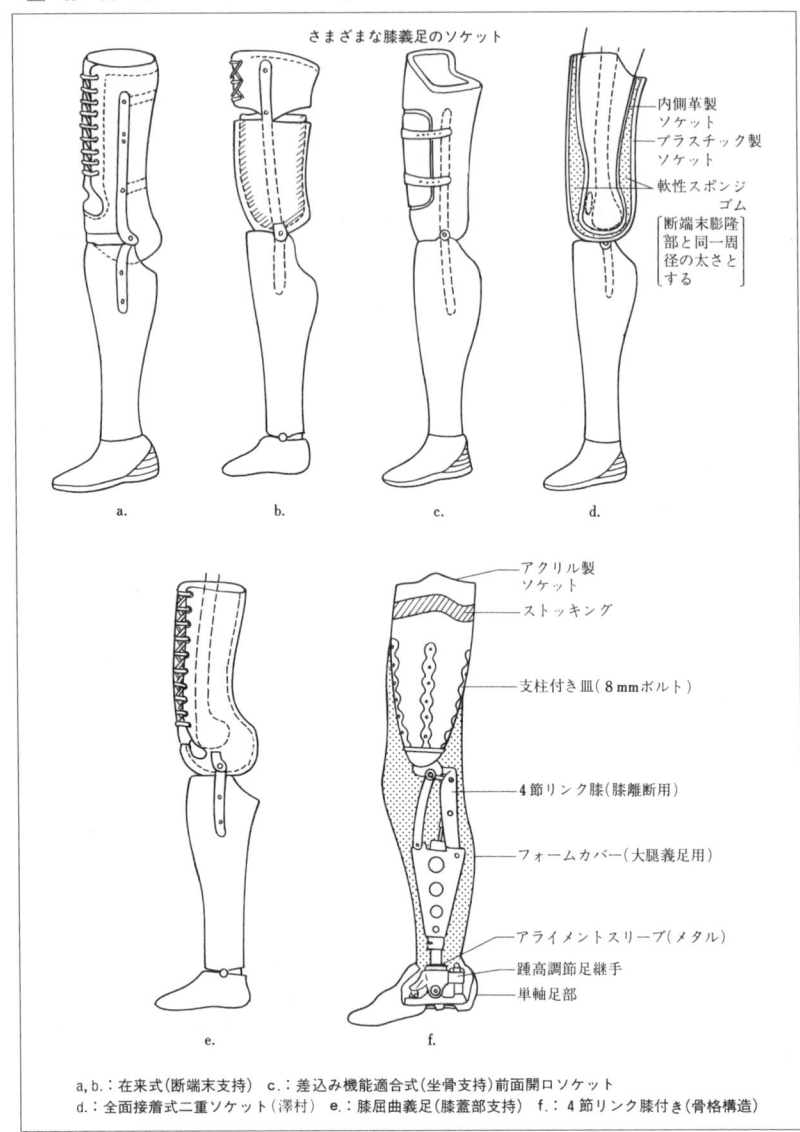

さまざまな膝義足のソケット

- 内側革製ソケット
- プラスチック製ソケット
- 軟性スポンジゴム

[断端末膨隆部と同一周径の太さとする]

- アクリル製ソケット
- ストッキング
- 支柱付き皿(8mmボルト)
- 4節リンク膝(膝離断用)
- フォームカバー(大腿義足用)
- アライメントスリーブ(メタル)
- 踵高調節足継手
- 単軸足部

a, b.：在来式(断端末支持)　c.：差込み機能適合式(坐骨支持)前面開ロソケット
d.：全面接着式二重ソケット(澤村)　e.：膝屈曲義足(膝蓋部支持)　f.：4節リンク膝付き(骨格構造)

(加倉井周一：義肢．リハビリテーション医学（大井淑雄ほか編）．朝倉書店，1987，p. 207．一部追加)

第 7 章 切断と補装具　197

10 下腿義足 transtibial prosthesis

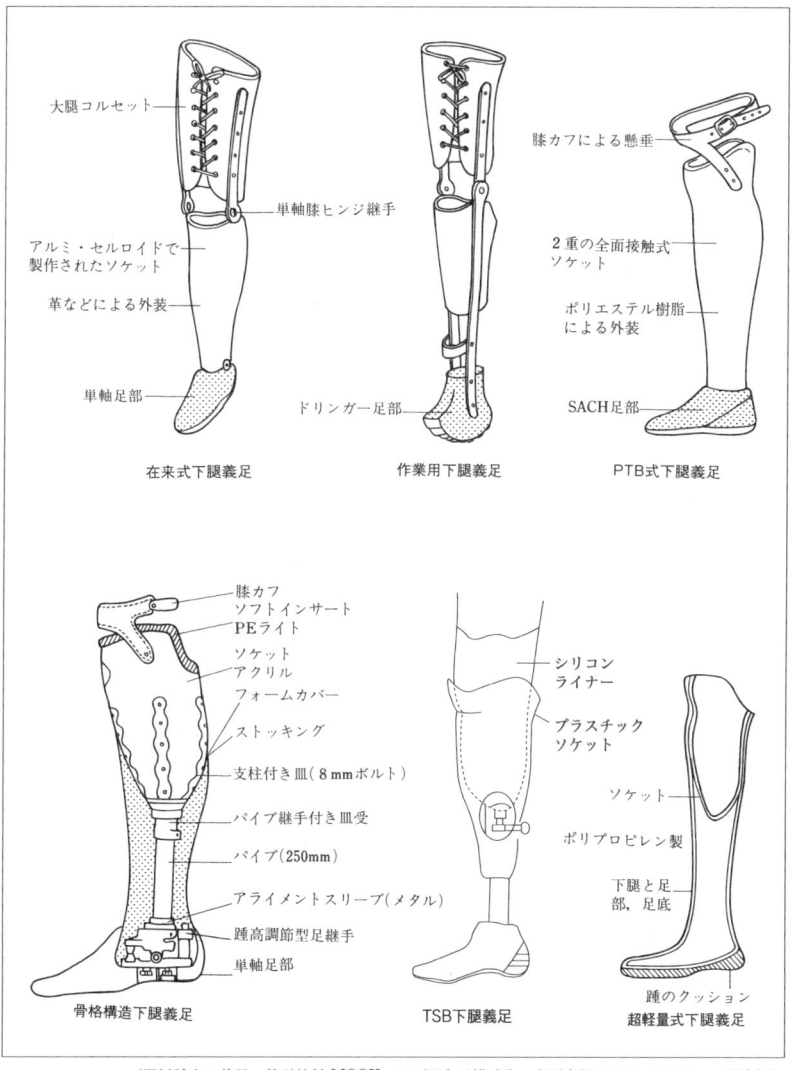

在来式下腿義足
- 大腿コルセット
- 単軸膝ヒンジ継手
- アルミ・セルロイドで製作されたソケット
- 革などによる外装
- 単軸足部

作業用下腿義足
- ドリンガー足部

PTB式下腿義足
- 膝カフによる懸垂
- 2重の全面接触式ソケット
- ポリエステル樹脂による外装
- SACH足部

骨格構造下腿義足
- 膝カフ
- ソフトインサート
- PEライト
- ソケット
- アクリル
- フォームカバー
- ストッキング
- 支柱付き皿（8 mmボルト）
- パイプ継手付き皿受
- パイプ（250mm）
- アライメントスリーブ（メタル）
- 踵高調節型足継手
- 単軸足部

TSB下腿義足
- シリコンライナー
- プラスチックソケット

超軽量式下腿義足
- ソケット
- ポリプロピレン製
- 下腿と足部，足底
- 踵のクッション

（澤村誠志：義足．整形外科 MOOK，40（野島元雄 編）．金原出版，1985，p.112. 一部追加）

11 下腿義足のソケット

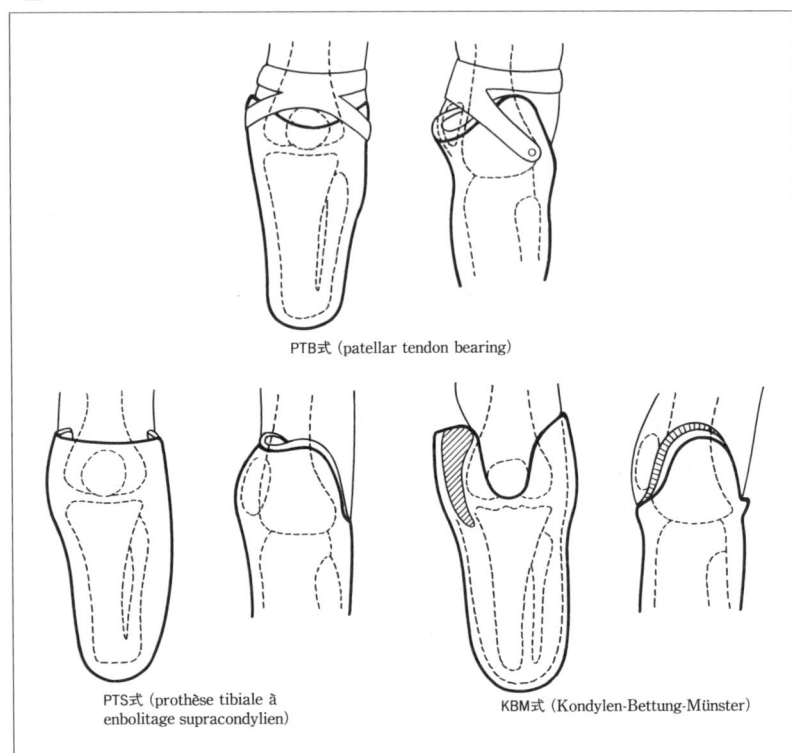

PTB式 (patellar tendon bearing)

PTS式 (prothèse tibiale à enbolitage supracondylien)

KBM式 (Kondylen-Bettung-Münster)

(加倉井周一：義肢. 新臨床整形外科全書, 12A (土屋弘吉 編). 金原出版, 1983, p.146.)

12 サイム義足 Syme prosthesis

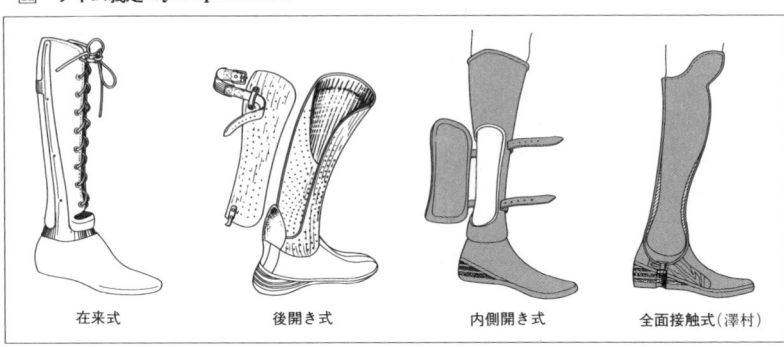

在来式　　後開き式　　内側開き式　　全面接触式（澤村）

13 足部のいろいろ

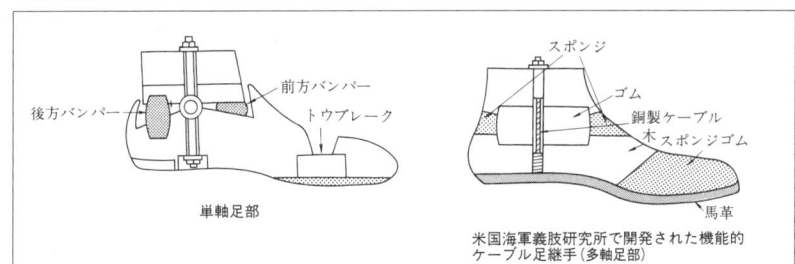

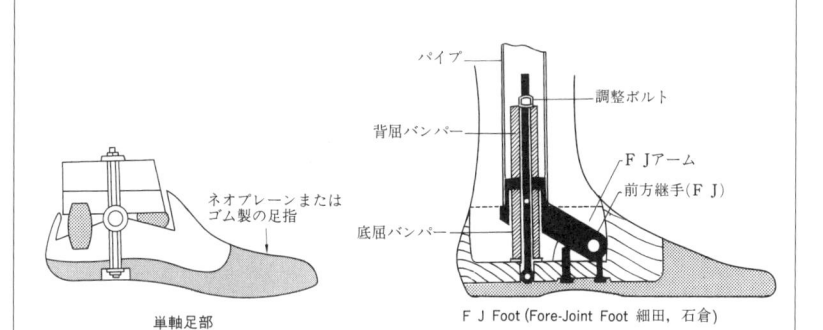

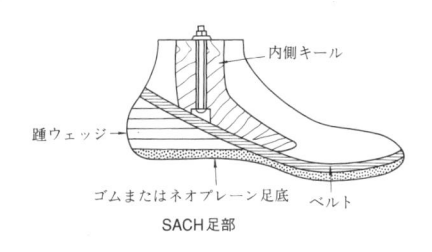

単軸足部

米国海軍義肢研究所で開発された機能的ケーブル足継手(多軸足部)
（スポンジ、ゴム、銅製ケーブル、木、スポンジゴム、馬革）

単軸足部
（ネオプレーンまたはゴム製の足指）

F J Foot (Fore-Joint Foot 細田, 石倉)
（パイプ、調整ボルト、背屈バンパー、FJアーム、前方継手(FJ)、底屈バンパー）

SACH足部
（内側キール、踵ウェッジ、ゴムまたはネオプレーン足底、ベルト）

14 エネルギー蓄積足部 energy storage foot

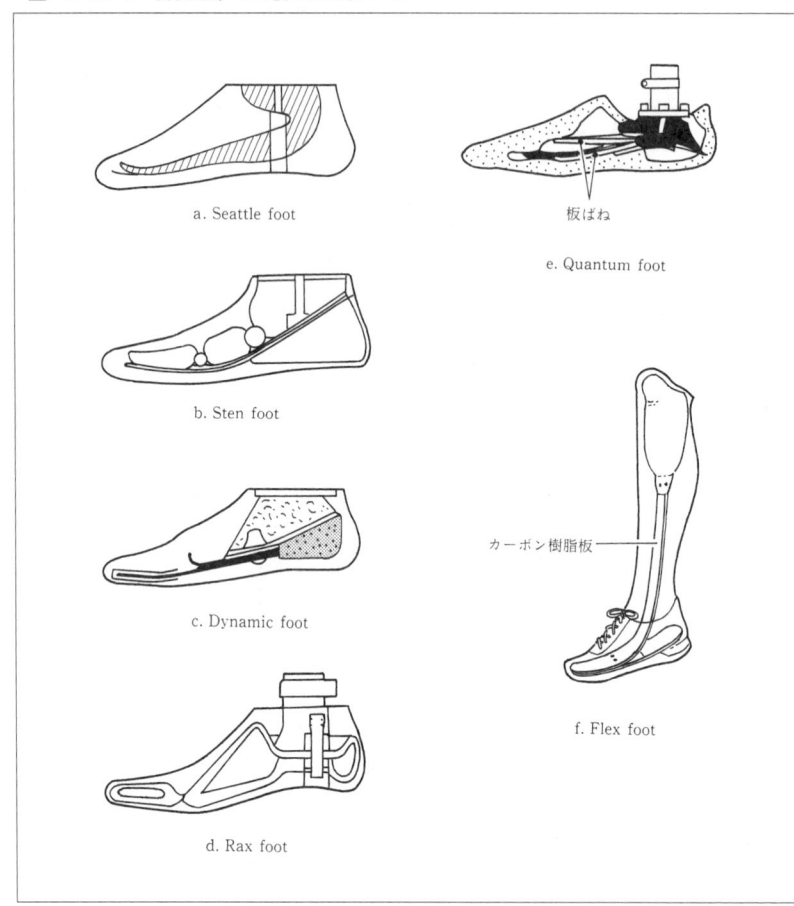

a. Seattle foot

b. Sten foot

c. Dynamic foot

d. Rax foot

e. Quantum foot
板ばね

f. Flex foot
カーボン樹脂板

2 - 下腿切断術直後義肢装着法 (immediate postsurgical prosthetic fitting)

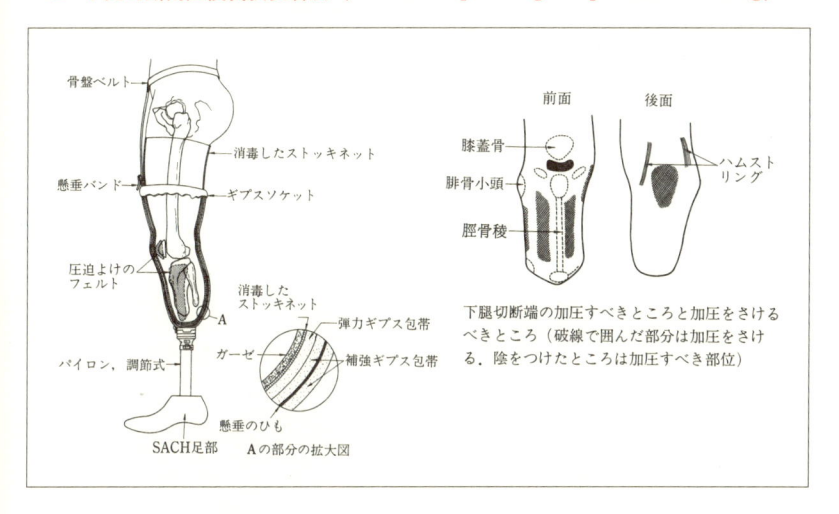

下腿切断端の加圧すべきところと加圧をさけるべきところ（破線で囲んだ部分は加圧をさける．陰をつけたところは加圧すべき部位）

3 - 下肢切断部位と義足

	切断の種類		懸垂法	ソケット	膝継手および alignment stability		足継手
	片側骨盤切断		腸骨稜上部に相当するところで懸垂する	荷重部は主として断端の外下部 カナダ式	単軸または多軸，遊脚相制御	最大の安定性	在来式またはSACH足
	股関節離断			荷重部は主として坐骨支持部			
大腿切断	短断端		シレジアバンドおよび後方バンド（骨盤帯，肩甲帯）	合成樹脂または木製の四辺型ソケット		中等度の安定性	軟らかい踵バンパー
	中断端		吸着式				
	長断端					最小の安定性	
	膝関節離断		合成樹脂製二重ソケット（踝上部の適合と筋緊張）		外側継手（伸展バンド，遊脚相制御）		中等度の踵バンパー
下腿切断	短断端		大腿鞘つきPTBまたはPTES，KBM		膝継手処方例 1）不安定感の強い例 2）重労働者 3）常用義足愛好例 4）動揺膝関節例 5）膝筋力低下例		硬い踵バンパー
	中・長断端		一般的にPTB 断端過敏・有痛時・膝不安定例，女性 ｝PTES，KBM				
	サイム切断		合成樹脂製二重ソケット（両踝上部の適合と筋緊張）		不要		サイム切断用踵バンパー
	足部切断		踝義足，足根中足義足				

（澤村誠志：切断と義肢．リハビリテーション医学全書，第18巻．医歯薬出版，1973．p.326．）

4 - 下腿義足適合判定表

カルテ番号 ＿＿＿＿＿＿＿＿＿＿　　　　　　検査年月日　　年　　月　　日

氏名 ＿＿＿＿＿＿＿＿　（　歳）♂♀　職業 ＿＿＿＿＿＿＿　病棟 ＿＿＿＿＿＿

切断長 ＿＿＿＿＿＿＿＿＿　　処方義足 ＿＿＿＿＿＿＿＿＿

初回（　　　）　　2回（　　　）　　3回（　　　）　　最終（　　　）

判定：適（　　　）　　条件付き（　　　）　　不適（　　　）

今後も治療を要する点があれば，下記のいずれかに印をつける

　　医学的（　　　）　　　　義肢前訓練（　　　）

　　義肢装着訓練（　　　）　　その他心理的，職業上など（　　　）

① 処方との照合

__1. 義肢は処方にしたがって作られているか，もし2回目以降の判定であれば，前回の意見どおりに作られているか

② 立位での判定

〈適合およびアライメント〉

__2. 両足を 5〜10 cm 開いて，よい姿勢で立ったとき不快感を訴えないか（もしあればその場所をきいておく）

__3. 前後方向のアライメントはよいか（膝に不安定感はないか，膝を過伸展するような力は働いていないか）

__4. 左右方向でのアライメントはよいか（足底は平に底についているか，ソケットの上縁，末端に不快な圧迫を感じないか）

__5. 義足の長さは正しいか

__6. 義足を床から浮かしたとき著明なピストン運動はないか

__7. 前，側，後壁の高さは適当か

〈大腿コルセット付き義足〉

__8. 支柱の形作りは適当か（大腿，大腿骨顆部の形に沿って曲げられているか）

__9. 膝継手の高さは適当か，また屈曲しても支柱は平行位置関係を保っているか

__10. 膝継手は大腿骨内外顆から離れすぎてはいないか（3〜5 mm が適当）

__11. コルセットの適合はよいか，また締め具合を変えられるだけのゆとりが十分にあるか

__12. コルセットの上・下部に過度の皮膚のタルミを認めないか

__13. コルセットは十分な長さと構造をもっているか（目的とする機能―体重支持，懸垂，膝安定性―を満足にはたしているか）

（支柱およびコルセットは外壁が内壁より 2〜3 cm 高いこと）

③ 座位での判定

__14. 少なくとも90°まで，足底を浮かさないで膝を屈曲できるか

__15. 膝90°屈曲位で不快感なく座っていられるか（膝窩部に軟部組織の著明な膨隆はないか，ハムストリング部に痛みはないか）

__16. 断端はソケットにしっかりと収まっているか（断端がソケットのなかで浮き上がったり，押えつけられたりしないか）

__17. 両膝の高さは揃っているか

④ 歩行時の判定

__18. 歩行により特別の不快感を訴えないか

__19. 断端ソケット間のピストン運動は最少か

__20. 義足は進行線に沿って平行に振られているか

__21. 爪先開きは正常側と同じくらいか

__22. 両足の間隔は広すぎないか

___23. 引きずり歩行，踵接地時の外旋はないか
___24. 立脚時，足底の接地にかたよりはないか
___25. 患者はうまくひざまずくことができるか
___26. 斜面の昇降はうまくできるか
___27. 階段の昇降はうまくできるか
___28. 義足の雑音は大きすぎないか
5 **義肢をはずして行う判定**
〈断端の検査〉
___29. 義肢をはずした直後に，著しい発汗，発色，すりきずなどはないか
___30. 体重支持は適当な部位で行われているか
〈義足の検査〉
___31. ソケット後壁の高さは適当か
___32. 軟ソケットは，ソケット上縁より出ているか
___33. チェックストラップおよびキックストラップには調整するゆとりがあるか
___34. 義足の製造技術は満足できるか
___35. 患者は義足の外観，機能，装着感にだいたい満足しているか

感想と意見

担当療法士

検 査 医 師

5 - 下腿義足の歩行分析

出 現 時 期	異 常 現 象	原　　　因
1. 踵接地より立脚中期まで	膝伸展の持続	踵ウェッジ軟らかすぎ，ソケットの屈曲度不足，足部の底屈位過度，足部の前方とり付け
	過度の膝屈曲	踵ウェッジ硬すぎ，足部の後方とり付け
	断端前面の疼痛	ソケットの初期屈曲が過剰
	義足先端の外方回旋	足部の背屈位過度，足部の内方とり付け，足部の toe-out 過度，踵ウェッジ硬すぎ
2. 立脚中期	膝内反への過度の動き	足部の内方とり付け
	膝外反への過度の動き	足部の外方とり付け
	膝蓋骨への過度の圧迫	足部の底屈位過度
	歩行時の両足の間隔の増大	義足が長すぎる，足部の外方とり付け
	体幹の側屈	義足が短すぎる
3. 立脚中期より爪先離地まで	早期の膝屈曲	足部の後方とり付け（前方の foot lever arm 短すぎ）
	義足側への転倒傾向	足部の toe-out 不足
	膝伸展への過度の力	足部の底屈位過度（前方の foot lever arm 長すぎ）

6 - 大腿義足適合判定表

カルテ番号＿＿＿＿＿＿＿＿＿＿　　　検査年月日　　年　　月　　日
氏名＿＿＿＿＿＿＿（　歳）♂♀　職業＿＿＿＿＿　病棟＿＿＿＿
切断長＿＿＿＿＿＿＿　処方義足＿＿＿＿＿＿＿
初回（　　）　2回（　　）　3回（　　）　最終（　　）
判定：適（　　）　条件付き（　　）　不適（　　）
今後も治療を要する点があれば，下記のいずれかに印をつける
　　医学的（　　）　　義肢前訓練（　　）
　　義肢装着訓練（　　）　その他心理的，職業上など（　　）

---

1 処方との照合
__1. 義足は処方どおり作られているか，2度目以後の判定であれば前回の意見にしたがって作られているか

2 立位での判定
（両踵中心の距離10～15 cm，両下肢に均等に体重をかける）

〈適合およびアライメント〉

__2. 患者は義足を装着し，特別の不快感を訴えないか（不快感があればその場所と程度をきく）

__3. 長内転筋腱はみぞにうまく収まっているか，患者はソケット内壁から過度の圧迫を受けていないか（ソケットに断端が正しく収まっているかどうかを知る）

__4. 坐骨結節は坐骨支持の上にきちんと乗っているか（坐骨結節の位置，標準は後壁内面より1.3 cm 後方，内壁内面より2～2.5 cm 側方）

__5. 義足の長さは正しいか（両腸骨稜の高さ，腰椎側彎の有無を見る）

__6. 荷重時の膝継手は安定しているか，その場合，患者が断端を後方へ押しつけるよう努力しなくてもよいか（大転子─外果線と膝継手の位置関係，長断端やや後方，短断端さらに後方）

__7. 後壁の上縁は床面とほぼ平行であるか（5°以内）

__8. 会陰部に垂直にかかる圧迫を訴えないか（患肢を健肢の前に交差させて体重を負荷させてみる）

〈吸着ソケット〉

__9. 弁を取り除いた時，断端の組織が弁口に軽度に膨隆しているか（約6～7 mm）

__10. 膨隆した断端組織の固さは適当か（母指球部の固さ）

__11. 患者が断端を前後・左右に動かした時，弁口内への組織の膨隆の程度に変化はないか

〈懸垂装置 suspension〉

__12. シレジアンバンド Silesian bandage の前面・側面での付着部は正しい位置にあるか（前面：ソケット中央線上坐骨支持の高さ，側面：大転子の6 mm 上方，6 mm 後方）

__13. 骨盤帯は身体の形に正しく合っているか（金属部の長さ：短断端では腸骨前上棘の2.5 cm 内側，後上棘の1.3～2.5 cm 外側まで，長断端では後部を短くする）

__14. 股継手の中心は大転子隆起のやや前方上にあるか（生理的股関節中心とほぼ一致しているか）

__15. バルブの位置は断端袋の引き抜きや，圧を減らしたりするのに手の届きやすい位置にあるか（断端より遠位・前内位にあるのが標準）

3 座位での判定

___16. ソケットは断端にしっかりくっついたままでいるか（かがんで手先で靴にさわらせてみる．ゆるんだ場合，ソケットの適合が悪い，後壁が厚すぎる，前壁が腸骨に当たるなど）

___17. 下腿部のアライメントはよいか（下腿部は床面に垂直で，足部は平らについていること）

___18. 膝継手軸の中心は脛骨関節面内側の 1.3～2 cm 上方にあるか（膝下の長さは健側と同長でなければならない）

___19. 義足を床から浮かした場合，補助伸展装置が膝の完全屈曲をさまたげないか

___20. 患者はハムストリング hamstrings 部にやけるような痛みを伴わないで座り続けていられるか（疼痛のある場合は，後壁が厚すぎる，坐骨支持面積が広すぎる）

___21. 座位から立つ時，不快な空気音を発しないか（とくに前壁・側壁がゆるくないかをチェックする）

___22. 座位から立つ時，股・膝・足の継手は滑らかに作動するか

4 歩行時の判定

（5～10 m の距離を反覆歩行させ，後，側，前方より観察する）

___23. 平地での歩容は満足すべきものか，下記の歩行異常 gait deviation のうち目につくものがあれば記せ

　　　高度 Extreme＝E
　　　中等度 Moderate＝M
　　　軽度 Slight＝S
　　　なし None＝O

〈後方より観察〉

( ) 外転歩行 abduction gait
　　　歩行時の両足の間隔が正常（5～10 cm）より広い

( ) 体幹の側屈 lateral bending of trunk
　　　重心位置を義肢側によせようとする運動で，立脚期のはじめに見られる

( ) 分回し歩行 circumduction gait
　　　遊脚期，義肢を円をえがくように外へ振り出す

( ) 踵の内振り medial whip
　　　爪先離れの直後，義肢足の踵が内側へふれる

( ) 踵の外振り lateral whip
　　　爪先離れの直後，義肢足の踵が外側へふれる

〈前方より観察〉

( ) 踵接地時の回旋 rotation at heel contact

〈側方より観察〉

( ) 腰椎前彎 lumbar lordosis
　　　生理的前彎より増強し，尻をつき出して歩く

( ) フットスラップ foot slap
　　　足底接地が早く起こり，足をひきずるようにする．踵接地直後にみられる

( ) 蹴り上げの不同 uneven heel raise
　　　遊脚期のはじめ，踵の蹴り上げが不揃い（義肢側が上がりすぎる，義肢側があまり上がらない）

( ) 伸び上がり歩行 vaulting
　　　健肢立脚時，爪先立ちする

( ) 終期の膝インパクト terminal impact
　　　遊脚期の終わり，膝が伸び切った所でパタンと音がする

( ) 歩幅の不同 uneven length of step
　　　健側が小股になる．義肢側が大股になる

( ) その他

___24. 義足の継手が衣服をはさむようなことはないか

- 25. 義足の継手の動作は滑らかで雑音はないか
- 26. 歩行時，不快な空気音はないか，吸着はよく保たれているか
- 27. 全接触ソケットの場合，患者は歩行の立脚，遊脚期において断端とソケットの間に接続的な接触を感じているか（ピストン運動の有無を知る）
- 28. 斜面の昇降は満足にできるか
- 29. 階段の昇降は満足にできるか
  最終チェックアウトで歩容・速度も判定，第1回ではどの程度できるかを見るだけでよい．これで訓練の手懸りをつかむ
- 30. 苦痛なしにひざまずくことができるか
  ソケット（歩行検査後に判定，歩行運動時ソケット―断端の関係に変化はないか）
- 31. 坐骨結節は坐骨支持面からずれてはいないか
- 32. ソケット上縁からの軟部組織の盛り上がりは最小か（視診，触診で内壁，前壁の上縁部に注意）
- 33. ソケット外壁は断端外側と密接で均等な接触を保っているか（荷重時，大転子部または断端遠位部に痛みを感じないか）

5 義肢をはずして行う判定

〈断端の検査〉

- 34. 義肢をはずした直後に著しい発汗，浮腫，変色，すりきずなどはないか（部位と程度をみる．不快感を訴えた所を注意してみる）

〈義足の検査〉

- 35. ソケットの前壁，側壁は坐骨支持面より少なくとも5cmは高く作られているか（前壁は座ったとき腸骨に当たらないだけの高さ，側壁はとくに短断端では高くする必要がある）
- 36. ソケットの内側面は滑らかに仕上げているか（キズ，しわ，接着剤の盛り上がりなどのないこと）
- 37. 膝および足継手の可動域は十分か（衣服をはさむなど広すぎないこと）
- 38. 膝継手を完全に屈曲した場合，大腿，下腿部の後面は片寄った圧迫のないように作られているか（平均に接触することが望ましい）
- 39. 義足を膝つきの位置において大腿部が少なくとも垂直になるまで膝を屈曲することができるか
- 40. 大腿部後面にパッドがつけてあるか
- 41. 義足の製作技術は満足できるか
- 42. 患者は義足の外観，機能，着け心地に満足しているか

感想と意見

担当療法士

検査医師

7 - 大腿義足装着者の異常歩行とその原因

	原　　　因	
	義　　足	切　断　者
① 外転歩行 (abduction gait) 進行方向に対して義足の踵が著しく外側方にはずれて接地する．しばしば骨盤の著しい側方移動や体幹の側傾を伴う	1) 義足が長すぎる 2) 義足のアライメントが過度の外転位になっている 3) 内壁が高すぎて切断者の恥骨がソケットにあたる 4) 外壁の支持が不十分で断端を支えられない	1) 断端の外転拘縮 2) これまでの歩行の習慣
② 体幹の側傾 (lateral bending of trunk) 義足が支持脚になっているとき，上体が義足側に傾斜する状態	1) 義足が短かすぎる 2) 内壁が高すぎて内股に疼痛を生ずる 3) 外壁の支持が不十分 4) 義足のアライメントが過度に外転位になっている	1) 平衡訓練の不足 2) 断端の外転拘縮 3) 断端の疼痛 4) 断端が短く，ソケット外壁での支持が不十分 5) これまでの歩行の習慣
③ 伸び上がり歩行 (vaulting gait) 義足が遊脚中期にあるとき，健肢でつま先立ちして伸び上がる歩き方，体の上下移動の振幅が正常より大きくなる	1) 義足が長すぎる 2) ソケット懸垂が不十分である 3) 義足のアライメントが過度に安定しており(TKA線より膝軸が後方にある)膝の屈曲が困難 4) 膝継手の摩擦が強すぎるかまたは伸展補助バンドが強すぎる	1) つまずきはしないかという恐怖感がある 2) 断端の疼痛または不快感 3) これまでの歩行の習慣
④ 分回し歩行 (circumduction gait) 遊脚期で義足が外側に円弧をかいて歩く状態	1) 義足が長すぎる 2) 膝継手の摩擦が強すぎる	1) 断端の外転拘縮 2) 筋力低下，膝の中折れに対する恐怖感のため膝継手を伸展位にする
⑤ ホイップ (whip) 内側ホイップ(義足の踏切り時に踵が内側へ動く) 外側ホイップ(踵が外側へ動く)	1) 膝軸位の設定不良 　膝軸位が過度に内旋 　　　　　→外側ホイップ 　膝軸位が過度に外旋 　　　　　→内側ホイップ 2) ソケットの適合がきつすぎて断端の回旋を起こす 3) 膝継手が過度に外反位に設定されている 4) トウブレークの方向が進行方向に対して直角に設定されていない	1) これまでの歩行の習慣
⑥ フットスラップ (foot slap) 踵接地後，義足に体重をかけたとき，足部が急速に底屈して地面をたたくように接地する状態	1) 単軸足部の後方バンパーまたはSACH足のヒールが切断者の体重に比べて軟らかすぎる	1) 切断者が膝伸展を意識して義足側に早く体重をかける
⑦ 踵接地時の回旋 (rotation at heel contact) 踵接地時に義足の足部が外旋する状態	1) 単軸足部の後方バンパーまたはSACH足のヒールが硬すぎる 2) 義足足部のトウアウトのつけすぎ 3) ソケット適合がゆるすぎる 4) ソケット内で大殿筋チャンネルがきつすぎる	1) 踵接地時の断端の伸展が強すぎる 2) 断端筋コントロールの不良

	原　因	
	義　足	切　断　者
⑧ 蹴り上げの不同 (uneven heel raise) 踏切り後に義足の踵が健側下肢の踵に比べて高くはね上がった状態	1) 膝継手の摩擦が弱すぎるかまたは伸展補助バンドが弱い	1) 膝を曲げるのに必要以上の力をかける
⑨ 義足側と健側との立脚期時間の不均衡 (uneven timing) 義足側に荷重する時間が健側よりも短い場合が多い	1) ソケット適合不良のため疼痛が生ずる 2) 膝継手の摩擦力が弱すぎるか伸展補助バンドが弱すぎると踵の過度の蹴り上げが生じ，このため遊脚期が延長する 3) アライメント不良に基づく膝の中折れ	1) 断端筋力の低下 2) 平衡訓練の不足 3) 歩行に対する恐怖感，不安感
⑩ 手の振りの不同 (uneven arm swing) 義足側の手が自然に振り出されず，体からはなれずに歩行する状態		1) 平衡訓練の不足 2) 歩行に対する恐怖感，不安感 3) これまでの歩行の習慣
⑪ 義足膝の不安定 (knee instability) 立脚期で義足に体重をかけたとき膝が中折れする状態	1) 膝軸が TA 線より前方にある 2) 膝関節初期屈曲角の不足 3) 単軸足部の後方バンパーまたは SACH 足のヒールが硬すぎる 4) 足部のテコの腕が長すぎる	1) 股関節伸展筋力低下 2) 過度の股関節屈曲拘縮
⑫ 膝のインパクト (terminal impact) 遊脚期の終わりに下腿部が急速に前方へ振れ動いて，膝が伸びきったとき衝撃を伴って急に停止する状態	1) 膝継手の摩擦が不十分かまたは伸展補助バンドが弱すぎる	1) 切断者が義足に不安感をもち膝伸展を強く意識して歩行する（訓練初期にしばしばみられる．とくに両側切断，盲人切断で著明）
⑬ 歩幅の不同 (uneven length of step) 義足側と健側との歩幅が不均衡な状態	義足側の歩幅が延長する原因 1) 膝継手の摩擦力が弱すぎるかまたは伸展補助バンドが弱すぎる 2) 初期屈曲角の不足	1) 股関節屈曲拘縮が強すぎて義足で調節ができない場合
⑭ 立脚期終わりでの骨盤の低下 (drop off at the end of stance phase) 体幹部が下方にさがる状態	1) インステップバンパーが弱い 2) 足継手軸よりトウブレークまでの距離が短い 3) ソケットが足部に対して過度に前方に位置している	
⑮ 過度の腰椎前彎 (excessive lumbar lordosis) 義足が立脚期にあるとき，生理的な腰椎前彎が過度に増強する状態	1) ソケット後壁の適合が不良のため坐骨受け部の疼痛を避けようとして骨盤が前傾する 2) ソケット初期屈曲角の不足	1) 股屈曲拘縮がある 2) 股伸展筋力低下を代償するために腰椎前彎を増強させる 3) 腹筋力の低下 4) バランスをよくするために肩甲帯を過度に伸展させる

（加倉井周一：義肢．リハビリテーション医学（大井淑雄ほか編）．朝倉書店，1987，pp.203〜205．一部変更）

8 - 義足処方箋（新規・再交付・修理）

氏名		男・女 明・大・昭・平 年 月 日生 （ ）歳	
住所（〒 ）		TEL： （ ）	
		職業：	
切断部位：右・左		断端長 cm （左・右 ）	
医学的所見：異常 ・無 ・有→			
交付区分：身障・労災・児童・健保・生保・戦傷・年金・自費・その他（ ）			

〈処方義足〉 ・殻構造 ・骨格構造[使用システム]_____						
	股	大腿	膝	下腿	サイム	足根中足　足指
ソケット	カナダ式 受皿式	吸着式 差込式	差込式 吸着式 在来式	差込式 PTB式 KBM式 PTS式 TSB式	有窓式 差込式 在来式	足袋式 下腿式
（材質）	・熱硬化性樹脂 ・熱可塑性樹脂 ・木製 ・アルミニウム, セルロイド ・皮革						
ソフトインサート	・皮革 ・軟性発泡樹脂 ・皮革＋軟性発泡樹脂 ・皮革＋フェルト ・シリコン						
股継手	ヒンジ継手：・伸展制限付遊動式 ・伸展制限付外転式 ・カナダ式 ・ロック式 　　　　　　　　　　　　　　　　　　　　　　　　　　　　　　　　[使用部品]						
膝継手(殻)	ヒンジ継手：・大腿遊動式 ・下腿遊動式 ・横引固定式 ・前止固定式 ブロック継手：・遊動式 固定遊動切替式 ・安全膝 ・鉄脚						
（骨格）	単軸膝：・遊動式 ・ロック式 多軸膝：・遊動式 ・ロック式 その他：・安全膝						
足継手	・遊動単軸足用 ・遊動多軸足用 ・多軸足部 ・固定式(SACH足部用) 　　　　　　　　　　　　　　　　　　　　　　　　　　[使用部品]_____						
足部	（殻）・SACH足部 ・単軸足部 ・多軸足部 ・サイム用足部 （骨格）・固定足部 ・単軸足部 ・多軸足部 SACH足部 ・ドリンガー足部 ・装飾足部　　　　　　　　　　　　　　　　　[使用部品]_____						
懸垂装置	股義足用：懸垂帯一式 大腿義足用：・シレジアバンド ・肩吊帯 ・腰バンド ・横吊帯 ・義足用股吊り 下腿義足用：・腰バンド ・横吊帯 ・大腿コルセット ・PTBカフ						
調整部品	・ターンテーブル　　［使用部品］_____ ・トルクアブソーバ　［使用部品］_____ ・伸展補助装置　　　［使用部品］_____						
外装仕上げ 特記事項	・皮革 ・合成樹脂 ・塗装 ・表革 ・裏革 ・リアルソックス ・骨格外装						

医師の所属							
医師	処方	年 月 日	㊞	仮合せ	年 月 日	良・不良	㊞
義肢装具士	採型・採寸	年 月 日	㊞	適合判定	年 月 日	良・不良	㊞

9 - 断端弾性包帯法

1 下腿切断の巻き方

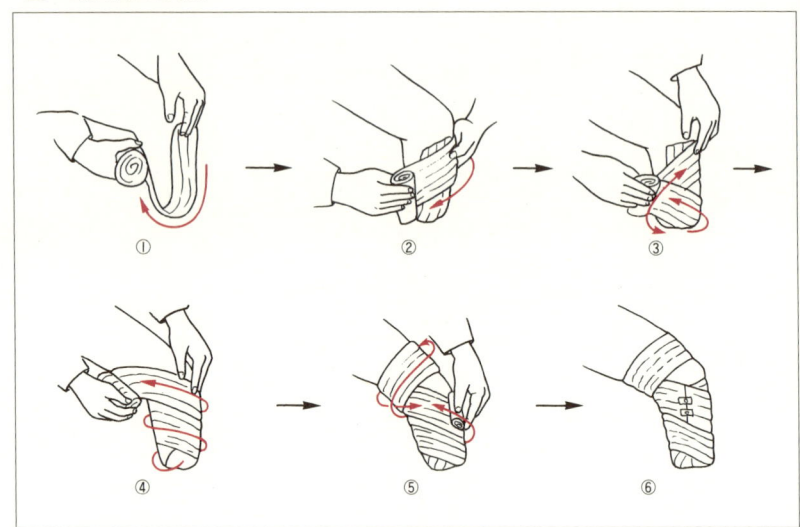

① → ② → ③ →

④ → ⑤ → ⑥

2 大腿切断の巻き方

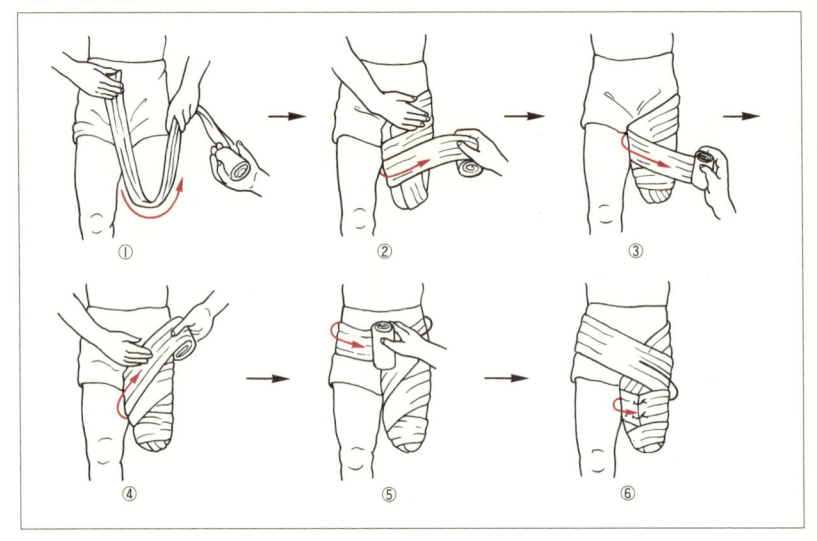

① → ② → ③ →

④ → ⑤ → ⑥

4 - 上肢装具　　upper extremity orthosis

1 - 上肢装具のいろいろ

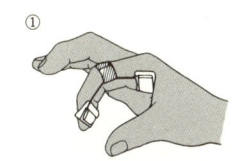

① IP伸展補助装具
（針金わく式）
〔安全ピン装具〕
ボタン穴変形に

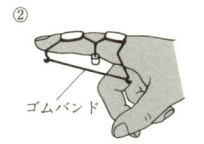

② IP屈曲補助装具
〔指用小型ナックルベンダー〕
スワンネック変形に

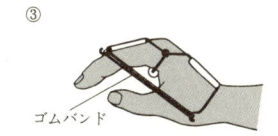

③ MP屈曲補助装具
〔ナックルベンダー〕
intrinsic minus positionに

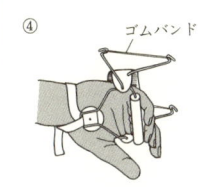

④ MP伸展補助装具
〔逆ナックルベンダー〕
intrinsic plus positionに

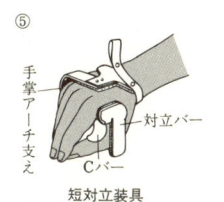

⑤ 短対立装具
正中神経低位型麻痺に

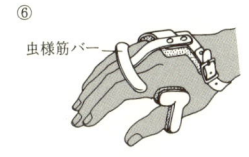

⑥ 短対立装具
（虫様筋バー付き）
正中・尺骨神経麻痺に

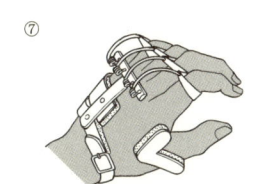

⑦ 短対立装具
（MP伸展補助装置付き）
橈骨神経低位型麻痺に

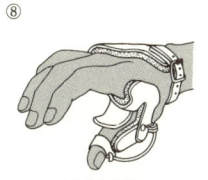

⑧ 短対立装具
（ばね式母指外転補助装置付き）
母指外転・伸展力低下に

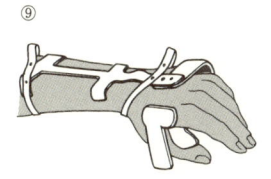

⑨ 長対立装具
正中神経高位型麻痺に

⑩ 手関節背屈装具（パネル型）
手関節疾患に

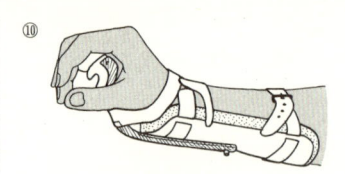

⑪ 手関節固定装具（サンドイッチ型）
指の屈曲拘縮に

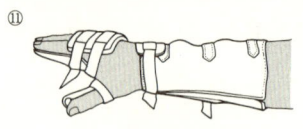

⑫ 手関節固定装具（パンケーキ型）
指の屈曲拘縮に

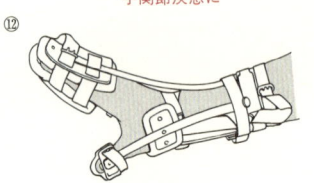

⑬ トーマス型懸垂装具
橈骨神経高位型麻痺に

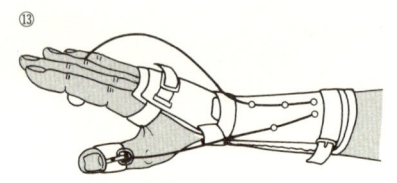

⑭ オッペンハイマー型装具
橈骨神経高位型麻痺に

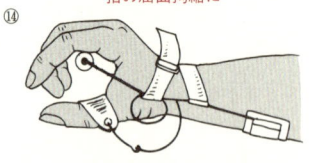

⑮ 手関節駆動式把持装具
C6 頸髄損傷に

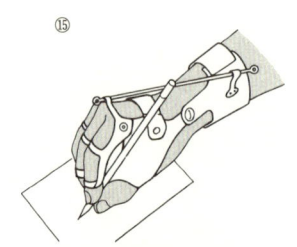

⑯ 手関節駆動式把持装具（蝶番式屈筋装具）
C6 頸髄損傷に

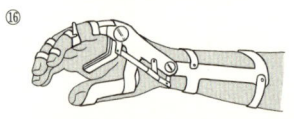

⑰ 肘屈曲補助装具
肘屈曲力低下に

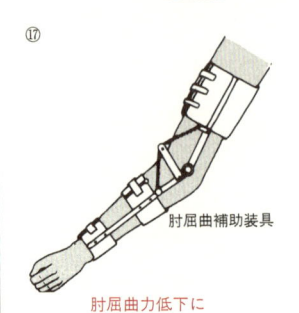

⑱ 肩外転装具
五十肩，肩回旋筋腱板損傷に

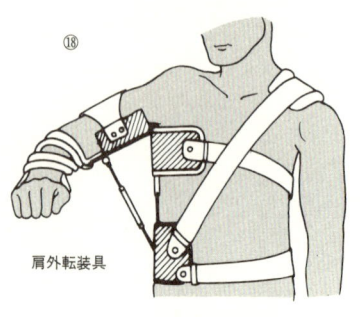

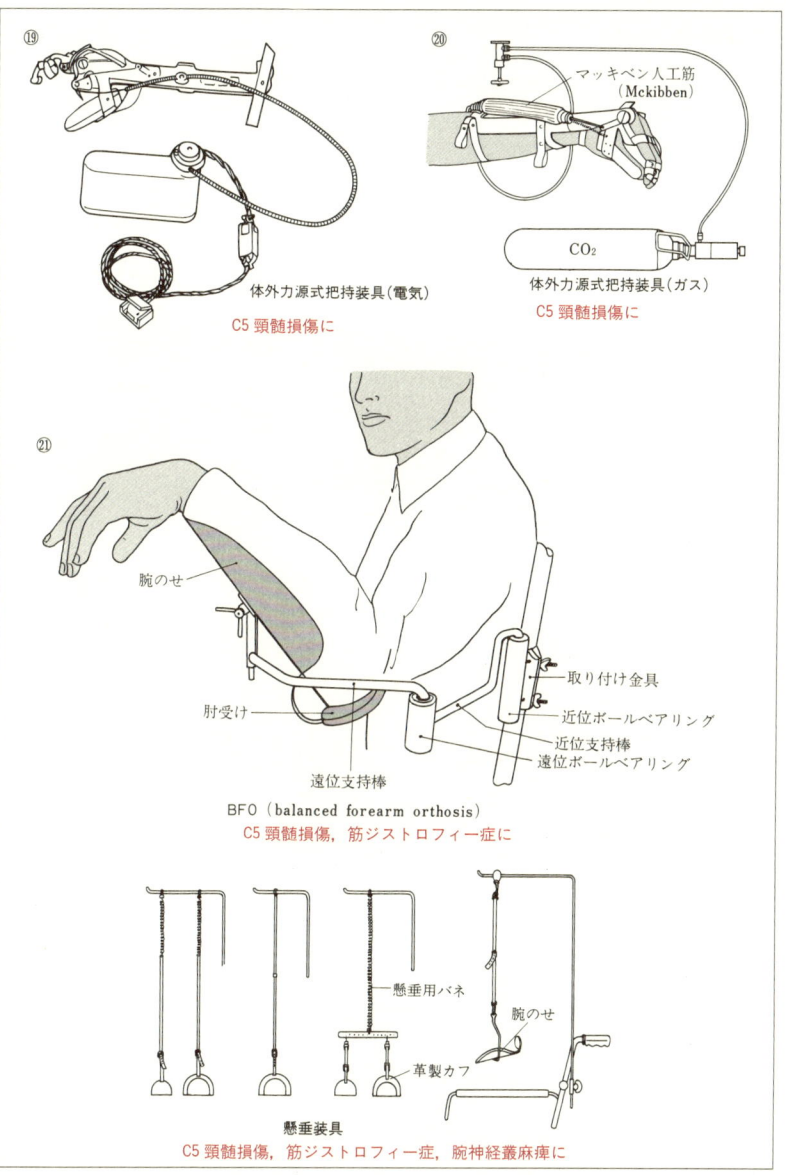

⑲ 体外力源式把持装具(電気)
C5 頸髄損傷に

⑳ マッキベン人工筋(Mckibben)
CO_2
体外力源式把持装具(ガス)
C5 頸髄損傷に

㉑
腕のせ
肘受け
遠位支持棒
取り付け金具
近位ボールベアリング
近位支持棒
遠位ボールベアリング

BFO (balanced forearm orthosis)
C5 頸髄損傷,筋ジストロフィー症に

懸垂用バネ
革製カフ
腕のせ

懸垂装具
C5 頸髄損傷,筋ジストロフィー症,腕神経叢麻痺に

(Long, C.: Upper limb bracing. (Orthotics etc. ed. by Sidney Licht) Elizabeth Licht Publisher, 1966. 一部変更)

2 - 特殊な上肢装具

1 KU式指スプリント（組立式手指装具）

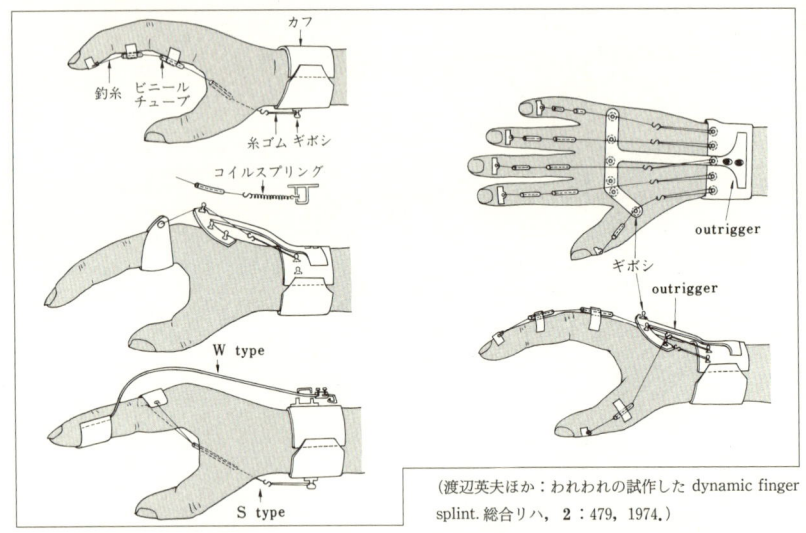

カフ
釣糸　ビニールチューブ
糸ゴム　ギボシ
コイルスプリング
outrigger
ギボシ
outrigger
W type
S type

(渡辺英夫ほか：われわれの試作した dynamic finger splint. 総合リハ, **2**：479, 1974.)

2 片麻痺によく用いる装具

3 長対立装具を改変し背屈補助に

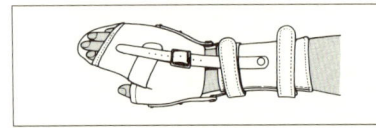

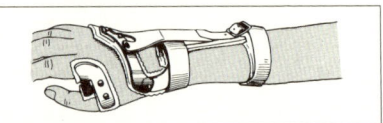

(渡辺英夫：片麻痺のための装具. *medicina*, **13**：1106, 1976.)

4 組み立て式手関節・指装具

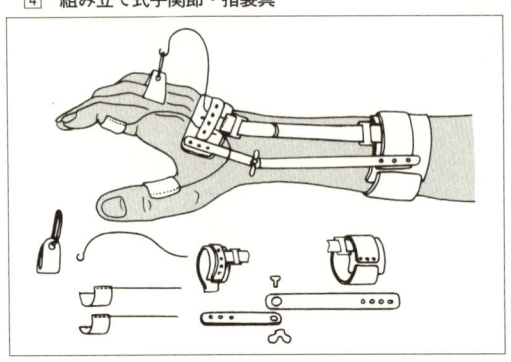

(渡辺英夫：上肢装具の現状と問題点. 日本義肢装具学会誌, **3**：145〜152, 1987.)

3 - 主な上肢障害と適応装具 (渡辺英夫)

1. 手の変形, 拘縮
   スワンネック変形：PIP屈曲補助装具
   ボタン穴変形：PIP伸展補助装具(含 コイルスプリング式, 針金わく式)
   槌指：DIP関節固定装具(最大伸展位)
   intrinsic minus position：MP屈曲補助装具または短対立装具と虫様筋バー付き
   intrinsic plus position：MP伸展補助装具
   指の伸展拘縮：MP, IP屈曲補助装具またはグローブトラクション(手袋式)
   指の屈曲拘縮：手関節, 指固定装具でプラットフォーム型, サンドイッチ型, パンケーキ型など
   尺側偏位：尺側偏位防止装置付き短対立装具

2. 末梢神経麻痺
   橈骨神経麻痺：高位型では長対立装具に母指, 指伸展補助装置付き, またはオッペンハイマー型装具やトーマス型懸垂装具.
   　　　　　　低位型では短対立装具に母指, 指伸展補助装置付き, またはスパイダースプリント, KU式指装具
   正中神経麻痺：高位型では長対立装具, 低位型では短対立装具
   尺骨神経麻痺：MP屈曲補助装具(とくに第4, 5指を)または短対立装具に虫様筋バーや第1背側骨間筋補助装置付き

3. 肘関節部疾患
   屈曲または伸展拘縮：ダイアルロックまたはターンバックル付き肘装具
   筋力低下：障害に応じて屈曲または伸展補助装置付き肘装具(体外力源式も含む)
   側方不安定：肘装具(両側支柱付き)

4. 肩関節部疾患
   五十肩：肩外転装具
   腱板損傷：肩外転装具または懸垂装具
   片麻痺による肩亜脱臼：腕つり

5. 腕神経叢損傷
   腕神経叢麻痺：肩外転装具, または懸垂装具, 機能的上肢装具, BFOなど

6. 頸髄損傷
   第4頸髄レベル：(上肢装具非適応), 環境制御装置(ECS)
   第5頸髄レベル：BFO, 懸垂装具, または把持装具(肩駆動式か体外力源式)
   第6頸髄レベル：把持装具(手関節駆動式)
   第7頸髄レベル：把持装具(指駆動式), またはMP屈曲補助装具, 短対立装具に母指支え付きなど
   第8頸髄レベル：(上肢装具不要)

5 - 下肢装具　lower extremity orthosis

1 - 下肢装具の名称と構成

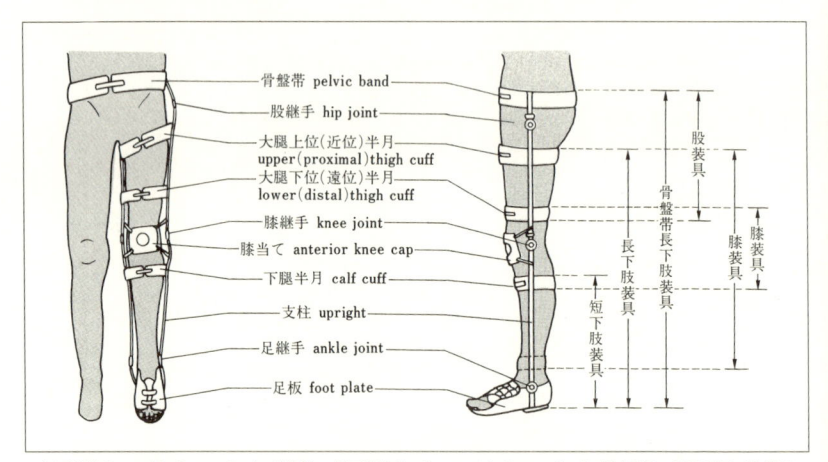

- 骨盤帯　pelvic band
- 股継手　hip joint
- 大腿上位(近位)半月　upper (proximal) thigh cuff
- 大腿下位(遠位)半月　lower (distal) thigh cuff
- 膝継手　knee joint
- 膝当て　anterior knee cap
- 下腿半月　calf cuff
- 支柱　upright
- 足継手　ankle joint
- 足板　foot plate

股装具／骨盤帯長下肢装具／長下肢装具／短下肢装具／膝装具

短下肢装具：ankle foot orthosis (AFO)，長下肢装具：knee ankle foot orthosis (KAFO)，骨盤帯長下肢装具：hip knee ankle foot orthosis (HKAFO)

2 - 継手の種類

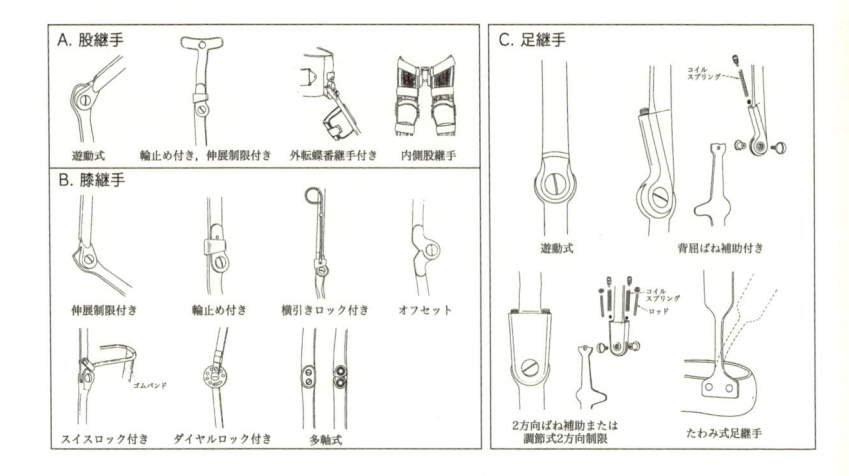

A. 股継手
- 遊動式
- 輪止め付き，伸展制限付き
- 外転蝶番継手付き
- 内側股継手

B. 膝継手
- 伸展制限付き
- 輪止め付き
- 横引きロック付き
- オフセット
- スイスロック付き
- ダイヤルロック付き
- 多軸式

C. 足継手
- 遊動式
- 背屈ばね補助付き
- 2方向ばね補助または調節式2方向制限
- たわみ式足継手

3 - 主な下肢装具と継手位置

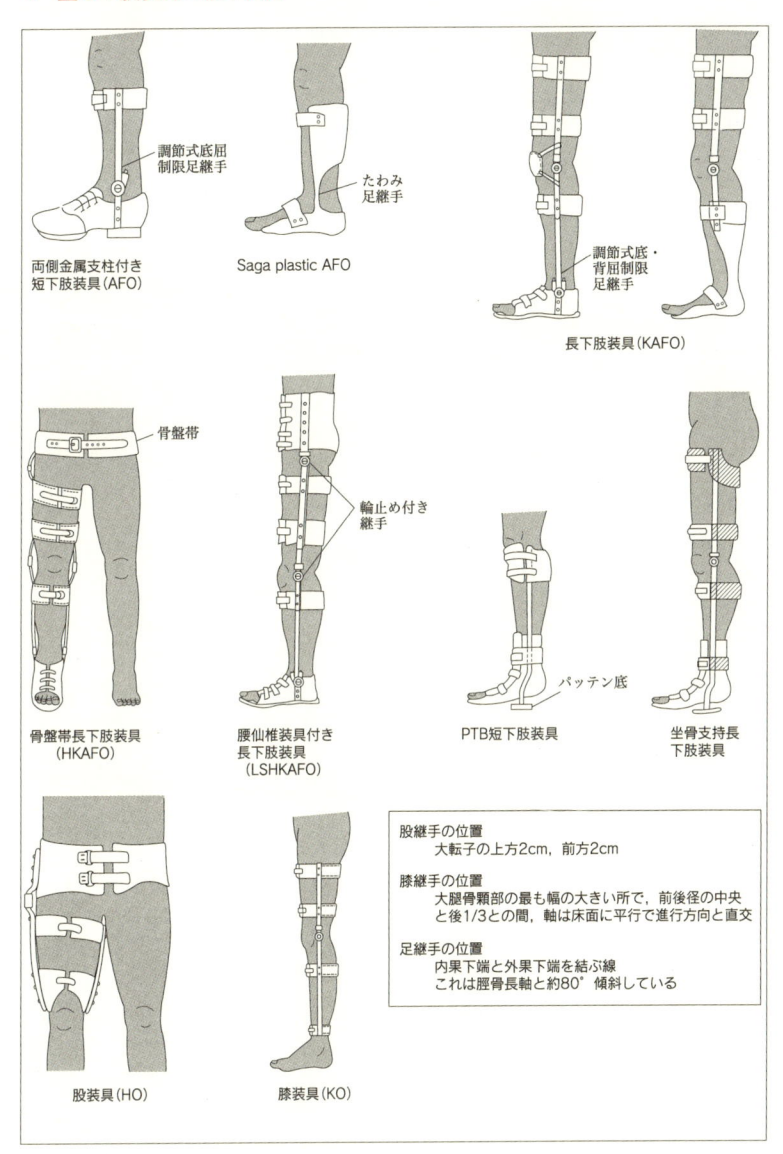

調節式底屈制限足継手

たわみ足継手

調節式底・背屈制限足継手

両側金属支柱付き短下肢装具 (AFO)

Saga plastic AFO

長下肢装具 (KAFO)

骨盤帯

輪止め付き継手

パッテン底

骨盤帯長下肢装具 (HKAFO)

腰仙椎装具付き長下肢装具 (LSHKAFO)

PTB短下肢装具

坐骨支持長下肢装具

股装具 (HO)

膝装具 (KO)

股継手の位置
　大転子の上方2cm，前方2cm

膝継手の位置
　大腿骨顆部の最も幅の大きい所で，前後径の中央と後1/3との間，軸は床面に平行で進行方向と直交

足継手の位置
　内果下端と外果下端を結ぶ線
　これは脛骨長軸と約80°傾斜している

4 - プラスチック短下肢装具のデザイン

	rigid ankle（足関節固定）	flexible ankle（足関節可機）
後面支柱	Simonsら　Stillsら　Jebsenら Rice　Sarnoら　Condie　KU式 AFO	オルソレン下垂足装具　ポリプロピレン AFO　EngenのTIRR　オルトップ AFO かかと穴あき（渡辺）　Smith　渡辺　Sabolich
前面支柱	Kramerら　湯之児型　KU half AFO	Casson
側方支柱	SKA orthosis　Saltiel brace	渡辺　Saga plastic AFO
らせん型支柱	hemi spiral	spiral　hemi spiral（flexible）

5 - 膝 装 具 knee orthosis (KO)

1 膝装具の主なもの（プラスチック製を除く）

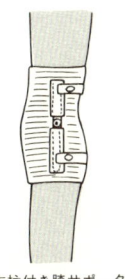

支柱付き膝サポーター

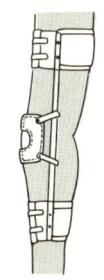

knee (extension) cage
（膝折れ防止に）

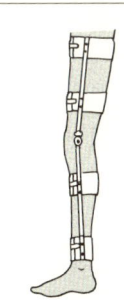

通常の金属支柱膝装具

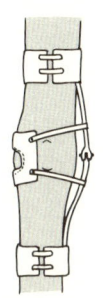

外反・内反膝に対する
膝装具

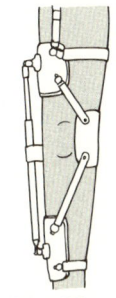

C.A.R.S.-U.B.C.
knee orthosis valgus-varus.

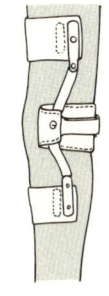

Swedish knee cage
（反張膝に）

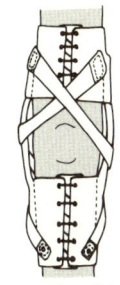

external-cruciate-
ligament orthosis (Martin)

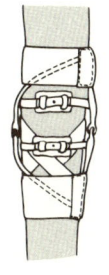

Lenox Hill
derotation brace

2 プラスチック膝装具

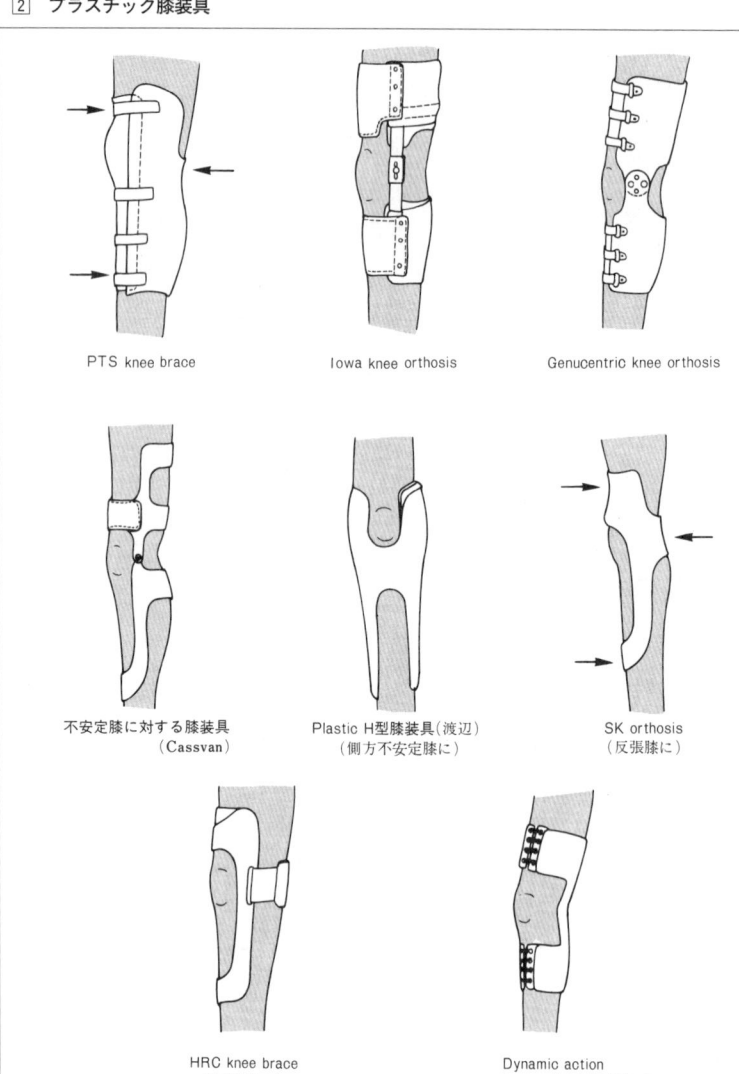

PTS knee brace

Iowa knee orthosis

Genucentric knee orthosis

不安定膝に対する膝装具
（Cassvan）

Plastic H型膝装具（渡辺）
（側方不安定膝に）

SK orthosis
（反張膝に）

HRC knee brace
（反張膝に）

Dynamic action
knee splint（反張膝に）

6 - 靴 (整形靴：orthopedic shoes)

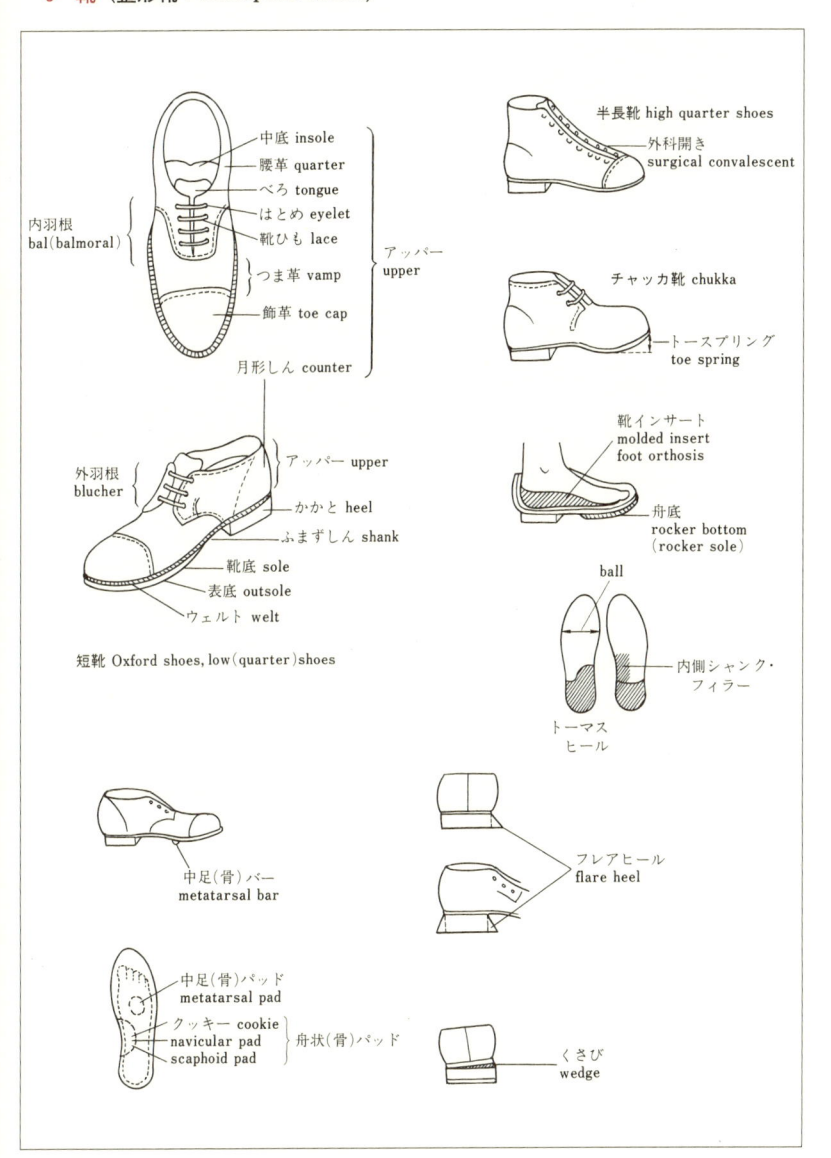

- 中底 insole
- 腰革 quarter
- べろ tongue
- はとめ eyelet
- 靴ひも lace
- つま革 vamp
- 飾革 toe cap
- 月形しん counter

内羽根 bal(balmoral)

アッパー upper

外羽根 blucher

- アッパー upper
- かかと heel
- ふまずしん shank
- 靴底 sole
- 表底 outsole
- ウェルト welt

短靴 Oxford shoes, low(quarter)shoes

半長靴 high quarter shoes
外科開き surgical convalescent

チャッカ靴 chukka
トースプリング toe spring

靴インサート molded insert foot orthosis
舟底 rocker bottom (rocker sole)

ball
内側シャンク・フィラー
トーマスヒール

中足(骨)バー metatarsal bar

- 中足(骨)パッド metatarsal pad
- クッキー cookie
- navicular pad
- scaphoid pad

舟状(骨)パッド

フレアヒール flare heel

くさび wedge

7 - 主な下肢障害と適応装具 (渡辺英夫)

1. 足, 足関節の変形
    尖足:短下肢装具(両側金属支柱付き)に底屈制限足継手(調節式)を. 必要あれば
        かかと補高および健側履物の補高
    内反足:中等症以上の内反足では短下肢装具(両側金属支柱付き)と内反足矯正用の
        Tストラップを
        軽症の内反足では整形靴で逆トーマスヒール, 外側ウェッジ
    外反扁平足:中等症では短下肢装具(両側金属支柱付き)で足部はプラスチック靴イ
        ンサート付きとして, 外反足矯正用Tストラップをつける. 底・背屈遊
        動
        軽症ではふまえず支え,靴インサートまたは舟状骨パッド,トーマスヒー
        ル, 内側ウェッジを含んだ整形靴を
    開張足, 中足骨痛:整形靴や靴インサートに中足骨パッドを
2. 末梢神経麻痺
    腓骨神経麻痺:プラスチック短下肢装具(底屈を制限するタイプ)または短下肢装具
        (両側金属支柱付き)に背屈補助足継手を
    脛骨神経麻痺:短下肢装具(両側金属支柱付き)に底屈補助足継手またはプラスチッ
        ク短下肢装具(背屈を制限するタイプ)を
    坐骨神経麻痺:プラスチック短下肢装具(背屈および底屈を制限するタイプ)または
        短下肢装具(両側金属支柱付き)に底・背屈補助足継手を
3. 膝疾患
    側方不安定膝:膝装具(両側金属支柱付き), 必要あれば継手ロックや矯正用の膝スト
        ラップを追加
    膝伸展力低下:膝装具(両側金属支柱付き)に継手ロックや伸展補助装置をつける.
        または短下肢装具で背屈制動足継手付きを
    反張膝:膝装具(両側金属支柱付き)で継手を伸展制限付きに, または膝装具(スウェー
        デン式)を
    屈曲または伸展拘縮:膝装具(両側金属支柱付き)でダイアルロック式継手付き, 症
        例によってはターンバックル, 膝あてを
4. 股疾患
    ペルテス病:ポーゴースチック型, 三辺形ソケット型, その他多種ある
    先天股脱:リーメンビューゲル型, フォンローゼン型, バチェラー型, ローレンツ型,
        ランゲ型など
    股内転拘縮:股外転装具(蝶番式)
    股伸展力低下:股装具に伸展補助装置付きの股継手を
5. 下肢の骨折
    大腿骨,膝部骨折:坐骨支持長下肢装具,機能的骨折治療用装具(長下肢装具のタイプ)
    下腿骨,足部骨折:PTB 短下肢装具,機能的骨折治療用装具(短下肢装具のタイプ)
6. 対麻痺
    第4, 第5腰髄レベル:整形靴(背屈制限付き), 短下肢装具(底屈補助付き)
    第3腰髄レベル:短下肢装具(底・背屈補助足継手付き), 整形靴(半長靴, 長靴)
    第2腰髄レベル:長下肢装具, 内側股継手付き両長下肢装具, RGO
    第1腰髄レベル:腰仙椎両長下肢装具, RGO, Parawalker, 内側股継手付き両長下肢
        装具

8 - 下肢装具のチェックアウト

総括的な下肢装具のチェックポイントは，
① 装具の足底部は床面に平らに接触しているか，
② 継手軸が解剖学的運動軸と一致しているか，
③ 装着感はよいか，
④ 目的とする機能を有しているか，
の4点であろう．しかし，この他にも支柱の長さや半月，ストラップ，パッドなどの位置が適当か，ロックはうまくいっているか，継手と皮膚の間隙はよいか，着脱は容易にできるか，重量は重くないか，仕上げはよいか，などについてもチェックする必要がある．

また，歩行させてみて体幹の側屈，踵接地時の回旋，分回し歩行，伸び上がり歩行，過度の腰椎前彎，膝の過伸展，膝の異常屈曲，広い両足間隔，体幹の前傾や後傾，不十分な踏み切り，歩行リズムの異常，などの異常歩行をチェックするとともに，装具の雑音の有無にも注意を払う．

下肢装具のチェックアウトでの実際上の要点を述べれば以下のごとくである．
① 骨盤帯は上前腸骨棘と大転子の間に位置する．
② 股継手の位置は大転子の前方約 2 cm で上方約 2 cm である．
③ 長下肢装具の場合の外側支柱の高さは大転子から 2～3 cm 下である．
④ 内側支柱の高さは会陰部より 2～3 cm 下である．
⑤ 膝継手の位置は大腿骨顆部のもっとも幅の厚い部の高さ（ほぼ膝蓋骨の中央の高さ）で，前後径の 1/2 と後 1/3 との間であり，膝継手軸は進行方向と直交し，地面に平行である．
⑥ 下腿半月の位置は腓骨小頭から 2～3 cm 下である．なお，半月の幅は約 4 cm が適当である．
⑦ 大腿下位半月と膝継手の距離は下腿半月と膝継手の距離に等しい．
⑧ 足継手の位置は内果の下端と外果下端を結ぶ線である．これは脛骨長軸と約 80°傾斜している．足継手軸は膝継手軸に平行ではなく，20°～30°外旋位にある．
⑨ 継手や支柱の位置と皮膚の間隙は，体重を負荷した場合に 5～10 mm が適当である．

最近はプラスチック製短下肢装具も多く処方されるが，デザインの種類が多くチェックアウトの方法も一定していないようである．しかし，注意すべき点としては，
① 足関節の角度
② トリミングの形
③ 硬度と可撓性
④ バンドやベルクロの位置
⑤ 足底先端部の位置
⑥ 腓骨小頭との距離
⑦ 皮膚の強い圧迫
⑧ 下腿や足部の外形との適合
⑨ 着脱の難易
⑩ 靴との適合
などであろう．

6 - 体幹装具　spinal orthosis

1 - 腰仙椎装具 lumbo-sacral orthosis (LSO)

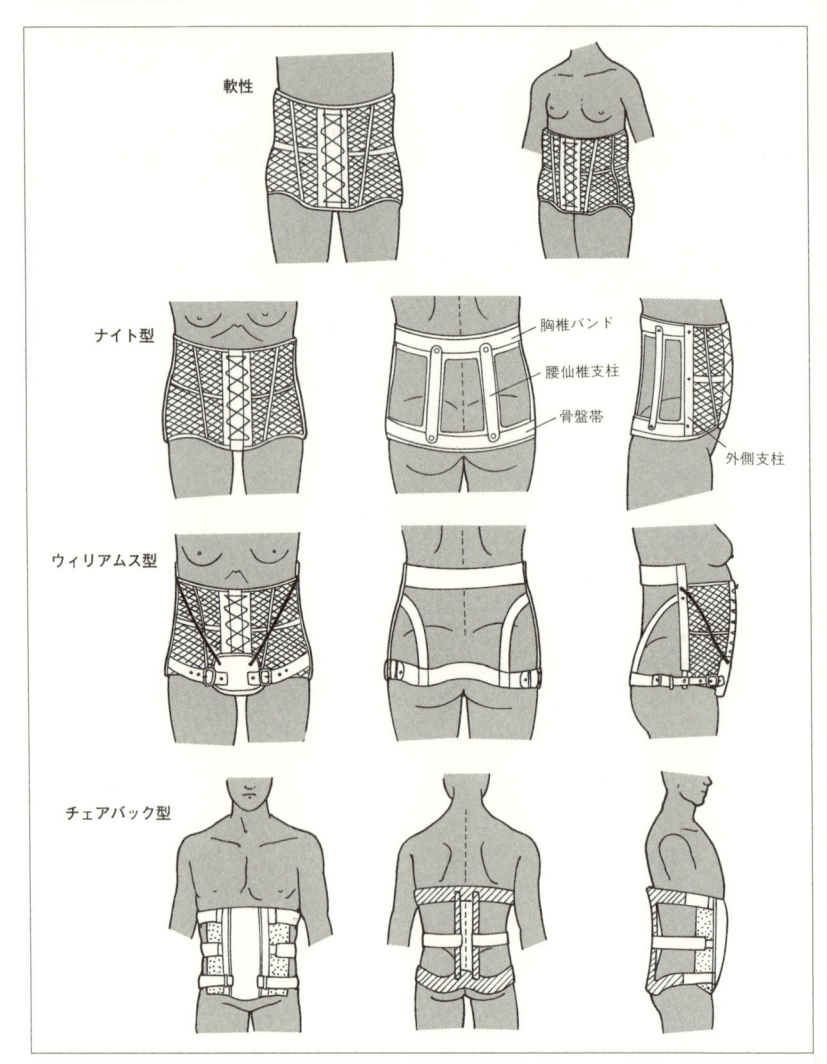

軟性

ナイト型　　胸椎バンド／腰仙椎支柱／骨盤帯　　外側支柱

ウィリアムス型

チェアバック型

2 - 胸腰仙椎装具 thoraco-lumbo-sacral orthosis (TLSO)

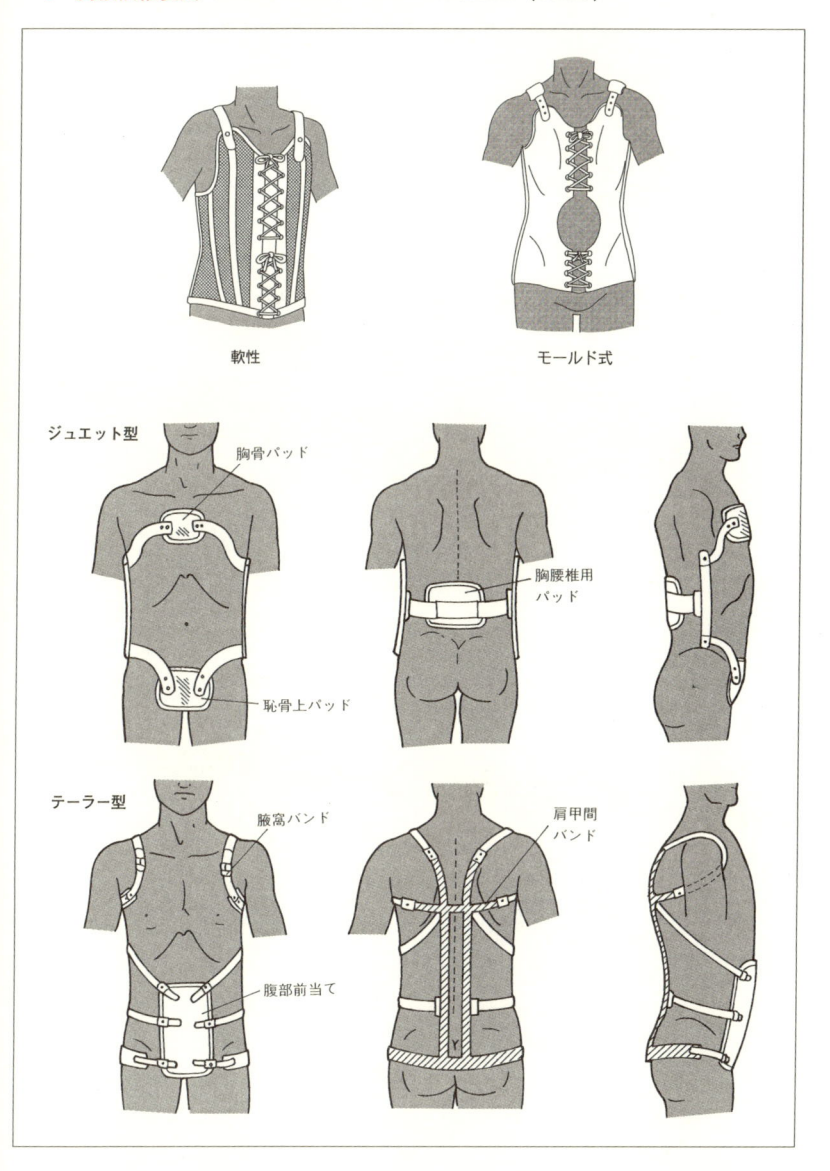

軟性　　　　　　　モールド式

ジュエット型
- 胸骨パッド
- 胸腰椎用パッド
- 恥骨上パッド

テーラー型
- 腋窩バンド
- 肩甲間バンド
- 腹部前当て

ナイトテーラー型

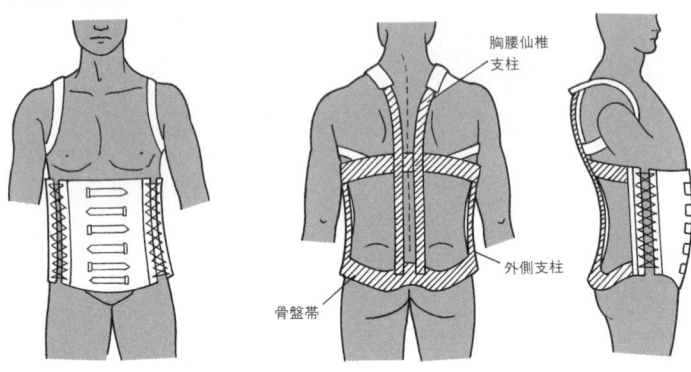

胸腰仙椎支柱

外側支柱

骨盤帯

スタインドラー型

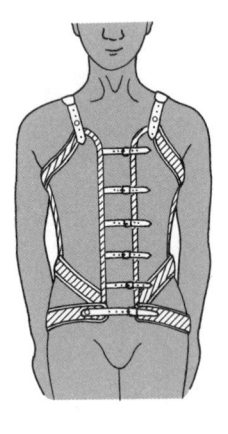

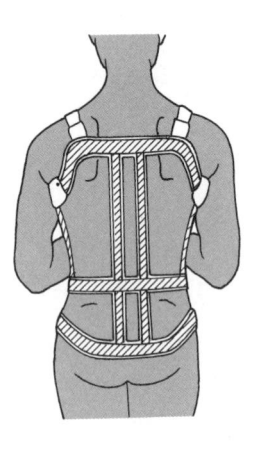

3 - 頸椎装具 cervical orthosis (CO)

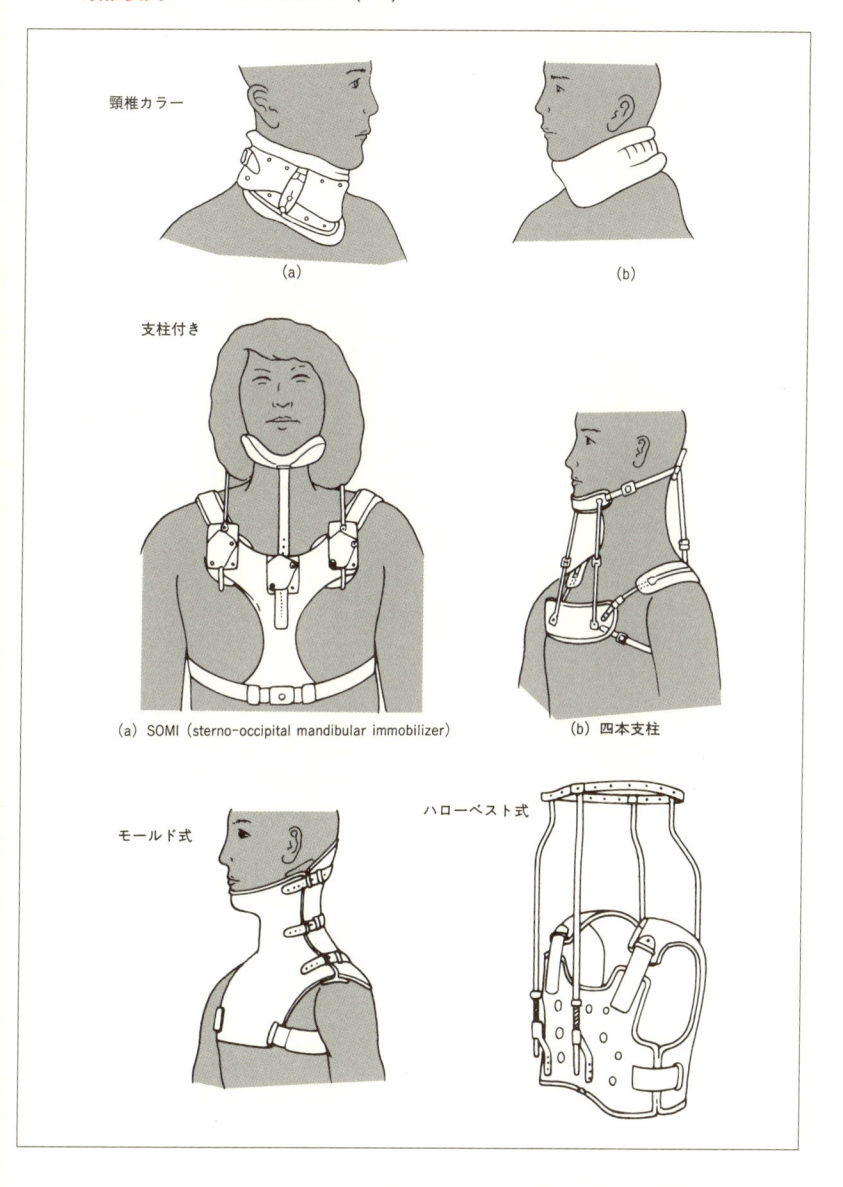

頸椎カラー

(a)

(b)

支柱付き

(a) SOMI (sterno-occipital mandibular immobilizer)

(b) 四本支柱

モールド式

ハローベスト式

頸椎装具の運動制御の効果

装具名 \ 運動方向	前屈	後屈	側屈	回旋	免荷
頸椎カラー	○	△	△	×	×
フィラデルフィア・カラー	○	○	△	△	△
SOMI ブレース	◎	△	△	△	△
四本支柱付き	◎	○	○	△	○
モールド式	◎	◎	◎	◎	○
ハローベスト式	◎	◎	◎	◎	◎

◎：十分な制限，○：制御力あり，△：少し制御力あり，×：制限力少ない

4 - 側彎症装具 orthosis for scoliosis

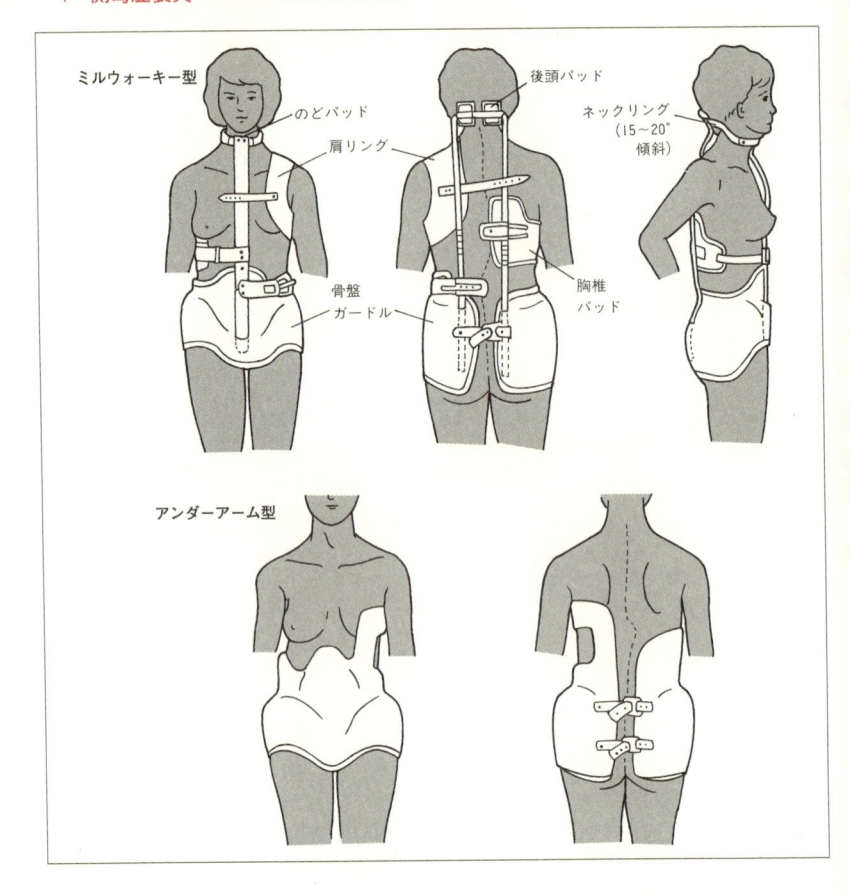

ミルウォーキー型

- のどパッド
- 肩リング
- 骨盤ガードル
- 後頭パッド
- 胸椎パッド
- ネックリング（15〜20°傾斜）

アンダーアーム型

5 - 主な脊椎疾患と装具処方例 (渡辺英夫)

1. 腰椎・胸椎部疾患	
腰痛症	腰仙椎装具（軟性，またはチェアバック型）
背痛症	胸腰仙椎装具（軟性，またはテーラー型）
椎間板ヘルニア	腰仙椎装具（ナイト型，または軟性）
下部腰椎カリエス	腰仙椎装具（ナイト型）
腰椎辷り症	腰仙椎装具（ナイト型，またはチェアバック型）
腰部脊柱管狭窄症	腰仙椎装具（ウイリアムス型）
腰椎前彎増強	腰仙椎装具（ウイリアムス型）
脊椎圧迫骨折	胸腰仙椎装具（ジュエット型）
脊椎骨粗鬆症	胸腰仙椎装具（軟性，テーラー型，またはナイトテーラー型）
脊椎固定術後	胸腰仙椎装具（スタインドラー型，モールドジャケット式，またはナイトテーラー型）
胸椎カリエス	胸腰仙椎装具（モールドジャケット式，またはスタインドラー型）
2. 頸椎疾患	
頸椎捻挫	頸椎カラー
頸椎骨折	頸椎装具（支柱付，またはモールド式），頸胸椎装具（ハロー式）
頸椎固定術後	頸椎装具（支柱付，またはモールド式）
先天性筋性斜頸	斜頸枕
3. 側彎症	
上位胸椎カーブ	側彎症装具（ミルウォーキー型）
下位胸椎カーブ	側彎症装具（アンダーアーム型，またはミルウォーキー型）
腰椎カーブ	側彎症装具（アンダーアーム型）

7 - 装具処方箋(統一処方箋)

1 - 上肢装具処方箋 (新規・再交付・修理)

氏名　　　　　　　　　男・女　　明治・大正・昭和・平成　　年　月　　日生（　）歳	
住所(〒　)　　　　　　　　　　　　　　　　　　　　TEL：　　（　）	
病名	職業：
医学的所見：	

[交付区分]身障・労災・児童・健保・生保・戦傷・年金・自費・その他(　　　　)
[処方]右・左・両側(右:　　　　　　左:　　　　　　)   ・肩　装　具：肩外転装具・懸垂装具・腕吊り   ・肘　装　具：屈曲・伸展・中間位，固定・補助   ・手関節装具：掌屈・背屈・中間位，固定・補助   ・指装具（　指）：MP／PIP／DIP，屈曲・伸展，母指対立，固定・補助   ・把 持 装 具：指駆動，手関節駆動，肩駆動，体外力源式   ・BFO　・その他(　　　　　　　　)   [採型・採寸の区分]採型・採寸
[支持部]胸郭支持：軟性・モールド・金属枠   　　　　骨盤支持：軟性・モールド・金属枠   　　　　上腕支持：軟性・モールド・半月・カフバンド   　　　　前腕支持：軟性・モールド・半月・カフバンド   [継手]　肩継手：固定・遊動・制限(角度　度)・補助   　　　　肘継手：固定・遊動・制限(角度　度)・補助   　　　　手継手：固定・遊動・制限(角度　度)・補助   　　　　MP 継手：固定・遊動・制限(角度　度)・補助   　　　　PIP 継手：固定・遊動・制限(角度　度)・補助   　　　　DIP 継手：固定・遊動・制限(角度　度)・補助   [付属品]対立バー，Cバー，屈曲・伸展補助バネ，アウトリガー，   　　　　ダイアルロック，ターンバックル，その他(　　　)
[特記事項]

医師の所属：										
医　　師	処　方	年	月	日	㊞	仮合せ	年	月	日　良・不良	㊞
義肢装具士	採型・採寸	年	月	日	㊞	適合判定	年	月	日　良・不良	㊞

2 - 下肢装具処方箋 (新規・再交付・修理)

氏名　　　　　　　　　　　男・女　　明治・大正・昭和・平成　　年　月　日生 (　) 歳		
住所 (〒　)		TEL：　　(　)
病名		職業：
医学的所見： (処方上重要な点)		体重　　kg

[交付区分]身障・労災・児童・健保・生保・戦傷・年金・自費・その他(　　　　)

[処方]左・右・両側(左：　　　　　　　右：　　　　　　　)
・足装具　・整形靴(靴型装具)　・短下肢装具　・膝装具　・長下肢装具　・股装具　・骨盤帯膝装具
・脊椎膝装具　・骨盤帯長下肢装具　・骨盤帯ツイスタ付長下肢装具　・脊椎長下肢装具
・免荷装具(　　　　)　・ペルテス病装具(　　　　　)　・先天股脱装具(　　　　)
・その他(　　　　)

[採型・採寸の区分]採型・採寸

[足部]・足板(皮革・熱硬化性樹脂・熱可塑性樹脂)　・足部覆い　・靴インサート(　　　　)
　　　・靴(短靴　チャッカ靴　半長靴　長靴)　・あぶみ(　　　)　・歩行あぶみ(　　　)
　　　・ふまず支え(　　)　・ウェッジ(　　)　・補高(　　)cm
　　　・その他(　　　　)

[支持部]下腿支持部(金属支柱：両側・片側・らせん状・鋼線ばね・後方板ばね)
　　　　　　半月(　個), カフバンド(　個), 下腿コルセット
　　　　　プラスチック支柱(短下肢装具の形式：　　　　)
　　　　　PTB 支持, PTS 支持, KBM 支持
　　　大腿支持部(金属支柱：両側・片側, 坐骨支持)
　　　　　　半月(　個), カフバンド(　個), 大腿コルセット
　　　　　プラスチック支柱(長下肢装具の形式：　　　　)
　　骨盤部　仙腸支持部(モールド・皮革・支柱付き・フレーム)・二重骨盤帯・臀部押さえ

[継手]足継手：固定・遊動・制御(背屈　度／底屈　度　ばね制御・調節式)
　　　　プラスチック継手(遊動式・可撓式)・継手なし
　　　膝継手：固定・遊動・制御(屈曲　度／伸展　度　輪止め付き・ダイアルロック・多軸式)
　　　股継手：固定・遊動・制御(屈曲　度／伸展　度　輪止め付き・内外転蝶番付き)

[付属品]膝当て　Tストラップ　Yストラップツイスタ(鋼素入りコイルばね・布紐・ゴム紐)
　　　　・その他(　　)

[特記事項]

医師の所属：

医　　師	処　方	年　月　日	印	仮合せ	年　月　日　良・不良	印
義肢装具士	採型・採寸	年　月　日	印	適合判定	年　月　日　良・不良	印

3 – 体幹装具処方箋 (新規・再交付・修理)

氏名		男・女	明治・大正・昭和・平成	年	月	日生 ( )歳
住所(〒)			TEL: ( )			職業:
病名:						
医学的所見:						

[交付区分]身障・労災・児童・健保・生保・戦傷・年金・自費・その他( )

[処方]
頸椎装具：頸椎カラー：顎受け(あり，なし)，モールド式，支柱付き(2本，3本，4本)，ハロー式，斜頸枕
　　　　[付属品]胸椎装具付き，胸腰仙椎装具付き，高さ調整，ターンバックル
胸腰仙椎装具：軟性，モールドジャケット式(支柱なし・あり)，テーラー型，ナイトテーラー型，
　　　　　　　　スタインドラー型，ジュエット型，その他( )
　　　　[付属品]腰部継手，ターンバックル，バタフライ，装具用股吊り，腹部前当て(レース開き・
　　　　　　　　パッド式)
腰仙椎装具：軟性，モールド式，ナイト型，ウィリアムス型，チェアバック型，その他( )
　　　　[付属品]腰部継手，ターンバックル，バタフライ，装具用股吊り，腹部前当て(レース開き・
　　　　　　　　パッド式)
仙腸装具：軟性，モールド式，仙腸ベルト，大転子ベルト，骨盤帯(芯あり・なし)
　　　　[付属品]バタフライ，装具用股吊り
側彎症装具：ミルウォーキー型，アンダーアーム型(形式指示：)
　　　　[付属品]胸椎パッド・腰椎パッド・肩リング・腋窩吊り・アウトリガー・前方支柱・後方支柱・
　　　　　　　　側方支柱・ネックリング・胸郭バンド
[採型・採寸の区分]採型・採寸

[特記事項]

医師の所属：

医　師	処　方	年	月	日	㊞	仮合せ	年	月	日	良・不良	㊞
義肢装具士	採型・採寸	年	月	日	㊞	適合判定	年	月	日	良・不良	㊞

8 - 車いす　wheel chair

1 - 標準車いすの名称

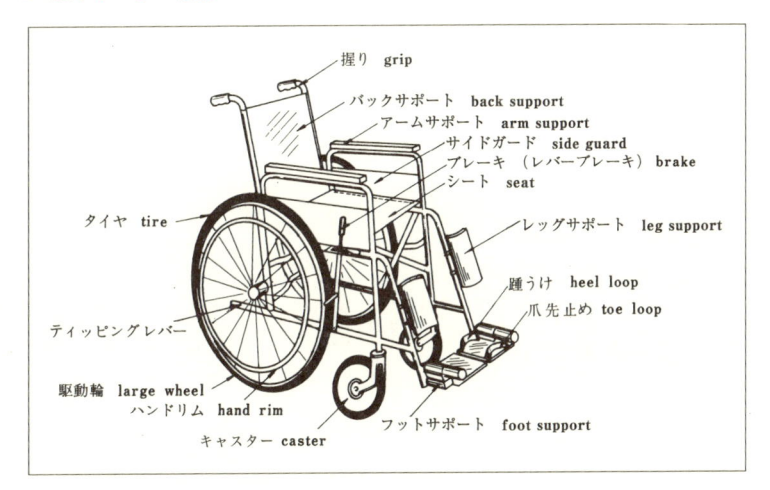

- 握り　grip
- バックサポート　back support
- アームサポート　arm support
- サイドガード　side guard
- ブレーキ（レバーブレーキ）　brake
- シート　seat
- タイヤ　tire
- レッグサポート　leg support
- 踵うけ　heel loop
- ティッピングレバー
- 爪先止め　toe loop
- 駆動輪　large wheel
- ハンドリム　hand rim
- キャスター　caster
- フットサポート　foot support

2 - 車いす検査の着眼点

1. 処方された型式どおりであるか
2. 折りたたみはたやすくできるか
3. 四輪とも床面に平等についているか
4. 車いすを前へ押したとき真直ぐ曲がらずに進むか
5. 車いすを横に倒し車輪を手で回したとき，車輪のブレはないか．軸位は正しいか．滑らかに回転するか
6. キャスターの回転は滑らかであるか
7. ブレーキはたやすく，十分にかかるか
8. フットサポートの開きは滑らかであるか．開いた位置で固定できるか
9. 各部品の着脱，開閉，上下動，差し込みなどは正常に滑らかにできるか
10. 各部品の締め金具は十分にきいているか．脱落しているものはないか
11. 座，背もたれのレザーの張り具合いはどうか．汚染，破損はないか
12. 車体のメッキ，塗装はよいか
13. 患者を車に乗せて操作させ，乗り心地はよいか

(服部一郎ほか：リハビリテーション技術全書．第2版．医学書院，1984．一部用語変更)

3 – 車いす部品とその特徴

	部品名	選定の基準となる条件
種　　類	①後輪駆動式（普通型） ②前輪駆動式（トラベラー）	室内用にも一般的に用いられている 小回りがきくが，移乗が困難
	①折りたたみ式 ②固定式	格納に場所をとらない 安価だが，輸送，格納に不便
駆　動　輪	①空気入りタイヤ ②ソリッドタイヤ	戸外の未舗装道路にも使える 室内用，舗装道路に適する
ブレーキ	①レバー式 ②トグル式 ③継手式 ④延長ブレーキ	移乗の邪魔になることがある．ブレーキの強さを加減できる 弱い筋力でできる 肩の筋力が弱いときまた上肢の関節可動制限のあるときに使用できる 反対側の手で操作できる
キャスター	①5 in. ソリッドタイヤ ②8 in. 空気入りタイヤ 　8 in. ソリッドタイヤ ③キャスター固定装置	足で床を蹴って車いすを動かすのに邪魔にならない 小さな障害物が乗りこせるので，未舗装道路によい ｛体重の重い場合，体幹のバランスの取りにくい場合，下肢の痙縮や振動が強くて移乗にさいし車が滑るときの固定に使用する｝
ノ　　ブ	①垂直ノブ式 ②水平ノブ式 ③握りノブ式	｝握力低下，手指拘縮でハンドリムを握りにくいときによい
バックサポート	①安全ベルト ②後開き ③リクライニング式（セミ/フル）	車いす上で不安定なときに用いる（脳性麻痺） 上腕伸展筋の弱いときの後方降りに便利 股関節伸展拘縮による．座位がとりにくいときによい
ヘッドサポート		頸部支持筋の弱いものによい
アームサポート	①固定式 ②着脱式 ③デスクアーム ④サイドガード	座位での移動がしにくい （ピンロック，ボタンロック，差し込み）移乗に便利 机などに接近するのに便利 スカートを車輪に巻き込みやすい女性によい
フットサポート	①固定式 ②開き式 ③着脱式 ④挙上式 ⑤伸縮式	移乗しにくい ｝移乗に便利 リクライニング式のとき．膝関節に伸展拘縮，疼痛のあるときに便利 フットサポートの長さを各人に合わせて調節できる
レッグサポート	①足部ストラップ ②腫受け ③レッグサポートパネル ④爪先止め	｝下腿が後へ滑り落ちるのを防止するので下肢完全麻痺によい 足が前に落ちるのを防止するので不随意運動，痙直の強いものによい
付　属　品	①車いす用テーブル ②シートクッション ③切り込み座板 ④羊　皮 ⑤杖置き ⑥灰　皿	乗ったまま食事や手芸をするのに便利 ｝褥瘡の危険があるものによい

(服部一郎ほか：リハビリテーション技術全書．第2版．医学書院，1984，p.417．一部用語変更)

4 – 種々の障害に対する車いす処方例

		片麻痺	対麻痺	四肢麻痺	脳性麻痺	関節リウマチ	下肢切断
種類	後輪駆動式	◎	◎	◎	◎	○	○
	前輪駆動式					◎	
	切断用						◎
	片手駆動式	○			○		
ハンドリム	標準式	◎	◎	○	◎	◎	◎
	ノブ式			◎	○	○	
バックサポート	標準式	◎	◎	◎	◎	◎	◎
	後開き式		○				○
	セミリクライニング式			○	○	○	
	ヘッドサポート			○	○	○	
サポートアーム	固定式	◎			◎	◎	◎
	着脱式		◎	◎			
	デスクアーム		○	○			○
フットサポート	固定式	◎			○	◎	
	挙上式			◎			
	開き着脱式	○	◎		◎	○	◎
	踵受け	○	○	○	○		
	爪先止め	○	○	○	○		
ブレーキ	レバー式	◎	◎		○		◎
	トグル式	○		◎	◎	◎	○
	延長ブレーキ	○		○	○	○	
その他		小さめのキャスター	シートクッション, 切込み座板, 杖置き	電動車いす	安全ベルト		

注：◎第1選択，○第2選択

5 - 手動車いす（wheel chair）処方箋（新規・再交付・修理）

氏名	男・女　明治・大正・昭和・平成　　年　月　日生（　）歳		
住所(〒　)		TEL： 　　（　）	
		職業：	

病名：

医学的所見：体重　　kg，車いすへの移乗(自立・半介助・介助)
　　　　　　知覚障害・褥瘡(必要あれば下記に銘記)
　　　　　　脊椎の変形：

[交付区分]身障・労災・児童・健保・生保・戦傷・年金・自費・その他(　　　　　　)

[処分]・モジュールタイプ（普通型・オーダーメイド）
　　　・特殊タイプ（普通型リクライニング　前輪駆動式　前輪駆動式リクライニング　片手駆動式
　　　　　　　　　片手駆動式リクライニング　手動チェーン式　手動チェーン式リクライニング）
　　　・手押しタイプ（簡易車いす　A：フットサポート固定　B：フットサポート調節式
　　　　　　　　　　　介助用車いす　A：小車輪4個　B：固定小車輪）

[フレーム]シングルブレース　ダブルブレース
[バックサポート]標準式　後開き式　着脱式　折畳式
[アームサポート]標準式　デスクアーム
[フットサポート]標準式　挙上式　開き式　着脱式　ベルト式　下腿支えプレート式
[ハンドリム]標準式　水平ノブ式　垂直ノブ式　握り式　滑り式　滑り止め付き
[ブレーキ]レバー式　トグル式　延長式　着脱式　キャリパー式　ハブ式　足踏式
[駆動輪]空気入りタイヤ(20　22　24インチ)：着脱式　アルミ合金リム　後退防止装置
[キャスター]径(15　18cm)：空気入りタイヤ　ポリウレタンタイヤ　アルミ合金ホイール
[付属品]
・シートベルト(ベルクロ止め　バックル止め　Y字ベルト)
・テーブル　・切り込み座板
・シートクッション(ゴム　ウレタン　フローテーションパッド)
・ヘッドサポート　・足部ストラップ　・爪先止め　踵受け
・サイドガード　・タイヤガード　・スポークカード　・杖置き

[特記事項]

医師の所属：

医　　　師	処方　年　月　日　㊞	仮合せ　年　月　日　良・不良　㊞
車いす担当者	採寸　年　月　日　㊞	適合判定　年　月　日　良・不良　㊞

6 - 電動車いす (electric wheel chair) 処方箋 (新規・再交付・修理)

氏名	男・女　明治・大正・昭和・平成　年　月　日生（　歳）		
住所(〒　)		TEL:　　（　）	
病名：			職業：
医学的所見：		体重：	kg
車いすへの移乗(自立　半介助　介助)：主な使用場所(屋内・屋外・兼用)			

[交付区分]身障・労災・児童・健保・生保・戦傷・年金・自費・その他(　　　　)
[処分]標準式(4輪タイプ　3輪タイプ)　多機能式(電動リクライニング・電動リフト)
　　　基本タイプ　モジュールタイプ　特殊タイプ
[最高速度]　4.5 km/h　　　6.0 km/h
[シートモジュール]
・バックサポート(延長　ヘッドサポート　枕　角度調整　手動リクライニング)
・アームサポート(標準型　デスクタイプ)　パッド(幅広　座高　小児用)
・フットサポート(挙上式　開き式)
・座クッション(テーパー　厚　薄)　・側面パッド(大　中　小)
・シートベルト(ベルクロ　バックル　Y字ベルト　テーブル付き)
[操作モジュール]
・操作ノブ(標準　握り　丸　T字　十字　円盤　U字　チンコントロール用)
・制御装置(チンコントロール　フットコントロール　水平可動　延長ハーネス)
・スイッチ(レバー　ボタン　シーソー)
・操作力：メーカー指定　特殊(　　　)
[バッテリー]一般用　その他(　　　　)　[充電器]
[付属品]・警笛　・バックミラー　・その他(　　　　)

[特記事項]

[操作訓練の必要性] あり・なし

医師の所属：								
医　　　　　師			処　方	年	月	日		㊞
電動車いす担当者		㊞	適合判定	年	月	日	良・不長	㊞
操作訓練担当者		㊞	訓　　練	年	月	日		㊞

7 - 座位保持装置 (seating system) 処方箋 (新規・再交付・修理)

氏名		男・女　明治・大正・昭和・平成　　年　月　日生（　）歳	
住所(〒　　)		TEL:　　　　（　）	
		職業：	

病名：

医学的所見：脊椎変形　　　　　　　　　　　　　　　　　　　　　　　　　　体重　　kg
　　　　　知覚障害の程度（　　　）：褥瘡なし・あり（必要あれば下記に銘記）
使用車いす：

[交付区分] 身障・労災・児童・健保・生保・戦傷・年金・自費・その他（　　　　　）

[処　方] 　1．普通型　　　　　　　　　　　3．モールド型
　　　　　2．リクライニング式普通型　　　4．可変調節型

[装置の及ぶ範囲]
　1．A-1　　2．A-2　　3．A-3　　4．A-4　　5．A-5　　6．A-6
　(体幹―大腿)　(頭部―大腿)　(体幹―下腿)　(頭部―下腿)　(体幹―足部)　(頭部―足部)

[採型・採寸の区分]
　1．採型　　　　　　　　　　　　　　　　2．採寸

[支持部]
　1．木部　　　　　　　　　　　　　　　　3．高さ調整（頭部・アームサポート・背もたれ・足台）
　2．プラスチックス(熱可塑性樹脂・熱硬化性樹脂)　4．その他（　　　　　　　　　　　）

[調整装置]
　a．頸部　b．腰部　c．膝部　d．足部　e．高さ調整　f．その他（　　　　　　　　）

[部品・付属品]
1．カットアウトテーブル
2．テーブル部品　　　（胸パッド・肘パッド・縦型グリップ・横型グリップ）
3．頭 部 保 持　　　（ヘッドサポート・ネックサポート）
4．体 幹 保 持　　　（肩パッド・肩甲パッド・腰部パッド・骨盤パッド・内転防止パッド・外転防
　　　　　　　　　　　止パッド・胸当て・側板・殿部パッド・体幹パッド）
5．足 部 保 持　　　（レッグサポート・足台：膝パッド・しきり板・サンダル）
6．ベ　　ル　　ト　　（胸ベルト・腋窩ベルト・Y字ベルト・V字ベルト・股ベルト・膝ベルト・足
　　　　　　　　　　　ベルト・腕ベルト・肩ベルト）
7．金属フレーム　　　モールド型固定式・モールド型リクライニング式・その他（　　　　　）
8．内　張　り　　　　普通型（背もたれ・座面・下腿支え・足台）
　　　　　　　　　　　モールド型（フェルト・軟性発泡樹脂・人工羊毛・ムートン）
　　　　　　　　　　　可変調節式（　　　）
9．継　　　　手　　　頸部・腰部・膝部・足部・（　　　　　）

[特記事項]

医師の所属：									
医師		処　方	年	月	日	㊞	仮合せⅡ	年　月　日	㊞
担当者		採　型	年	月	日	㊞	仮合せⅢ	年　月　日	㊞
		仮合せⅠ	年	月	日	㊞	適合判定	年　月　日	㊞

9 - 歩行補助具　　walking aids

1 - クラッチのいろいろ

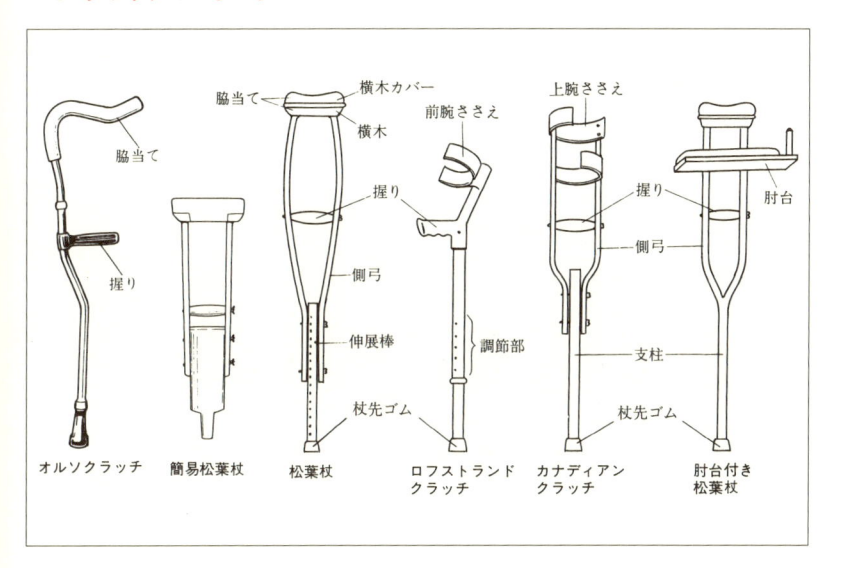

- オルソクラッチ（脇当て、握り）
- 簡易松葉杖
- 松葉杖（脇当て、横木カバー、横木、握り、側弓、伸展棒、杖先ゴム）
- ロフストランドクラッチ（前腕ささえ、調節部）
- カナディアンクラッチ（上腕ささえ、握り、側弓、支柱、杖先ゴム）
- 肘台付き松葉杖（肘台）

2 - 杖のいろいろ

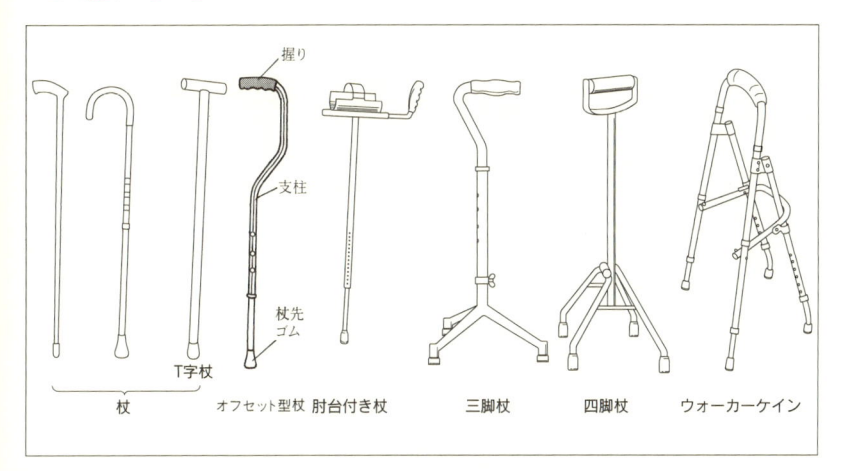

- 杖
- T字杖
- オフセット型杖（握り、支柱、杖先ゴム）
- 肘台付き杖
- 三脚杖
- 四脚杖
- ウォーカーケイン

3 - 歩行器 (walker) のいろいろ

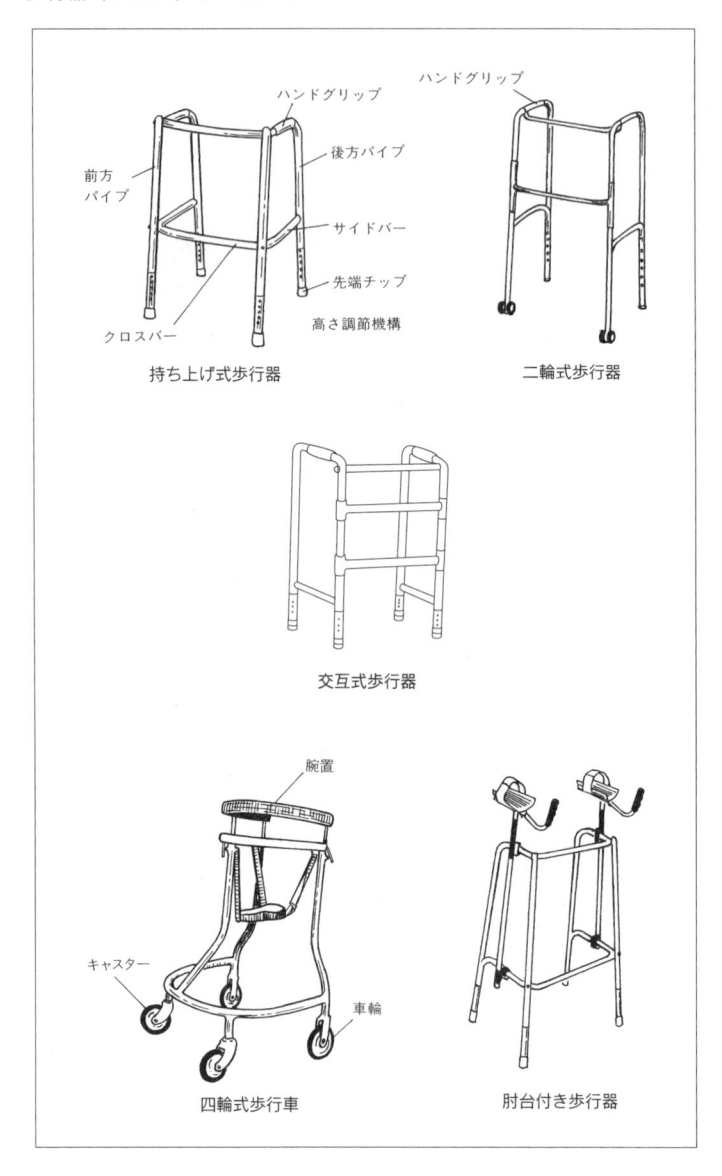

持ち上げ式歩行器
- ハンドグリップ
- 前方パイプ
- 後方パイプ
- サイドバー
- 先端チップ
- クロスバー
- 高さ調節機構

二輪式歩行器
- ハンドグリップ

交互式歩行器

四輪式歩行車
- 腕置
- キャスター
- 車輪

肘台付き歩行器

10- 自助具　　self help device

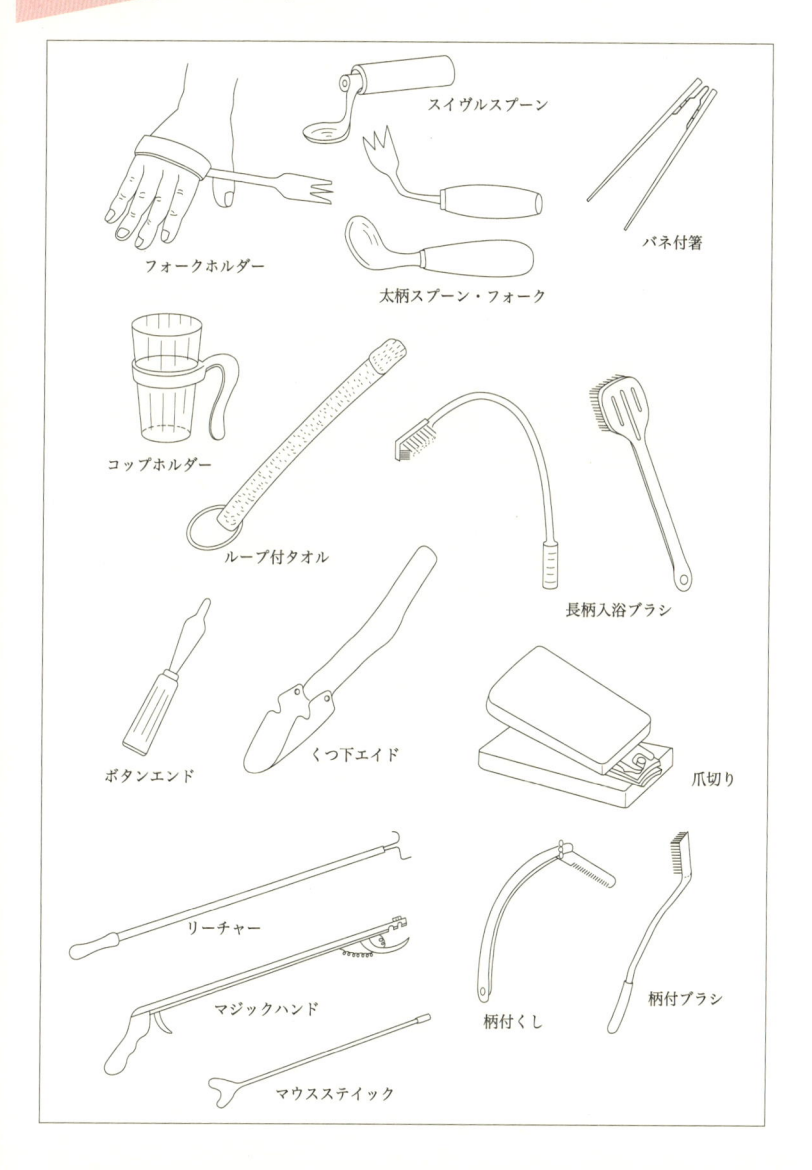

フォークホルダー

スイヴルスプーン

太柄スプーン・フォーク

バネ付箸

コップホルダー

ループ付タオル

長柄入浴ブラシ

ボタンエンド

くつ下エイド

爪切り

リーチャー

マジックハンド

マウスステイック

柄付くし

柄付ブラシ

付図表

最近,嚥下障害の評価や訓練を行うことが増えてきているので,これに関係する解剖図とスクリーニングテスト項目を掲載した.

また身体障害者等級表と労災補償保険障害等級早見表を掲載しているが,これは診断書を書く場合によい参考となると考える.身体障害者福祉法のこの等級表は別表5号と呼ばれ,1級より7級まであるが,7級は身体障害者には該当しない.ただ同一の等級について2つ以上の重複する障害がある場合は指数の合計で上位の等級とするときめられているので,7級も意味がある.

昭和55年5月に肢体不自由などの障害診断書について,日本整形外科学会と日本リハビリテーション医学会とで診断書様式の統一化がなされたが,昭和59年9月の身体障害者福祉法の一部改正の際に,身体障害者診断書・意見書に,その大部分が採り入れられた.

労働者災害補償保険法(労災法)の等級表は自動車賠償責任保険法でも使用される.

以上の2つの法律の他に,障害評価に関係深い等級表として,国民年金法,厚生年金保険法,船員保険法などがある.これらのなかには補償と保障の2種類があるが,その意味には大きな差があるといえる.

本章ではこれらの等級表以外にも,地域リハビリテーションの各サービス,介護保険の要介護度を加えた.他にも種々の参考資料を掲載したかったが,紙面の都合で割愛した.それらの中には身体障害者の実態についてのデータ,リハビリテーション医学に関係深い行政機構図,リハビリテーション保険診療点数表,経絡や経穴図,理学療法士・作業療法士養成校一覧,リハビリテーション医学用語集などがある.

1 - 嚥下障害　swallowing disorder

1 - 嚥下に関わる口腔・咽頭の解剖図

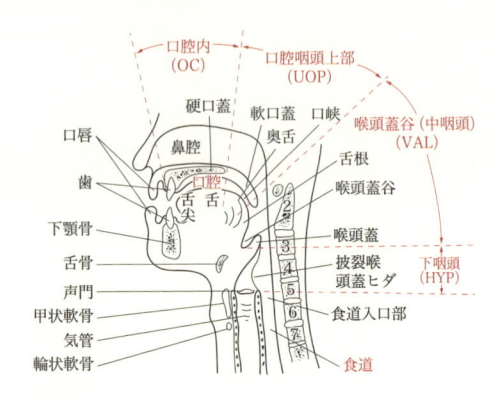

口腔内 (OC)
口腔咽頭上部 (UOP)
喉頭蓋谷 (中咽頭) (VAL)
下咽頭 (HYP)

硬口蓋、軟口蓋、口峡、奥舌、舌根、喉頭蓋谷、喉頭蓋、披裂喉頭蓋ヒダ、食道入口部、食道

口唇、鼻腔、歯、口腔、舌尖、舌、下顎骨、舌骨、声門、甲状軟骨、気管、輪状軟骨

2 - 摂食・嚥下の時期分類

1）先行期
2）準備期
3）口腔期
4）咽頭期
5）食道期

3 - 嚥下障害の病態と障害部

器質的障害	先天的構造異常		奇形など
	後天的構造異常		腫瘍，外部からの圧迫など
機能的障害	中枢神経障害	延髄嚥下中枢障害	球麻痺
		両側上位運動ニューロン障害	仮性球麻痺
	末梢神経障害		喉頭麻痺
	筋肉障害		筋力低下

4 - 嚥下食による段階的摂食嚥下訓練

1．ゼリー
2．とろみをつけた汁物，ジュース
3．ミキサー食，粒のないおかゆ
4．全かゆ
5．軟　菜

5-嚥下機能検査

1. スクリーニングテスト
   1) 反復唾液飲みテスト：空嚥下を30秒繰り返す
   2) 3ml水飲みテスト：冷水3mlで．嚥下可能なら3回テスト
   3) プリン摂食テスト：スプーン1杯を摂食．空嚥下を追加
   4) 咽頭二重造影：バリウム一口嚥下し，空嚥下を3回して撮影
   5) 嚥下前・後X線：バリウム液4ml嚥下前・後のX線撮影
   6) バリウム排泄テスト：食事の最後にバリウム一口嚥下しX線撮影
   7) 色素流出テスト：口腔のメチレンブルーが気管切開孔から流出するか
   8) 嚥下反射テスト：鼻腔チューブで中咽頭に水を少量注入
   9) 頸部聴診：嚥下音を聴診
   10) パルスオキシメータ：摂食での動脈血酸素飽和度をチェック
2. 嚥下造影検査（VF）
   造影剤を含んだ液体，食品を摂食，嚥下させX線ビデオで観察する．
3. 嚥下内視鏡検査（VE）
   ファイバースコープで嚥下諸器官，食塊の動態を観察する．
4. その他，超音波検査，シネ MRI，筋電図．

6-嚥下障害のリハビリテーション

1. 言語聴覚士のみでなく医師，理学療法士，作業療法士，看護師，家族その他のメンバーが関与すべきである．
2. 直接的訓練，間接的訓練，手術療法などがある．
3. アイスマッサージ（喉，皮膚），嚥下訓練（息こらえ，横向き，うなずき，交互，空嚥下，舌突出），嚥下体操，運動療法（頭部挙上，押し運動，頸部前屈，頸部突出，口唇・舌・頬の運動，ブローイングなど），K-point 刺激法，think swallow，メンデルゾーン手技，バルーン法．
4. 肺理学療法，上肢・手指機能訓練，ADL 訓練，自助具なども有効．

7-種々の栄養法

経口摂取，経鼻経管栄養法，IOC（間欠的経口経管栄養法），胃瘻（PEG：percutaneous endoscopic gastrostomy），食道瘻（PTEG：percutaneous transesophageal gastro-tubing），空腸瘻（PET：percutaneous endoscopic jejunostomy），Jett-PEG（jejuno-tubing through PEG catheter），経静脈栄養法（末梢静脈，中心静脈）

2 - 身体障害者障害程度等級表

級別 (指数)	視覚障害	聴覚または平衡機能の障害		音声機能, 言語機能, またはそ しゃく機能 の障害	肢 体	
		聴覚障害	平衡 機能障害		上 肢	下 肢
1級 (18)	両眼の視力（万国式試視力表によって測ったものをいい,屈折異常のある者については,きょう正視力について測ったものをいう.以下同じ）の和が0.01以下のもの				1 両上肢の機能を全廃したもの 2 両上肢を手関節以上で欠くもの	1 両下肢の機能を全廃したもの 2 両下肢を大腿の2分の1以上で欠くもの
2級 (11)	両眼の視力の和が0.02以上0.04以下のもの	両耳の聴力レベルがそれぞれ100デシベル以上のもの（両耳全ろう）			1 両上肢の機能の著しい障害 2 両上肢のすべての指を欠くもの 3 一上肢を上腕の2分の1以上で欠くもの 4 一上肢の機能を全廃したもの	1 両下肢の機能の著しい障害 2 両下肢を下腿の2分の1以上で欠くもの
3級 (7)	両眼の視力の和が0.05以上0.08以下のもの	両耳の聴力レベルが90デシベル以上のもの（耳介に接しなければ大声語を理解し得ないもの）	平衡機能の極めて著しい障害	音声機能,言語機能またはそしゃく機能の喪失	1 両上肢のおや指およびひとさし指を欠くもの 2 両上肢のおや指およびひとさし指の機能を全廃したもの 3 一上肢の機能の著しい障害 4 一上肢のすべての指を欠くもの 5 一上肢のすべての指の機能を全廃したもの	1 両下肢をショパール関節以上で欠くもの 2 一下肢を大腿の2分の1以上で欠くもの 3 一下肢の機能を全廃したもの

不　自　由			内部機能障害				
体　幹	乳幼児期以前の非進行性の脳病変による運動機能障害		心　臓機能障害	じん臓機能障害	呼吸器機能障害	ぼうこうまたは直腸の機能障害	小　腸機能障害
	上肢機能	移動機能					
体幹の機能障害により座っていることができないもの	不随意運動・失調等により上肢を使用する日常生活活動作がほとんど不可能なもの	不随意運動・失調等により歩行が不可能なもの	心臓の機能の障害により自己の身辺の日常生活活動が極度に制限されるもの	じん臓の機能障害により自己の身辺の日常生活活動が極度に制限されるもの	呼吸器の機能の障害により自己の身辺の日常生活活動が極度に制限されるもの	ぼうこうまたは直腸の機能の障害により自己の身辺の日常生活活動が極度に制限されるもの	小腸の機能の障害により自己の身辺の日常生活活動が極度に制限されるもの
1　体幹の機能障害により座位または起立位を保つことが困難なもの 2　体幹の機能障害により立ち上がることが困難なもの	不随意運動・失調等により上肢を使用する日常生活活動作が極度に制限されるもの	不随意運動・失調等により歩行が極度に制限されるもの					
体幹の機能障害により歩行が困難なもの	不随意運動・失調等により上肢を使用する日常生活活動作が著しく制限されるもの	不随意運動・失調等により歩行が家庭内での日常生活活動に制限さるもの	心臓の機能の障害により家庭内での日常生活活動が著しく制限されるもの	じん臓の機能障害により家庭内での日常生活活動が著しく制限されるもの	呼吸器の機能の障害により家庭内での日常生活活動が著しく制限されるもの	ぼうこうまたは直腸の機能の障害により家庭内での日常生活活動が著しく制限されるもの	小腸の機能の障害により家庭内での日常生活活動が著しく制限されるもの

級別(指数)	視覚障害	聴覚または平衡機能の障害		音声機能,言語機能,またはそしゃく機能の障害	肢体	
		聴覚障害	平衡機能障害		上肢	下肢
4級 (4)	1 両眼の視力の和が0.09以上0.12以下のもの 2 両眼の視野がそれぞれ5度以内のもの	1 両耳の聴力レベルが80デシベル以上のもの（耳介に接しなければ話声語を理解し得ないもの） 2 両耳による普通話声の最良の語音明瞭度が50パーセント以下のもの		音声機能，言語機能またはそしゃく機能の著しい障害	1 両上肢のおや指を欠くもの 2 両上肢のおや指の機能を全廃したもの 3 一上肢の肩関節，肘関節または手関節のうち，いずれか一関節の機能を全廃したもの 4 一上肢のおや指およびひとさし指を欠くもの 5 一上肢のおや指およびひとさし指の機能を全廃したもの 6 おや指またはひとさし指を含めて一上肢の三指を欠くもの 7 おや指またはひとさし指を含めて一上肢の三指の機能を全廃したもの 8 おや指またはひとさし指を含めて一上肢の四指の機能の著しい障害	1 両下肢のすべての指を欠くもの 2 両下肢のすべての指の機能を全廃したもの 3 一下肢を下腿の2分の1以上で欠くもの 4 一下肢の機能の著しい障害 5 一下肢の股関節または膝関節の機能を全廃したもの 6 一下肢が健側に比して10センチメートル以上または健側の長さの10分の1以上短いもの
5級 (2)	1 両眼の視力の和が0.13以上0.2以下のもの 2 両眼の視野がそれぞれ10度以内のもの 3 両眼による視野の2分の1以上が欠けているもの		平衡機能の著しい障害		1 両上肢のおや指の機能の著しい障害 2 一上肢の肩関節，肘関節または手関節のうち，いずれか一関節の著しい障害 3 一上肢のおや指を欠くもの 4 一上肢のおや指の機能を全廃したもの 5 一上肢のおや指およびひとさし指の機能の著しい障害 6 おや指またはひとさし指を含めて一上肢の三指の機能の著しい障害	1 一下肢の股関節または膝関節の機能の著しい障害 2 一下肢の足関節の機能を全廃したもの 3 一下肢が健側に比して5センチメートル以上または健側の長さの15分の1以上短いもの

不自由			内部機能障害				
体　幹	乳幼児期以前の非進行性の脳病変による運動機能障害		心　臓機能障害	じん臓機能障害	呼吸器機能障害	ぼうこうまたは直腸の機能障害	小　腸機能障害
	上肢機能	移動機能					
	不随意運動・失調等による上肢の機能障害により社会での日常生活活動が著しく制限されるもの	不随意運動・失調等により社会での日常生活活動が著しく制限されるもの	心臓の機能の障害により社会での日常生活活動が著しく制限されるもの	じん臓の機能の障害により社会での日常生活活動が著しく制限されるもの	呼吸器の機能の障害により社会での日常生活活動が著しく制限されるもの	ぼうこうまたは直腸の機能の障害により社会での日常生活活動が著しく制限されるもの	小腸の機能の障害により社会での日常生活活動が著しく制限されるもの
体幹の機能の著しい障害	不随意運動・失調等による上肢の機能障害により社会での日常生活活動に支障のあるもの	不随意運動・失調等により社会における日常生活活動に支障のあるもの					

級別(指数)	視覚障害	聴覚または平衡機能の障害		音声機能,言語機能,またはそしゃく機能の障害	肢体	
		聴覚障害	平衡機能障害		上肢	下肢
6級(1)	一眼の視力が0.02以下,他眼の視力が0.6以下のもので,両眼の視力の和が0.2を超えるもの	1 両耳の聴力レベルが70デシベル以上のもの(40センチメートル以上の距離で発声された会話を理解し得ないもの) 2 一側耳の聴力レベルが90デシベル以上,他側の聴力レベルが50デシベル以上のもの			1 一上肢のおや指の機能の著しい障害 2 ひとさし指を含めて一上肢の二指を欠くもの 3 ひとさし指を含めて一上肢の二指の機能を全廃したもの	1 一下肢をリスフラン関節以上で欠くもの 2 一下肢の足関節の機能の著しい障害
7級(0.5)					1 一上肢の機能の軽度の障害 2 一上肢の肩関節,肘関節または手関節のうち,いずれか一関節の機能の軽度の障害 3 一上肢の手指の機能の軽度の障害 4 ひとさし指を含めて一上肢の二指の機能の著しい障害 5 一上肢のなか指,くすり指および小指を欠くもの 6 一上肢のなか指,くすり指および小指の機能を全廃したもの	1 両下肢のすべての指の機能の著しい障害 2 一下肢の機能の軽度の障害 3 一下肢の股関節・膝関節または足関節のいずれか一関節の機能の軽度の障害 4 一下肢のすべての指を欠くもの 5 一下肢のすべての指の機能を全廃したもの 6 一下肢が健側に比して3センチメートル以上または健側の長さの20分の1以上短いもの

備考

1 同一の等級について2つの重複する障害がある場合は,1級上の級とする。ただし,2つの重複する障該当等級とする.
2 肢体不自由においては、7級に該当する障害が2以上重複する場合は、6級とする。
3 異なる等級について2つ以上の重複する障害がある場合については、障害の程度を勘案して、当該等級(※2つ以上の障害が重複する場合は原則として各々の障害の該当する等級に明記されている指数を合計し
4 「指を欠くもの」とは、おや指については指骨間関節、その他の指については第一指骨間関節以上を欠
5 「指の機能障害」とは、中手指節関節以下の障害をいい、おや指については、対抗運動障害をも含むも
6 上肢または下肢欠損の断端の長さは、実用長(上腕においては腋窩より、大腿においては坐骨結節の高をいう.
7 下肢の長さは、前腸骨棘より内くるぶし下端までを計測したものをいう。

不 自 由		
体　幹	乳幼児期以前の非進行性の脳病変による運動機能障害	
	上肢機能	移動機能
	不随意運動・失調等により上肢の機能の劣るもの	不随意運動・失調等により移動機能の劣るもの
	上肢に不随意運動・失調等を有するもの	下肢に不随意運動・失調等を有するもの

害が特に本表中に指定せられているものは，

より上位の等級とすることができる．
たものとする．）
くものをいう．
のとする．
さより計測したもの）をもって計測したもの

障害等級の認定方法
(1) 2つ以上の障害が重複する場合の障害等級は，重複する障害の合計指数に応じて，次により認定する．

合計指数	認定等級
18以上	1　級
11〜17	2　級
7〜10	3　級
4〜6	4　級
2〜3	5　級
1	6　級

(2) 合計指数の算定方法
　合計指数は，次の等級別指数表によりおのおのの障害の該当する等級の指数を合計したものとする．

障害等級	指　　数
1　級	18
2　級	11
3　級	7
4　級	4
5　級	2
6　級	1
7　級	0.5

3 - 脳原性運動機能障害の等級判定

1 - 上肢機能障害

① 両上肢の機能障害がある場合

両上肢の機能障害の程度は，紐むすびテストの結果によって，次により判定するものとする．

区　分	紐むすびテストの結果
等級表1級に該当する障害	紐むすびのできた数が19本以下のもの
等級表2級に該当する障害	紐むすびのできた数が33本以下のもの
等級表3級に該当する障害	紐むすびのできた数が47本以下のもの
等級表4級に該当する障害	紐むすびのできた数が56本以下のもの
等級表5級に該当する障害	紐むすびのできた数が65本以下のもの
等級表6級に該当する障害	紐むすびのできた数が75本以下のもの
等級表7級に該当する障害	紐むすびのできた数が76本以下のもの

② 一上肢の機能に障害がある場合

一上肢の機能障害の程度は5動作の能力テストの結果によって，次により判定するものとする．

区　分	5動作の能力テストの結果
等級表1級に該当する障害	————
等級表2級に該当する障害	5動作のすべてができないもの
等級表3級に該当する障害	5動作のうち1動作しかできないもの
等級表4級に該当する障害	5動作のうち2動作しかできないもの
等級表5級に該当する障害	5動作のうち3動作しかできないもの
等級表6級に該当する障害	5動作のうち4動作しかできないもの
等級表7級に該当する障害	5動作のすべてができるが，上肢に不随意運動・失調などを有するもの

2 - 移動機能障害

移動機能障害の程度は，下肢，体幹機能の評価の結果によって次により判定する．

区　分	下肢・体幹機能の評価の結果
等級表1級に該当する障害	つたい歩きができないもの
等級表2級に該当する障害	つたい歩きのみができるもの
等級表3級に該当する障害	支持なしで立位を保持し，その後10m歩行することはできるが，いすから立ち上がる動作またはいすに座る動作ができないもの
等級表4級に該当する障害	いすから立ち上がり10m歩行しふたたびいすに座る動作に15秒以上かかるもの
等級表5級に該当する障害	いすから立ち上がり10m歩行しふたたびいすに座る動作は15秒未満でできるが，50cm幅の範囲を直線歩行できないもの
等級表6級に該当する障害	50cm幅の範囲を直線歩行できるが，足を開き，しゃがみこんで，ふたたび立ち上がる動作ができないもの
等級表7級に該当する障害	6級以上には該当しないが，下肢に不随意運動・失調などを有するもの

3 - 脳原性運動機能障害用テスト

（該当するものを○で囲むこと）
1　上肢機能障害
　　ア　両上肢機能障害
　　　〈紐むすびテスト結果〉
　　　　1度目の1分間　＿＿＿＿本
　　　　2度目の1分間　＿＿＿＿本
　　　　3度目の1分間　＿＿＿＿本
　　　　4度目の1分間　＿＿＿＿本
　　　　5度目の1分間　＿＿＿＿本
　　　　　　　　計　　＿＿＿＿本
　　イ　一上肢機能障害
　　　〈5動作の能力テスト結果〉
　　　a　封筒をはさみで切る時に固定する
　　　　　　　　　　　　　（・可能　・不可能）
　　　b　財布から硬貨を出す（・可能　・不可能）
　　　c　傘をさす　　　　　（・可能　・不可能）
　　　d　健側の爪を切る　　（・可能　・不可能）
　　　e　健側のそで口ボタンをとめる
　　　　　　　　　　　　　（・可能　・不可能）
2　移動機能障害
　　〈下肢・体幹機能評価結果〉
　　　a　つたい歩きをする　（・可能　・不可能）
　　　b　支持なしで立位を保持しその後 10 m 歩行する
　　　　　　　　　　　　　（・可能　・不可能）
　　　c　いすから立ち上がり 10 m 歩行しふたたびいすに座る
　　　　　　　　　　　　　（・可能　・不可能）
　　　d　50 cm 幅の範囲内を直線歩行する
　　　　　　　　　　　　　（・可能　・不可能）
　　　e　足を開き，しゃがみこんでふたたび立ち上がる
　　　　　　　　　　　　　（・可能　・不可能）

注：この様式は，脳性麻痺および乳幼児期に発現した障害によって脳性麻痺と類似の症状を呈する者で肢体不自由一般の測定方法を用いることが著しく不利な場合に適用する．

（備考）上肢機能テストの具体的方法
(1) 紐むすびテスト
　　事務用とじ紐（おおむね 43 cm 規格のもの）を使用する．
　ア　とじ紐を机の上，被験者前方に図のように置き並べる．

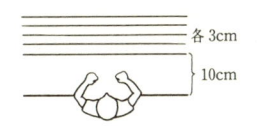

　　　　　　　　　　　　各 3cm
　　　　　　　　　　　　10cm

　イ　被験者は手前の紐から順に紐の両端をつまんで，軽くひと結びする．
　　　注‥・上肢を体や机に押し付けて固定してはいけない．
　　　　　・手を机上に浮かして結ぶこと
　ウ　結び目の位置は問わない．
　エ　紐が落ちたり，位置からはずれたときには検査担当者が戻す．
　オ　紐は検査担当者が随時補充する．
　カ　連続して5分間行っても，休み時間を置いて5回行ってもよい．
(2) 5動作の能力テスト
　ア　封筒をはさみで切るときに固定する．
　　　患手で封筒をテーブル上に固定し，健手ではさみを用い封筒を切る．患手を健手で持って封筒の上にのせてもよい．封筒の切る部分をテーブルの端から出してもよい．はさみはどのようなものを用いてもよい．
　イ　財布から硬貨を出す．
　　　財布を患手で持ち，空中に支え（テーブル面上ではなく），健手で硬貨を出す．ジッパーを開けて閉めることを含む．
　ウ　傘をさす．
　　　開いている傘を空中で支え，10秒間以上まっすぐ支えている．立位でなく座位のままでよい．肩にかついではいけない．
　エ　健側の爪を切る．
　　　大きめの爪切り（約 10 cm）で特別の細工のないものを患手で持って行う．
　オ　健側のそで口のボタンをとめる．
　　　のりのきいていないワイシャツを健肢にそでだけ通し，患手でそで口のボタンをかける．女性の被験者の場合も男性用のワイシャツを用いる

4 - 身体障害者診断書・意見書(肢体不自由用)

1 - 総 括 表

氏 名		明治 大正 昭和 平成	年　　月　　日	男・女
住 所				

① 障害名（部位を明記）

② 原因となった疾病・外傷名　　　　　　　　　　交通，労災，その他の事故，戦傷，戦災，疾病，先天性，その他（　　）

③ 疾病・外傷発生年月日　　　　年　　月　　日　場所

④ 参考となる経過・現症（レントゲンおよび検査所見を含む．）

　　　　　　　　　　　　障害固定または障害確定（推定）　　　　年　　月　　日

⑤ 総合所見

　　　　　　　　　　　　　　　　　　　　　（将来再認定　要　・　不要）
　　　　　　　　　　　　　　　　　　　　　（再確認の時期　　年　　月）

⑥ その他参考となる合併症状

上記のとおり診断する．併せて以下の意見を付す．
　　平成　　年　　月　　日
　　病院または診療所の名称
　　所　　在　　地
　　診療担当科名　　　　　　　　科　　　　　医師氏名　　　　　　印

身体障害者福祉法第15条第3項の意見〔障害程度等級についても参考意見を記入〕
　　障害の程度は，身体障害者福祉法別表に掲げる障害に
　　　該当する　　　（　　　級相当）
　　　該当しない

注意　1　障害名には現在起こっている障害，たとえば両眼失明，両耳ろう，右上下肢麻痺，心臓機能障害などを記入し，原因となった疾病には，角膜混濁，先天性難聴，脳卒中，僧帽弁膜狭窄など原因となった疾患名を記入して下さい．
　　　2　障害区分や等級決定のため，次頁以降の部分についてお問い合せする場合があります．

付図表 255

2 - 肢体不自由の状況および所見

神経学的所見その他の機能障害(形態異常)の所見　　　　　　　　　(該当するものを○でかこむこと)
1. 感覚障害(下記図示)：なし・感覚脱失・感覚純麻・異常感覚
2. 運動障害(下記図示)：なし・弛緩性麻痺・痙性麻痺・固縮・不随意運動・しんせん・運動失調・その他
3. 起因部位　　　　　：脳・脊髄・末梢神経・筋肉・骨関節・その他
4. 排尿・排便機能障害：なし・あり
5. 形態異常　　　　　：なし・あり

参 考 図 示

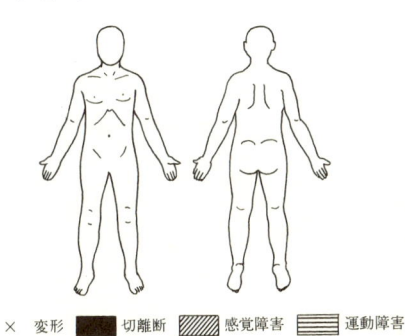

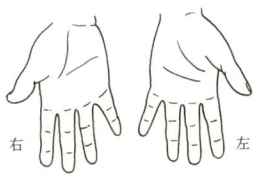

右　　　　　　　　　　左

× 変形　■ 切離断　▨ 感覚障害　☰ 運動障害
注：関係ない部分は記入不要

	右	左
上 肢 長cm		
下 肢 長cm		
上腕周径cm		
前腕周径cm		
大腿周径cm		
下腿周径cm		
握　　力kg		

動作・活動　　自立-○　半介助-△　全介助または不能-×　(　)の中のものを使う時はそれに○

寝返りする		シャツを着て脱ぐ	
足を投げ出して座る		ズボンをはいて脱ぐ (自助具)	
椅子に腰かける		ブラシで歯をみがく(自助具)	
立つ(手すり,壁,つえ,松葉づえ,義肢,装具)		顔を洗いタオルで拭く	
家の中の移動(壁,つえ,松葉づえ,義肢,装具,車いす)		タオルを絞る	
洋式便器にすわる		背中を洗う	
排泄の後始末をする		二階まで階段を上って下りる(手すり,つえ,松葉づえ)	
(箸で)食事をする(スプーン, 自助具)		屋外を移動する(家の周辺程度)(つえ,松葉づえ,車いす)	
コップで水を飲む		公共の乗物を利用する	

注：身体障害者福祉法の等級は機能障害(impairment)のレベルで認定されますので(　)の中に○が
　　ついている場合,原則として自立していないという解釈になります

計 測 法
　　上 肢 長：肩峰　→橈骨茎状突起　　　　前腕周径：最大周径
　　下 肢 長：上前腸骨棘　→(脛骨)内果　　大腿周径：膝蓋骨上縁上10cmの周径(小児等の場合は別記)
　　上腕周径：最大周径　　　　　　　　　　下腿周径：最大周径

関節可動域(ROM)と筋力テスト(MMT) (この表は必要な部分を記入)

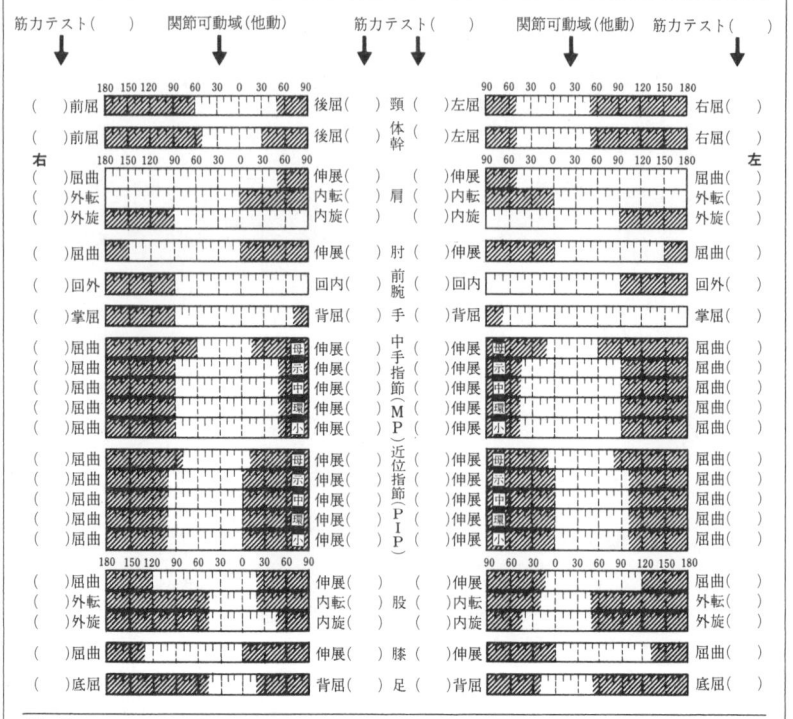

筋力テスト( ) 関節可動域(他動) 筋力テスト( ) 関節可動域(他動) 筋力テスト( )

右 / 左

部位	左側	右側
頸	( )前屈 — 後屈( )	( )左屈 — 右屈( )
体幹	( )前屈 — 後屈( )	( )左屈 — 右屈( )
肩	( )屈曲 — 伸展( ) / ( )外転 — 内転( ) / ( )外旋 — 内旋( )	( )伸展 — 屈曲( ) / ( )内転 — 外転( ) / ( )内旋 — 外旋( )
肘	( )屈曲 — 伸展( )	( )伸展 — 屈曲( )
前腕	( )回外 — 回内( )	( )回内 — 回外( )
手	( )掌屈 — 背屈( )	( )背屈 — 掌屈( )
中手指節(MP)	( )屈曲 母 伸展( ) / ( )屈曲 示 伸展( ) / ( )屈曲 中 伸展( ) / ( )屈曲 環 伸展( ) / ( )屈曲 小 伸展( )	( )伸展 母 屈曲( ) / ( )伸展 示 屈曲( ) / ( )伸展 中 屈曲( ) / ( )伸展 環 屈曲( ) / ( )伸展 小 屈曲( )
近位指節(PIP)	( )屈曲 母 伸展( ) / ( )屈曲 示 伸展( ) / ( )屈曲 中 伸展( ) / ( )屈曲 環 伸展( ) / ( )屈曲 小 伸展( )	( )伸展 母 屈曲( ) / ( )伸展 示 屈曲( ) / ( )伸展 中 屈曲( ) / ( )伸展 環 屈曲( ) / ( )伸展 小 屈曲( )
股	( )屈曲 — 伸展( ) / ( )外転 — 内転( ) / ( )外旋 — 内旋( )	( )伸展 — 屈曲( ) / ( )内転 — 外転( ) / ( )内旋 — 外旋( )
膝	( )屈曲 — 伸展( )	( )伸展 — 屈曲( )
足	( )底屈 — 背屈( )	( )背屈 — 底屈( )

備 考

注

1. 関節可動域は,他動的可動域を原則とする.
2. 関節可動域は,基本肢位を0度とする日本整形外科学会,日本リハビリテーション医学会の指定する表示法とする.
3. 関節可動域の図示は,|←——→| のように両端に太線をひき,その間を矢印で結ぶ.強直の場合は,強直肢位を波線(≀)を引く.
4. 筋力については,表( )内に×△○印を記入する.
   ×印は,筋力が消失または著減(筋力0,1,2,該当)
   △印は,筋力半減(筋力3該当)
   ○印は,筋力正常またはやや減(筋力4,5,該当)
5. (PIP)の項母指は(IP)関節を指す.
6. DIPその他の手の対立,内・外転等の表示は必要に応じ備考欄を用いる.
7. 図中ぬりつぶした部分は,参考的正常範囲外の部分で,反張膝等の異常可動はこの部分にはみ出し記入となる.

例示

(×) 伸展 ▨▨▨|←—→|▨▨▨ 屈曲 (△)

5 - 補装具・日常生活用具の支給体系

法律		身体障害者福祉法	児童福祉法	老人福祉法
給付資格		身体障害者手帳所持者 （18歳以上）	身体障害者手帳所持者 （18歳未満）	65歳以上のねたきり老人
補装具	義肢（殻構造義肢）	○	○	
	義肢（骨格構造義肢）	○	○	
	装具（更生用）	○	○	
	盲人安全つえ	○	○	
	義眼	○	○	
	眼鏡	○	○	
	点字器	○	○	
	補聴器	○	○	
	人工喉頭	○	○	
	車いす 普通型	○	○	
	車いす 前方大車輪型	○	○	
	車いす 片手駆動型	○	○	
	車いす 手動チェーン型	○	○	
	車いす 手押し車	○	○	
	電動車いす	○	○	
	座位保持装置		○	
	起立保持具		○	
	歩行車	○	○	
	頭部保護帽		○	
	頭部保持具		○	
	排便補助具		○	
	収尿器	○	○	
	人工肛門	○	○	
	人工膀胱	○	○	
	歩行補助つえ つえ	○	○	
	歩行補助つえ 松葉づえ	○	○	
	歩行補助つえ カナダづえ	○	○	
	歩行補助つえ ロフストランドづえ	○	○	
日常生活用具	特殊寝台・マット	○*	○*	○
	浴槽および湯沸器	○*	○*	○
	特殊便器・尿器	○*	○*	○
	エアーパッド	○*		○
	電動タイプライター	○*	○*	
	盲人生活用具	○*	○*	
	サウンドマスター	○*	○*	
	電動歯ブラシ	○*	○*	
	ガス警報器	○*		
	火災警報器	○*	○*	○
	自動消火器	○*	○*	○
	福祉電話（貸与）	○*		○
処方・適合検査，その他の摘要など		身体障害者更生相談所 *在宅重度の下肢体幹障害および盲人，処方不要	育成医療指定保健所・同医療機関 *重度障害児	
製作業者の指定		地方自治体指定	地方自治体指定	

6 - 障害等級別各施策一覧表（肢体不自由）

障害区分		級	家庭奉仕員（ホームヘルパー）	訪問診査	短期入所（ショートステイ）	心身障害児短期療育事業	生活福祉資金	補装具	日常生活用具	優先入居	運転免許の取得助成	自動車改造費の助成	自動車取得税・自動車税・軽自動車税の免除 本人運転	家族運転	駐車禁止の適用除外	特別児童扶養手当	障害児福祉手当（国民年金法）
費用の一部自己負担の有無				有	有	有			電話のみ 有			有				有	有
所得制限の有無			有		有	有		有	有								
上肢		1	○	○	○	◎	○	○	○	○	○	○	○	○		○	○
		2	○	○	○	◎	○	○	○	○	○	○	○	○/	○/	○	○/
		3				◎	○				○	○/				○	
		4				◎	○				○	○/				○/	
		5・6				◎	○										
下肢		1	○	○	○	◎	○	○	○	○	○	○	○	○	⊙	○	○
		2	○	○	○	◎	○	○	○	○	○	○	○	○	⊙	○	⊙
		3				◎	○				○	○	○	○	⊙	○	
		4				◎	○				○	○/	○		⊙/	○/	
		5・6				◎	○						○			○/	
体幹		1	○	○	○	◎	○	○	○	○	○	○	○	○	⊙	○	○
		2				◎	○	○	○	○	○	○	○		⊙	○	
		3				◎	○			○	○	○	○		⊙	○	
		5				◎	○						○		⊙/		
脳原性運動機能障害	両上肢	1	○	○	○	◎	○	○	○	○	○	○	○	○		○	○
		2	○	○		◎	○		○		○	○	○/	○/	制度の認定基準と比較対照しにくいので個々に判断し適用する.	○	
		3				◎	○				○	○		○/			
		4				◎	○				○	○/					
		5・6				◎	○										
	一上肢	2	○	○		◎	○								制度の認定基準と比較対照しにくいので個々に判断し適用する.		
		3				◎	○		○								
		4				◎	○		○								
		5				◎	○										
		6				◎	○										
	移動	1	○	○	○	◎	○	○	○	○	○	○	○	○		○	○
		2	○	○		◎	○	○	○		○	○	○	○	制度の認定基準と比較対照しにくいので個々に判断し適用する.	○	
		3				◎	○				○	○/	○	○/		○	
		5・6				◎	○		○				○				

○ 印……本人に制度の適用あり
○/印……障害により本人の一部に制度の適用あり
◎ 印……本人と家族の両方に適用あり
⊙/印……本人または配偶者，同居の親族，専属の運転手が運転する車両のいずれかに適用あり
⊙ 印……障害の状態により，本人または配偶者，同居の親族，専属の運転手が運転する車両のいずれかに適用あり

更生援護施設	所得税・住民税 相続税	NHK の受信料の減額 低所得	NHK の受信料の減額 世帯主	有料道路通行料金	タクシー運賃	航空運賃	バス運賃	JR運賃	老(寝たきり老人等)医療	重度心身障害児医療費助成	重度心身障害者医療費助成	(更生)育成医療	共済制度	心身障害者扶養	級	障害区分
	有								有							
有									2級に有	有	有	有	有	有	級	
○	○	○	○	◎	◎	◎	◎	◎	○	○	○	○	○	○	1	上肢
○	○	○	○	◎/○	◎/○	◎/○	◎/○	○	◎/○	○	○	○	○	○	2	
○	○	○	○	◎	◎	◎	◎	○	○			○	○	○	3	
				○	○	○	○		○			○		○	4	
					○	○	○		○					○	5・6	
○	○	○	○	◎	◎	◎	◎	◎	○	○	○	○	○	○	1	下肢
○	○	○	○	◎	◎	◎	◎	○	○	○	○	○	○	○	2	
○	○	○	○	◎/○	◎/○	◎/○	◎/○	○	○			○	○	○	3	
	○			○	○	○	○	○/	○			○		○	4	
				○	○	○	○		○					○	5・6	
○	○	○	○	◎	◎	◎	◎	◎	○	○	○	○	○	○	1	体幹
○	○	○	○	◎	◎	◎	◎	○	○	○	○	○	○	○	2	
○	○	○	○	◎	◎	◎	◎	○	○			○	○	○	3	
				○	○	○	○		○					○	5	
○	○	○	○	◎	◎	◎	◎	◎	○	○	○	○	○	○	1	両上肢
○	○	○	○	◎	◎	◎	◎	○	○	○	○	○	○	○	2	
○	○	○	○	◎	◎	◎	◎	○	○			○	○	○	3	
				○	○	○	○		○			○		○	4	
					○	○	○		○					○	5・6	脳原性運動機能障害
○	○	○	○	◎	◎	◎	◎	○	○	○	○	○	○	○	2	一上肢
○	○	○	○	◎	◎	◎	◎	○	○			○	○	○	3	
				○	○	○	○		○			○		○	4	
				○	○	○	○		○					○	5	
				○	○	○	○		○					○	6	
○	○	○	○	◎/○	◎/○	◎/○	◎/○	○	○	○	○	○	○	○	1	移動
○	○	○	○	◎	◎	◎	◎	○	○	○	○	○	○	○	2	
○	○	○	○	◎/○	◎/○	◎/○	◎/○	○	○			○	○	○	3	
				○	○	○	○		○			○		○	4	
					○	○	○		○					○	5・6	

★印……視覚障害者の配偶者，同居の親族，または専属の運転手が運転する車両のみに適用あり　　◎/○印……障害により，本人と家族（◎）あるいは本人のみ（○）に適用があるもの

7 - 労災補償保険障害等級早見表

部位		障害種別	障害序列 第1級 年金 313日	第2級 年金 277日	第3級 年金 245日
眼	眼球（両眼）	視力障害	(1) 両眼が失明したもの	(1) 1眼が失明し、他眼の視力が0.02以下になったもの (2) 両眼の視力が0.02以下になったもの	(1) 1眼が失明し、他眼の視力が0.06以下になったもの
		運動障害			
		調節機能障害			
		視野障害			
	眼瞼（右または左）	欠損または運動障害			
耳	内耳等（両耳）	聴力障害			
	耳かく（右または左）	欠損障害			
	鼻	欠損および機能障害			
口		そしゃくおよび言語機能障害	(2) そしゃくおよび言語の機能を廃したもの		(2) そしゃくまたは言語の機能を廃したもの
		歯牙障害			
神経系統の機能または精神		神経系統の機能または精神の障害	(3) 神経系統の機能または精神に著しい障害を残し、常に介護を要するもの	(2の2) 神経系統の機能または精神に著しい障害を残し、随時介護を要するもの	(3) 神経系統の機能または精神に著しい障害を残し、終身労務に服することができないもの
頭部、顔面、頸部		醜状障害			
胸腹部臓器（外生殖器を含む）		胸腹部臓器障害	(4) 胸腹部臓器の機能に著しい障害を残し、常に介護を要するもの	(2の3) 胸腹部臓器の機能に著しい障害を残し、随時介護を要するもの	(4) 胸腹部臓器の機能に著しい障害を残し、終身労務に服することができないもの
体幹	脊柱	運動または奇形障害			
	その他体幹骨	奇形障害（鎖骨、胸骨、ろく骨、肩こう骨又は骨盤骨）			
上肢	上肢（右または左）	欠損または機能障害	(6) 両上肢をひじ関節以上で失ったもの (7) 両上肢の用を全廃したもの	(3) 両上肢を腕関節以上で失ったもの	
		奇形障害（上腕骨または前腕骨）			
		醜状障害			
	手（右または左）または指	欠損または機能障害			(5) 両手の手指の全部を失ったもの
下肢	下肢（右または左）	欠損または機能障害	(8) 両下肢をひざ関節以上で失ったもの (9) 両下肢の用を全廃したもの	(4) 両下肢を足関節以上で失ったもの	
		奇形障害（大腿骨または下腿骨）			
		短縮障害			
		醜状障害			
	足（右または左）または指	欠損または機能障害			

注：( ) 内は障害等級表上組合せにより等級が定められているものである。

付図表 261

(その1)

第 4 級 年金 213日	第 5 級 年金 184日	第 6 級 年金 156日	第 7 級 年金 131日	系列番号
(1) 両眼の視力が0.06以下になったもの	(1) 1眼が失明し，他眼の視力が0.1以下になったもの	(1) 両眼の視力が0.1以下になったもの	(1) 1眼が失明し，他眼の視力が0.6以下になったもの	1
				2
				3
				4
				5または6
(3) 両耳の聴力を全く失ったもの		(3) 両耳の聴力が耳に接しなければ大声を解することができないもの (3の2) 1耳の聴力を全く失い，他耳の聴力が40センチメートル以上の距離では普通の話声を解することができない程度になったもの	(2) 両耳の聴力が40センチメートル以上の距離では普通の話声を解することができない程度になったもの (2の2) 1耳の聴力を全く失い，他耳の聴力が1メートル以上の距離では普通の話声を解することができない程度になったもの	7
				8または9
				10
(2) そしゃくおよび言語の機能に著しい障害を残すもの				11
		(2) そしゃくまたは言語の機能に著しい障害を残すもの		12
	(1の2) 神経系統の機能または精神に著しい障害を残し，特に軽易な労務以外の労務に服することができないもの		(3) 神経系統の機能または精神に障害を残し軽易な労務以外の労務に服することができないもの	13
			⑿ 女子の外ぼうに著しい醜状を残すもの	14
	(1の3) 胸腹部臓器の機能に著しい障害を残し，特に軽易な労務以外の労務に服することができないもの		(5) 胸腹部臓器の機能に障害を残し，軽易な労務以外の労務に服することができないもの ⒀ 両側のこう丸を失ったもの	15
		(4) せき柱に著しい奇形を残すもの (4) せき柱に著しい運動障害を残すもの		16
				17
(4) 1上肢をひじ関節以上で失ったもの	(2) 1上肢を腕関節以上で失ったもの (4) 1上肢の用を全廃したもの	(5) 1上肢の3大関節中の2関節の用を廃したもの		18または21
			(9) 1上肢に仮関節を残し，著しい運動障害を残すもの	19または22
				20または23
		(7) 1手の5の手指または母指および示指を含み4の手指を失ったもの	(6) 1手の母指および示指を失ったものまたは母指もしくは示指を含み3以上の手指を失ったもの	24または25
[(6) 両手の手指の全部の用を廃したもの]			(7) 1手の母指および示指を含み2の手指の用を廃したもの	
[(7) 両足をリスフラン関節以上で失ったもの] (5) 1下肢をひざ関節以上で失ったもの	(3) 1下肢を足関節以上で失ったもの (5) 1下肢の用を全廃したもの	(6) 1下肢の3大関節中の2関節の用を廃したもの	(8) 1足をリスフラン関節以上で失ったもの	26または30
			⑽ 1下肢に仮関節を残し，著しい運動障害を残すもの	27または31
				29または33
	[(6) 両足の足指の全部を失ったもの]			
			[⑾ 両足の足指の全部の用を廃したもの]	34または35

部位		障害種別＼障害序列	第 8 級 一時金503日	第 9 級 一時金319日	第 10 級 一時金302日
眼	眼球（両眼）	視力障害	(1) 1眼が失明し、または1眼の視力が0.02以下になったもの	(1) 両眼の視力が0.6以下になったもの (2) 1眼の視力が0.06以下になったもの	(1) 1眼の視力が0.1以下になったもの
		運動障害			
		調節機能障害			
		視野障害		(3) 両眼に半盲症、視野狭さくまたは視野変状を残すもの	
	眼瞼（右または左）	欠損または運動障害		(4) 両眼のまぶたに著しい欠損を残すもの	
耳	内耳等（両耳）	聴力障害		(6の2) 両耳の聴力が1メートル以上の距離では普通の話声を解することが困難である程度になったもの (6の3) 1耳の聴力が耳に接しなければ大声を解することができない程度になり、他耳の聴力が1メートル以上の距離では普通の話声を解することが困難である程度になったもの (7) 1耳の聴力を全く失ったもの	(3の2) 両耳の聴力が1メートル以上の距離では普通の話声を解することが困難である程度になったもの (4) 1耳の聴力が耳に接しなければ大声を解することができない程度になったもの
	耳かく（右または左）	欠損障害			
鼻		欠損および機能障害		(5) 鼻を欠損し、その機能に著しい障害を残すもの	
口		そしゃくおよび言語機能障害		そしゃくおよび言語の機能に障害を残すもの	(2) そしゃくまたは言語の機能に障害を残すもの
		歯牙障害			(3) 14歯以上に対し歯科補つを加えたもの
神経系統の機能または精神		神経系統の機能または精神の障害		(7の2) 神経系統の機能または精神に障害を残し、服することができる労務が相当な程度に制限されるもの	
頭部、顔面、頸部		醜状障害			
胸腹部臓器（外生殖器を含む）		胸腹部臓器障害	(11) ひ臓または一側のじん臓を失ったもの	(7の3) 胸腹部臓器の機能に障害を残し、服することができる労務が相当な程度に制限されるもの (12) 生殖器に著しい障害を残すもの	
体幹	脊柱	運動または奇形障害		(2) せき柱に運動障害を残すもの	
	その他体幹骨（鎖骨、胸骨、ろく骨、肩こう骨または骨盤骨）	奇形障害			
上肢	上肢（右または左）	欠損または機能障害	(6) 1上肢の3大関節中の1関節の用を廃したもの		(9) 1上肢の3大関節中の1関節の機能に著しい障害を残すもの
		奇形障害（上腕骨または前腕骨）	(8) 1上肢に仮関節を残すもの		
		醜状障害			
	手（右または左）指	欠損または機能障害	(3) 1手の母指を含み2の手指を失ったもの (4) 1手の母指および示指を母指もしくは示指を含み3以上の手指の用を廃したもの	(8) 1手の母指を失ったもの、示指を含み2の手指を失ったものまたは母指および示指以外の3の手指を失ったもの (9) 1手の母指を含み2の手指の用を廃したもの	(5) 1手の示指を失ったものまたは母指および示指以外の2の手指を失ったもの (6) 1手の母指の用を廃したもの、示指を含み2の手指の用を廃したものまたは母指および示指以外の3つ手指の用を廃したもの
下肢	下肢（右または左）	欠損または機能障害	(7) 1下肢の3大関節中の1関節の用を廃したもの		(10) 1下肢の3大関節中の1関節の機能に著しい障害を残すもの
		奇形障害（大腿骨または下腿骨）	(9) 1下肢に仮関節を残すもの		
		短縮障害	(5) 1下肢を5センチメートル以上短縮したもの		(7) 1下肢を3センチメートル以上短縮したもの
		醜状障害			
	足（右または左）指	欠損または機能障害	(10) 1足の足指の全部を失ったもの	(10) 1足の第1の足指を含み2以上の足指を失ったもの (11) 1足の足指の全部の用を廃したもの	(8) 1足の第1の足指または他の4の足指を失ったもの

注：( ) 内は障害等級表上組合せにより等級が定められているものである。

(その2)

第 11 級 一時金223日	第 12 級 一時金156日	第 13 級 一時金101日	第 14 級 一時金56日	系列番号
		(1) 1眼の視力が0.6以下になったもの		1
(1) 両眼の眼球に著しい運動障害を残すもの	(1) 1眼の眼球に著しい運動障害を残すもの			2
(1) 両眼の眼球に著しい調節機能障害を残すもの	(1) 1眼の眼球に著しい調節機能障害を残すもの			3
		(2) 1眼に半盲症、視野狭窄または視野変状を残すもの		4
(2) 両眼のまぶたに著しい運動障害を残すもの (3) 1眼のまぶたに著しい欠損を残すもの	(2) 1眼のまぶたに著しい運動障害を残すもの	(3) 両眼のまぶたの1部に欠損を残しまたはまつげはげを残すもの	(1) 1眼のまぶたの1部に欠損を残しまたはまつげはげを残すもの	5 または 6
(3の3) 両耳の聴力が1メートル以上の距離では小声を解することができない程度になったもの (4) 1耳の聴力が40センチメートル以上の距離では普通の話声を解することができない程度になったもの			(2の2) 1耳の聴力が1メートル以上の距離では小声を解することができない程度になったもの	7
	(4) 1耳の耳かくの大部分を欠損したもの			8 または 9
				10
				11
(3の2) 10歯以上に対し歯科補てつを加えたもの	(3) 7歯以上に対し歯科補てつを加えたもの	(3の2) 5歯以上に対し歯科補てつを加えたもの	(2) 3歯以上に対し歯科補てつを加えたもの	12
	(12) 局部にがん固な神経症状を残すもの		(9) 局所に神経症状を残すもの	13
		(13) 男子の外ように著しい醜状を残すもの (14) 女子の外ように醜状を残すもの	(10) 男子の外ように醜状を残すもの	14
(9) 胸腹部臓器に障害を残すもの				15
(5) せき柱に奇形を残すもの				16
				16
	(5) 鎖骨、胸骨、ろく骨、肩こう骨または骨盤骨に著しい奇形を残すもの			17
	(6) 上肢の3大関節中の1関節の機能に障害を残すもの			18 または 21
	(8) 長管骨に奇形を残すもの			19 または 22
			(3) 上肢の露出面にてのひらの大きさの醜いあとを残すもの	20 または 23
(6) 1手の中指または薬指を失ったもの		(4) 1手の小指を失ったもの (5) 1手の母指の指骨の1部を失ったもの (6) 1手の示指の指骨の1部を失ったもの	(6) 1手の母指および示指以外の手指の指骨の1部を失ったもの	24 または 25
(7) 1手の示指の用を廃したものまたは母指および示指以外の2の手指の用を廃したもの	(9) 1手の中指または薬指の用を廃したもの	(7) 1手の示指の末関節を屈伸することができなくなったもの	(5) 1手の小指の用を廃したもの (7) 1手の母指および示指以外の手指の末関節を屈伸することができなくなったもの	24 または 25
	(7) 1下肢の3大関節中の1関節の機能に障害を残すもの			26 または 30
	(8) 長管骨に奇形を残すもの			27 または 31
		(8) 1下肢を1センチメートル以上短縮したもの		29 または 33
			(4) 下肢の露出面にてのひらの大きさの醜いあとを残すもの	29 または 33
	(10) 1足の第2の足指を失ったもの、第2の足指を含み2の足指を失ったものまたは第3の足指以下の3の足指を失ったもの	(9) 1足の第3の足指以下の1または2の足指を失ったもの		34 または 35
(8) 1足の第1の足指を含み2以上の足指の用を廃したもの	(11) 1足の母指または他の4の足指の用を廃したもの	(10) 1足の第2の足指の用を廃したもの、第2の足指を含み2の足指の用を廃したものまたは第3の足指以下の3の足指の用を廃したもの	(8) 1足の第3の足指以下の1または2の足指の用を廃したもの	34 または 35

8 - 運動器不安定症
(MADS：Musculoskeletal Ambulation Disorder Symptom Complex)

これはロコモティブシンドローム（ロコモ，locomotive syndrome：運動器症候群）に含まれる概念である．

なおロコモティブシンドロームは運動器機能障害により要介護になるリスクの高い状態をいう．

1-運動器不安定症の定義

高齢化により，バランス能力および移動歩行能力の低下が生じ，閉じこもり，転倒リスクが高まった状態．

2-診　断

下記の運動機能低下をきたす疾患の既往があるかまたは罹患している者で，日常生活自立度あるいは運動機能が以下に示す機能評価基準1または2に該当する者．

[運動機能低下をきたす疾患]

- 脊椎圧迫骨折および各種脊椎変形
  （亀背，高度腰椎後彎・側彎など）
- 骨粗鬆症
- 腰椎脊柱管狭窄症
- 神経・筋疾患
- 下肢切断
- 高頻度転倒者
- 下肢骨折（大腿骨脛部骨折など）
- 変形性関節症（股関節，膝関節など）
- 脊髄障害（頸部脊髄症，脊髄損傷）
- 関節リウマチおよび各種関節炎
- 長期臥床後の運動器廃用

[機能評価基準]

1. 日常生活自立度（次頁）：ランクJまたはA（要支援＋要介護1，2）
2. 運動機能　1）または2）
   1）開眼片足起立時間　15秒未満，2）3m Timed up and go test 11秒以上

※日常生活自立度

	ランク	判定基準
生活自立	J	何らかの障害などを有するが，日常生活はほぼ自立しており独力で外出する 　J1：交通機関などを利用して外出する 　J2：隣り近所へなら外出する
準寝たきり	A	屋内での生活はおおむね自立しているが，介助なしには外出しない 　A1：介助により外出し，日中はほとんどベッドから離れて生活する 　A2：外出の頻度が少なく，日中も寝たり起きたりの生活をしている
寝たきり	B	屋内での生活は何らかの介助を要し，日中もベッド上での生活が主体であるが，座位を保つ 　B1：車いすに移乗し，食事，排泄はベッドから離れて行う 　B2：介助により車いすに移乗する
	C	1日中ベッドの上で過ごし，排泄，食事，着がえにおいて介助を要する 　C1：自分で寝返りをうつ 　C2：自分では寝返りもうたない

※3m Timed up and go test：合図後，椅子から立ち上がって3m先の目標物を歩いて回り，再び椅子に座るまでの時間を測定．

※ロコチェック（ロコモーションチェック）　　locomotion check

下記の7つの項目のうちひとつでも当てはまればロコモティブシンドロームが疑われる．
1．片脚立ちで靴下がはけない
2．家の中でつまずいたり滑ったりする
3．階段を上るのに手すりが必要である
4．横断歩道を青信号で渡りきれない
5．15分くらい続けて歩けない
6．2kg程度の買い物（1リットルの牛乳パック2個程度）をして持ち帰るのが困難である
7．家の中のやや重い仕事（掃除機の使用，布団の上げ下ろしなど）が困難である

※ロコトレ（ロコモーショントレーニング）　　locomotion training

1．開眼片脚立ち：左右1分間ずつ，1日3回（ものにつかまって）
2．スクワット：5～6回の繰り返し，1日3回
3．その他：ストレッチ，関節の曲げ伸ばし，ラジオ体操，ウォーキング，各種スポーツなど

9 - 介護保険による要介護度（平成18年4月改訂）

要支援1	**社会的に支援が必要な状態** ・排泄や食事は自力で行うことができる． ・立ち上がりや歩行などに支えを必要とする．	「**介護予防サービス**」を利用することができます． 　要介護状態が軽く，生活機能が改善する可能性が高い人などが受けるサービスです．
要支援2	新予防給付の対象となる方です．	
要介護1	**部分的に介護を要する状態** ・立ち上がりや歩行が不安定で一部介助が必要． ・排泄や入浴に一部介助が必要． ・問題行動や理解の低下がみられることがある．	「**介護サービス**」が利用できます． 　日常生活で介助を必要とする度合いの高い人が，生活の維持・改善を図るために受けるさまざまな介護サービスです．
要介護2	**軽度の介護を要する状態** ・立ち上がりや歩行が自力ではできない場合がある． ・排泄や入浴などに一部または全介助が必要． ・問題行動や理解の低下がみられることがある．	
要介護3	**中等度の介護を要する状態** ・立ち上がりや歩行が自力ではできない． ・排泄，入浴，衣服の着脱などに全介助が必要． ・問題行動や理解の低下がいくつかみられることがある．	
要介護4	**重度の介護を要する状態** ・排泄，入浴，衣服の着脱など日常生活のほとんどに介助を必要とする． ・多くの問題行動や理解の低下がみられることがある．	
要介護5	**最重度の介護を要する状態** ・排泄，衣服の着脱，食事など生活全般に介助を必要とする． ・多くの問題行動や理解の低下がみられることがある．	
非該当	支援や介護が必要であるとは認められない	

10- 認知症老人の日常生活自立度（認知症度）判定基準（厚生省 1993）

I	何らかの認知症を有するが，日常生活は家庭内および社会的にほぼ自立している
II	日常生活に支障をきたすような症状・行動や意思疎通の困難さが多少みられても誰かが注意していれば自立できる
II a	家庭外でも上記IIの状態がみられる
II b	家庭内でも上記IIの症状がみられる
III	日常生活に支障をきたすような症状・行動や意思疎通の困難さがみられ介護を必要とする
III a	日中を中心として上記IIIの状態がみられる
III b	夜間を中心として上記IIIの症状がみられる
IV	日常生活に支障をきたすような症状・行動や意思疎通の困難さが頻繁にみられ常に介護を必要とする
M	著しい精神症状や問題行動あるいは重篤な身体疾患がみられ，専門医療を要する

11- メタボリック シンドローム（metabolic syndrome）の診断基準

下記1に加えて2～4のうちの2項目以上がある場合
1. 腹囲　男性 85 cm 以上，女性 90 cm 以上
2. 中性脂肪　150 mg/dl 以上，または HDL コレステロール 40 mg/dl 未満
3. 血圧　収縮期 130 mmHg 以上，または拡張期 85 mmHg 以上
4. 空腹時血糖　110 mg/dl 以上

【編著者略歴】

渡辺 英夫（わたなべ ひでお）

- 1932年　熊本県に生まれる
- 1960年　熊本大学医学部卒業
- 1967年　ニューヨーク大学リハビリテーション科へ留学
- 1979年　佐賀医科大学整形外科教授
- 1983年　日本整形外科学会専門医
- 1984年　日本リハビリテーション医学会リハ科専門医，認定臨床医
- 1998年　佐賀医科大学名誉教授
- 2002年　社会保険大牟田天領病院リハビリテーションセンター長

リハビリテーション診療必携　第3版　　ISBN978-4-263-21277-6

1990年 6月20日	第1版第1刷発行
1996年 2月20日	第1版第6刷発行
1997年 4月30日	第2版第1刷発行
2002年 1月20日	第2版第6刷発行
2003年 3月10日	第3版第1刷発行
2019年 1月10日	第3版第13刷発行

編著者　渡辺　英夫

発行者　白石　泰夫

発行所　医歯薬出版株式会社

〒113-8612　東京都文京区本駒込1-7-10
TEL. (03) 5395—7628(編集)・7616(販売)
FAX. (03) 5395—7609(編集)・8563(販売)
https://www.ishiyaku.co.jp/
郵便振替番号 00190-5-13816

乱丁，落丁の際はお取り替えいたします　　印刷・三報社印刷／製本・榎本製本

© Ishiyaku Publishers Inc., 1990, 2003. Printed in Japan

本書の複製権・翻訳権・翻案権・上映権・譲渡権・貸与権・公衆送信権(送信可能化権を含む)・口述権は，医歯薬出版(株)が保有します．

本書を無断で複製する行為(コピー，スキャン，デジタルデータ化など)は，「私的使用のための複製」などの著作権法上の限られた例外を除き禁じられています．また私的使用に該当する場合であっても，請負業者等の第三者に依頼し上記の行為を行うことは違法となります．

JCOPY ＜出版者著作権管理機構　委託出版物＞

本書をコピーやスキャン等により複製される場合は，そのつど事前に出版者著作権管理機構(電話03-5244-5088，FAX 03-5244-5089，e-mail:info@jcopy.or.jp)の許諾を得てください．